運動負荷試験・心臓リハビリテーション Q&A 150

改訂第3版

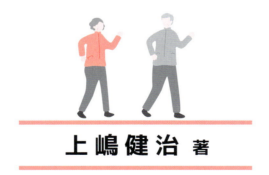

上嶋健治 著

南江堂

改訂第 3 版の序

　筆者が運動負荷試験に携わるきっかけは，卒後の最初の指導医の先生が運動負荷試験を担当されていたことによります．当時，トレッドミルは当直室にあり，V_5 の 1 誘導だけをモニタする運動負荷試験が「事始め」でした．国立循環器病センターでは運動負荷心電図・心肺運動負荷試験のノウハウを教えていただきました．今まで試行錯誤しながら学んできたことは「独学ではなく我流」であったと打ちのめされました．退役軍人病院では運動負荷試験の結果，特に運動耐容能が強力な予後規定因子であることを教えられました．

　やがて，これらの知識や経験を次の世代に伝えたいとの思いの中，さまざまなご縁に恵まれ，2002 年に『運動負荷試験 Q&A 110』を出版する機会をいただきました．類書に乏しいこともあり，幸いにも一定の評価をいただくことができました．さらに，運動負荷試験の新たなエビデンスが蓄積され，日本循環器学会が「冠動脈病変の非侵襲的診断法に関するガイドライン 2009」を策定するといった時代の変化を背景に，2013 年に『運動負荷試験 Q&A 119（改訂第 2 版）』として版を重ねることができました．心肺運動負荷試験や運動療法に関する記述も加えての up-date でしたが，お陰様で改訂版にも然るべき評価がいただけました．しかしこの時期以降，米国では安定型狭心症へのカテーテル治療が減少傾向にある一方，日本では依然として増加傾向が続いていました．その背景には，運動負荷試験が「ゲートキーパー」としての役割を十分に果たせず，不必要な冠動脈造影やカテーテル治療が行われていることも一因ではないかと，忸怩たる思いを抱いていました．

　その後，上記のガイドラインも改訂され，運動負荷試験の位置づけも

iii

大きく変化するタイミングで，再び改訂の機会をいただきました．今回は，運動負荷心電図，心肺運動負荷試験，心臓リハビリテーションの3領域を，コンパクトかつシームレスにまとめることを目指し『運動負荷試験・心臓リハビリテーション Q&A 150（改訂第3版）』としての改訂でした．Q&A の追加・改訂・統合を行い，特に心肺運動負荷試験の章を充実させました．また，運動療法の章は心臓リハビリテーションの総論と各論の2章に独立させるなど，大幅な加筆・修正を加えました．一方で，気軽に読めて重要なポイントがよくわかるというコンセプトは踏襲しました．これまで同様に，筆者の「思い」を書き下ろして，トピックスやトリビアを「MEMO」欄に記載するとともに，各項目の重要度を★の数で示して，本文の重要な部分はハイライトで強調しました．Q&A の数は過去最多になりましたが，読みやすい分量に収めることを心がけました．なお，改訂の過程の中で，京都大学の小笹寧子先生には心肺運動負荷試験のいくつかの理論的な問題点に関して有益なディスカッションを重ねていただき，資料もご提供いただきました．この場をお借りして厚く御礼申し上げます．

さて，筆者が全体の整合性を重視して「単著」にこだわる中で，本書は初版以来多くの方々に支えられて出版されてきました．しかし，諸般の事情により筆者自身による改訂は今回が最後になるかと思っています．これまでご指導いただいた諸先生方，出版社の皆様，貴重なご意見をお寄せいただいた読者の皆様には，心より感謝と御礼を申し上げます．本当にありがとうございました．

最後になりますが，運動負荷試験と心臓リハビリテーションは決して色あせることのない，偉大な検査法であり，治療法であり，予防法です．本領域に従事される皆様には，その価値と意義に「誇り」をもって取り組んでいただければと思っています．頑張ってください．心から応援しています．

2025年2月　古希を迎える年に

上嶋 健治

初版の序

　今年で，私の医師としての生活も 22 年目をむかえました．その間に和歌山県立医科大学，国立循環器病センター，ロングビーチ退役軍人病院，岩手医科大学にお世話になりました．そして，運動負荷試験には，お世話になったすべての施設で従事してきました．自らが検者として臨んだ負荷試験も10000 件前後に至りました．今なお運動負荷試験に従事しています．

　最近，若い医師たちと一緒に負荷試験を行う中で，彼らの疑問点はほとんど共通していることに気付きました．理論的な疑問よりも患者さんを目の前にしての実際的な疑問がほとんどなのです．"運動が終わった後，いつまで心電図モニタを続けるのですか"，"右脚ブロックの患者さんの ST 変化は読めるのですか"，"虚血を生じた患者さんへの注意事項は何ですか"，などなどです．運動負荷試験関係の多くの優れた大著があります．しかし，彼らが運動負荷試験を行う上で感じるちょっとした疑問点に答えたり，実施上のコツやヒントを与えるような小著があってもよいのではないかと思いました．私が師事した Froelicher 先生の著作にも，Exercise and the Heart という大著とともに，Handbook of Exercise Testing というコンパクトなハンドブックがあります．

　若い世代はコンピュータ時代に生きています．マニュアルや FQA（Frequent Questions and Answers）には取っ付きがよいはずです．そして，運動負荷試験に従事する際の minimum requirement を Q ＆ A 形式で学べるような手軽な本はできないものかと思いました．それから，若い医師たちとともに Q の項目をリストアップし始めました．小さな驚きが少なからずありました．また，A を執筆することで改めていい勉強ができました．

　当初は，教室の若い医局員向けの小冊子の予定でした．しかし，Q の項

v

目が増えるにつれて分量が多くなり，このようにまとまった形にすることができました．南江堂の植松夢路氏と田島美尚氏には多くのアドバイスを頂きました．全体に楽しい作業でした．

またこの本は，近年，著作が分担執筆による出版が多い中では，珍しく単著者によるものです．しかし，内容には，私が運動負荷試験の手ほどきから実際までをご指導頂いた多くの先生方の教えが盛り込まれています．抄読会や勉強会で取り上げられた文献の知識だけでなく，耳学問も含めてです．この場をお借りして，ご指導頂いた諸先生方に，改めて感謝申し上げる次第です．

最後になりますが，この本が運動負荷試験に携わる方々に，わずかでも役立つことになればと願っております．

2002 年 9 月

上嶋健治

目 次

第1章　患者さんが検査室に入室するまで　*1*

Q1　★★　運動負荷試験の歴史はどのようなものですか …………………… *2*

Q2　★★★★　なぜ運動負荷試験を行うのですか ……………………………… *5*

Q3　★★★　運動負荷試験の種類（負荷器具と負荷方法）にはどのようなものがありますか ………………………………………………… *6*

Q4　★★★　最大心拍数とは何ですか ………………………………………… *10*

Q5　★★★★　目標心拍数とは何ですか．また，どのようにして求めますか ……… *11*

Q6　★★　目標心拍数に到達しにくい状態にはどのようなものがありますか ……………………………………………………………… *12*

Q7　★★★　運動負荷試験の際に心電図を撮像するのはなぜですか ……… *14*

Q8　★★★　運動負荷試験中に血圧を測る必要がありますか …………… *15*

Q9　★★★★　運動負荷試験に危険はありますか ………………………… *16*

Q10　★★★　運動負荷が可能な急性冠症候群（不安定狭心症）はありますか …………………………………………………………… *21*

第2章　患者さんに電極を装着するまで　*23*

Q11　★★★　トレッドミル負荷試験のプロトコルにはどのようなものがありますか ………………………………………………………… *24*

Q12　★★★　運動負荷試験プロトコルはなぜ必要ですか …………………… *26*

Q13　★★★　運動負荷試験プロトコルの選択はどのようにしますか ……… *27*

Q14　★★★　トレッドミルの異なるプロトコルやトレッドミルと自転車エルゴメータの負荷量の違いを比較できますか．また，エルゴメータのW数を歩行速度に換算できますか …………… *28*

Q15　★★★★　運動負荷試験を予約する際には患者さんにどのようなことを説明しますか ………………………………………………… *31*

vii

Q16 ★★★★ 運動負荷試験前に検者は患者さんのことをどの程度まで把握しますか ……………………………………………………………… 35

Q17 ★★★★ 検査室での運動負荷試験前に患者さんには何をどこまで説明しますか ……………………………………………………………… 36

Q18 ★★★ 運動負荷試験時の心電図の誘導法はどのようにしますか. また, 心電図波形は 12 誘導心電図と同じでしょうか ……… 37

Q19 ★★★ 安定した心電図を記録するための電極装着の工夫は何ですか ……………………………………………………………… 41

Q20 ★★★ 検査中の血圧の測り方とタイミングはどうしますか ………… 44

第3章 電極をつけてからトレッドミルが動き始めるまで **47**

Q21 ★★★ 運動負荷試験時には心電図のどこに注意して観察しますか …………………………………………………………………… 48

Q22 ★ 運動負荷試験中にみられる P 波の変化と異常所見は何ですか …………………………………………………………………… 49

Q23 ★ 運動負荷試験中にみられる QRS 波形の変化と異常所見は何ですか …………………………………………………………… 52

Q24 ★★★★ 運動負荷試験中にみられる ST 部分の変化と異常所見は何ですか. また, J 点とは何ですか ………………………………… 54

Q25 ★★ 心筋虚血が起こると ST 部分が低下するのはなぜですか …… 59

Q26 ★★★ ST が低下した誘導から冠動脈の責任血管を推測できますか …………………………………………………………………… 60

Q27 ★★ ST が有意に低下すればどの誘導であっても虚血と評価できますか …………………………………………………………… 61

Q28 ★★★ ST の低下度が大きい場合や多くの誘導で低下した場合は, 重症虚血と判断してもよいですか ………………………………… 62

Q29 ★★★ 偽陽性の ST 変化の原因と特徴は何ですか ………………… 63

Q30 ★★★★ 脚ブロックのときに ST 低下をどう評価しますか …………… 66

Q31 ★★★ ST 上昇の陽性基準はどうすべきですか …………………… 69

Q32 ★★★ ST 上昇の意義（心筋梗塞の非合併例）は何ですか ………… 70

Q33 ★★★ ST 上昇の意義（心筋梗塞の合併例）は何ですか …………… 71

Q34 ★★★ 運動負荷試験中にみられる T 波の変化と意義は何ですか …… 74

Q35 ★★★ 運動負荷試験中にみられる U 波の変化と異常所見は何ですか …………………………………………………………………… 76

第4章 トレッドミルが動き始めてから止まるまで **81**

Q36 ★★★★ 運動負荷中に生じると危険な事象として念頭に置くべきこととは何ですか …………………………………………………… 82

viii

Q37	★★★	運動負荷試験中に出現した心室期外収縮にはどのような意味がありますか ································· 83
Q38	★★★	出現した期外収縮を頻発と散発に分ける基準は何ですか ······· 84
Q39	★★★	運動負荷誘発性の心室頻拍や心室細動の意義は何ですか ······· 85
Q40	★★	運動負荷誘発性の上室性頻拍や心房細動の意義は何ですか ··· 86
Q41	★	運動負荷誘発性の徐脈性不整脈の意義は何ですか ·············· 87
Q42	★★★	運動負荷中に出現した脚ブロックにはどのような意味がありますか ··································· 89
Q43	★★★★	胸痛や息切れまたは下肢疲労のような主観的な自覚症状をどのように評価しますか ····························· 91
Q44	★★★★	負荷中の血圧低下および著明な血圧上昇の意義は何ですか ··· 95
Q45	★★★★	運動負荷を中止する症候と徴候をまとめてください ·········· 96
Q46	★★★	負荷を開始しても患者さんがうまく歩けないのですが，どのように指導すればよいですか ······················· 96
Q47	★★★	負荷を終了するときにクールダウンは必要ですか ·············· 98
Q48	★★★	ステージの途中で運動終点を迎えたときにはどのように評価しますか ··································· 99
Q49	★★	負荷を終了した後の患者さんの体位はどのようにしますか ··· 100

第5章 トレッドミルを止めてから患者さんが退室するまで 103

Q50	★★★	運動負荷終了後の回復期にはどのくらいモニタ観察を続ければよいですか ··································· 104
Q51	★★★	回復期に注意すべき心電図変化や症状などは何ですか ········ 105
Q52	★★★	運動負荷試験で陽性所見を呈した患者さんへの「検査終了後の一般的注意」は何ですか ······················· 106
Q53	★★★★	運動負荷試験の結果はどのように報告しますか ················ 107
Q54	★★★	運動負荷試験の精度はどの程度ですか ························· 110
Q55	★★★	偽陽性（偽陰性）が疑われる場合には報告書へはどのように記載しますか ··································· 112
Q56	★	運動負荷試験の ST-HR loop とは何ですか ···················· 113
Q57	★★	ST 低下の基準にほかの心電図指標（Q 波や R 波の基準および右側胸部誘導の追加など）を組み合わせると診断精度が向上しますか ··································· 115
Q58	★★★★	トレッドミル負荷試験の一連の作業の具体的な手順を総括してください ··································· 117

ix

第6章　運動負荷試験をさらに深く学びたい人のために　*119*

Q59　★★　目標心拍数に到達していない患者さんで，息切れや下肢疲労の程度から次のステージに進むことが難しい場合に，目標心拍数に近づける工夫を教えてください ………………… *120*

Q60　★★　運動負荷を始めてすぐに目標心拍数に到達する症例はどのようにしますか ………………………………………………… *120*

Q61　★★★★　運動負荷試験結果から予後が推定できますか ……………… *121*

Q62　★★★　運動負荷試験結果をどのように治療に反映させますか ……… *124*

Q63　★★　薬物介入による治療効果は，運動負荷試験の何がどの程度改善すれば効果があったと評価してよいですか …………… *125*

Q64　★★★　経皮的冠動脈インターベンション（PCI）後の運動負荷試験の意義は何ですか．また，ステント症例の負荷試験施行時期はいつが適切ですか ………………………………… *126*

Q65　★★　運動負荷心筋シンチグラム検査を行う際の運動負荷で気をつけることは何ですか ……………………………………… *128*

Q66　★★　心房細動の患者さんへの運動負荷試験の意義は何ですか …… *129*

Q67　★★　洞機能不全や房室ブロックの患者さんへの運動負荷試験の意義は何ですか ………………………………………………… *129*

Q68　★★★　QT延長症候群やBrugada型心電図の患者さんへの運動負荷試験の意義は何ですか ………………………………… *130*

Q69　★★　冠攣縮性狭心症患者さんへの運動負荷試験の意義は何ですか ………………………………………………………………… *132*

Q70　★★　弁膜疾患患者さんへの運動負荷試験の意義は何ですか ……… *133*

Q71　★　肥大型心筋症患者さんへの運動負荷試験の意義は何ですか ………………………………………………………………… *134*

Q72　★★　小児への運動負荷試験の意義は何ですか ………………… *135*

Q73　★★★　心臓手術以外の術前検査としての運動負荷試験の意義は何ですか ……………………………………………………………… *136*

Q74　★★　末梢動脈疾患への運動負荷試験の意義は何ですか …………… *137*

Q75　★★　見かけ上健常者のスクリーニングや高齢者を含む生活習慣病の患者さんへの運動指導前の負荷試験の意義は何ですか ………………………………………………………………… *140*

Q76　★★★★　ガイドライン上での運動負荷試験の意義はどうなっていますか ……………………………………………………………… *144*

第7章　心肺運動負荷試験を実施するにあたって　*147*

Q77　★★★　運動生理学に関する基礎知識はどこまで必要ですか ………… *148*

Q78	★★	酸素摂取量（$\dot{V}O_2$），METs（metabolic equivalent units），エネルギー代謝率（relative metabolic rate：RMR），二重積（rate-pressure product：RPP，double product：DP）とは何ですか．違いを教えてください …………………… 149
Q79	★★★★	心肺運動負荷試験とは何ですか ……………………………… 151
Q80	★★★★	心肺運動負荷試験（CPX）のプロトコルはどのようなものですか ……………………………………………………………… 154
Q81	★★★★	心肺運動負荷試験（CPX）で求められる運動生理学的指標の中で最低限理解すべき指標は何ですか ………………… 156
Q82	★★★★	最大酸素摂取量とは何ですか ………………………………… 157
Q83	★★★★	最高酸素摂取量とは何ですか ………………………………… 157
Q84	★★★	最大酸素摂取量と最高酸素摂取量の違いは何ですか ……… 158
Q85	★★★★	嫌気性代謝閾値（AT）とは何ですか ……………………… 160
Q86	★★★★	嫌気性代謝閾値（AT）の臨床的意義は何ですか ………… 161
Q87	★★★★	AT はどのようにして求めますか …………………………… 162
Q88	★★★	AT が求められない場合には，どのような病態を考えますか ………………………………………………………………… 164
Q89	★★★	AT が求められない場合には，どのように対応しますか …… 165
Q90	★★★★	呼吸性代償開始点（RCP）とは何ですか ………………… 166
Q91	★★★	呼気終末二酸化炭素分圧（P_{ETCO_2}）とは何ですか ………… 167
Q92	★★★	呼気終末二酸化炭素分圧（P_{ETCO_2}）の臨床的意義は何ですか ……………………………………………………………… 168
Q93	★★★★	$\dot{V}_E/\dot{V}_{CO_2}$ とは何ですか ……………………………………… 170
Q94	★★★★	$\dot{V}_E/\dot{V}_{CO_2}$ の臨床的意義は何ですか ………………………… 171
Q95	★★★	ガス交換比（respiratory gas exchange ratio：RER）とは何ですか ……………………………………………………… 172
Q96	★★★	ガス交換比（respiratory gas exchange ratio：RER）の臨床的意義は何ですか ……………………………………… 174
Q97	★★★	酸素脈とは何ですか …………………………………………… 175
Q98	★★	酸素脈の臨床的意義は何ですか ……………………………… 175
Q99	★★★	立ち上がり時定数（τon）および立ち下がり時定数（τoff）とは何ですか …………………………………………………… 176
Q100	★★	立ち上がり時定数（τon）の臨床的意義は何ですか ……… 178
Q101	★★	V_D（死腔量）/V_T（1 回換気量）で求められる死腔換気率とは何ですか ……………………………………………………… 179
Q102	★	$\dot{V}O_2$/WR（仕事率）とは何ですか ………………………… 180
Q103	★★	TV（tidal volume：1 回換気量）/RR（respiratory rate：呼吸数）とは何ですか ……………………………………… 180
Q104	★	V-slope 法における 2 直線，S1 と S2 の傾きに臨床的意義はありますか ………………………………………………… 182

xi

Q105	★★★	動揺性呼吸（oscillatory ventilation：OV）とは何ですか ……………………………………………………… 183
Q106	★★★	心肺運動負荷試験中に自覚症状をどのように評価しますか ………………………………………………………… 185
Q107	★★★	心肺運動負荷試験の指標と自覚症状に関係はありますか ‥‥ 187
Q108	★★★★	心肺運動負荷試験（CPX）中の，運動生理学的指標の経過（変化）をまとめてください ……………………………… 189
Q109	★★★★	心肺運動負荷試験結果をどのように報告しますか ………… 190
Q110	★★★	心肺運動負荷試験の9パネルとは何ですか ………………… 198
Q111	★★★	心肺運動負荷試験結果からどのような評価ができますか ‥‥ 200
Q112	★★★	運動負荷試験結果から運動処方や日常生活の指導ができますか ……………………………………………………………… 201
Q113	★★★	6分間歩行試験の実施方法を教えてください ……………… 205
Q114	★	10 m（20 m）歩行負荷試験とは何ですか ………………… 207

第8章　運動療法を開始するにあたって（心臓リハビリテーション総論）　*209*

Q115	★★★	どうして心臓リハビリテーション（心リハ）が行われるようになったのですか …………………………………………… 210
Q116	★★	日本の心リハの歴史はどのようなものですか ……………… 212
Q117	★★	心リハの診療報酬はどのように算定されますか …………… 214
Q118	★★	心リハの施設基準はどのようになっていますか …………… 216
Q119	★★	心リハはどのような機序で，生命予後やQOLを改善するのですか ……………………………………………………… 217
Q120	★★★★	「心臓リハビリテーションチーム」や「包括型心臓リハビリテーション」とは何ですか ………………………………… 219
Q121	★★★	心リハのチーム医療をうまく実施するにはどのようにしますか ……………………………………………………………… 221
Q122	★★★	レジスタンス（筋力）トレーニングの意義は何ですか ……… 222
Q123	★★	心リハにトレッドミルや自転車エルゴメータを用いず，スポーツやゲームを取り入れることはできますか …………… 223
Q124	★★	心リハに関する資格にどのようなものがありますか ……… 224

第9章　運動療法を実施するためのノウハウ（心臓リハビリテーション各論）　*227*

| Q125 | ★★★★ | 心筋梗塞後の患者さんへの心臓リハビリテーション（心リハ）の意義はなんですか ……………………………………… 228 |
| Q126 | ★★★★ | 心筋梗塞後の患者さんへの心リハプログラムとして具体的にはどのようなものがありますか ……………………………… 229 |

Q127	★★★	PCI 後も含めて，安定した狭心症患者さんへの運動療法の意義は何ですか	232
Q128	★★★	急性心不全患者さんへの運動療法の意義は何ですか	233
Q129	★★★	急性心不全患者さんへの心リハプログラムにはどのようなものがありますか	234
Q130	★★★★	慢性心不全患者さんへの運動療法の意義は何ですか	236
Q131	★★★★	慢性心不全患者さんへの心リハプログラムにはどのようなものがありますか	237
Q132	★★	心筋梗塞後の心不全患者さんへの運動療法は左室リモデリングに影響を与えませんか	239
Q133	★★★	心不全患者さんなどに多い高齢者の心リハで気をつけることは何ですか	240
Q134	★★★★	心臓手術後の患者さんへの運動療法の意義は何ですか	241
Q135	★★★★	心臓手術後の患者さんへの心リハプログラムにはどのようなものがありますか	242
Q136	★★★★	発症急性期に侵襲的治療をしなかった急性大動脈解離の患者さんへの心リハの意義と具体的なプログラムにはどのようなものがありますか	244
Q137	★★★	大血管疾患術後の患者さんへの心リハの意義と具体的なプログラムにはどのようなものがありますか	246
Q138	★★★	末梢動脈疾患患者さんへの運動療法の意義は何ですか	247
Q139	★★	末梢動脈疾患患者さんへの心リハプログラムにはどのようなものがありますか	248
Q140	★★	肺高血圧患者さんへの心リハの意義と具体的なプログラムにはどのようなものがありますか	250
Q141	★★	不整脈患者さんへの心リハの意義と具体的なプログラムにはどのようなものがありますか	250
Q142	★★★	β遮断薬内服中や心房細動など，本来の心拍数が評価できない患者さんへの心リハをどのように行いますか	252
Q143	★★★	ペースメーカ植込み後の患者さんへの心リハの意義と具体的なプログラムにはどのようなものがありますか	253
Q144	★★★	ペースメーカ以外の，植込み型除細動器（ICD），心臓再同期療法（CRT）などのデバイス植込み後の患者さんへの心リハの意義と具体的なプログラムにはどのようなものがありますか	255
Q145	★★	腫瘍循環器リハビリテーションとは何ですか	257
Q146	★★★	心肺運動負荷試験をせずに簡便に運動処方できる方法はありますか	259
Q147	★★★	在宅での運動療法の一般的な注意は何ですか	261
Q148	★★	心疾患患者さんのスポーツをどのように許可しますか	263

| Q149 | ★★★ | 運動療法を長続きさせるコツは何ですか | 264 |
| Q150 | ★★★★ | 心臓リハビリテーションに携わる医療従事者に必要な心がけは何ですか | 265 |

索引 …………………………………………………………………… 267

MEMO

❶ランプ負荷の由来 ……………… 10

❷運動負荷検査室は最後のゲートキーパー ……………………… 20

❸運動負荷試験は午前に実施？午後に実施？ ………………… 31

❹心電図の電極とそれに対応する色分け，およびその記憶法 ………………………………… 40

❺負荷前に心電図と血圧を記録する体位 ………………………… 44

❻早期再分極とJ波 ……………… 58

❼ストレインパターン …………… 65

❽ジギタリス内服例の運動負荷試験 ………………………………… 66

❾左脚ブロック例の虚血を検出するための適切な検査 ………… 69

❿運動負荷中の心電図の実波形とコンピュータ処理波形 ……… 78

⓫R on T型の心室期外収縮はなぜ危険か ……………………… 84

⓬旧Borg指数：なぜ6〜20点？ …………………………… 94

⓭運動負荷試験の免許皆伝？ ….. 112

⓮運動負荷試験のST-HR slope …………………………… 115

⓯古くて新しい四肢の血圧測定：ABPI（ABI）……………… 140

⓰自転車を漕ぐピッチ ………… 156

⓱ガス交換比（respiratory gas exchange ratio：RER）と呼吸商（respiratory quotient：RQ）……………… 174

⓲peak $\dot{V}O_2$ に影響を与える薬剤とドーピング ……………… 178

⓳年寄りの冷や水？ …………… 188

⓴oxygen uptake efficiency slope（OUES）…………… 200

㉑運動耐容能の規定因子とドベネックの桶 …………………… 204

㉒6分間歩行の世界記録？ ….…207

㉓「心臓リハビリテーションの経験を有する」とは？ ……… 226

㉔Fontaine（フォンテイン）分類 ………………………… 248

㉕運動処方 ……………………… 260

㉖やる気のないのは本人の怠慢？ …………………………… 265

xiv

第1章

患者さんが検査室に入室するまで

Q1〜Q10

　この章では運動負荷試験の目的や適応から基礎的な運動生理学などのごく基本的なQ&Aを取り上げます.

第1章　患者さんが検査室に入室するまで　　　　　　　　　　　Q1

Q1 運動負荷試験の歴史はどのようなものですか　★★

A 　運動負荷心電図は1900年代に始まりました．1930年代になって冠動脈疾患の診断に応用され始め，Master法は全世界に広まり，いまだに汎用されています．1960年代からは米国ではトレッドミル，欧州では自転車エルゴメータが普及し，多くの負荷プロトコルが開発され，やがてコンピュータによる解析が導入されて，精度が向上しました．その後，心臓リハビリテーションの進展を背景に，心不全などにも対象疾患に広がり，心肺運動負荷試験が普及するに至っています．

解　説　運動負荷心電図の最初の記録は，1908年のEinthovenによる正常例7例での検討といわれています（Einthoven W：Pflüger Arch Ges Physiol **122**：517, 1908）．68ページにわたる大著の中の一部に触れられているだけですが，「運動負荷によりQ・R・S波は不変だが，P波とT波の増大が観察される」とするものです．

その後，1930年前後からScherfらが冠状動脈疾患診断の目的で運動負荷心電図の有用性を強調し，虚血性心疾患の診断方法として注目を浴びるようになってきました．一方で，Rapportの考案した9インチの高さの階段（Rapport DL：Arch Int Med **19**：981, 1917）を用いて，階段昇降数などを標準化することで負荷方法とプロトコルが統一されていきました（Master AM et al：Am J Med Sci **177**：223, 1929）．しかし，Scherfらは，負荷量は体重や性別などで画一的に決定すべきではなく，個々の状態（病変の程度や狭心発作の閾値）で決定すべきと主張し，Masterらは，類似の冠動脈病変であっても狭心発作の閾値が違うため，しかるべきプロトコルが必要と主張し，論争を巻き起こしました．

実際には，画一的な負荷法に対する批判はあったものの，Master法は簡便で実施しやすいことから世界中で汎用され，本邦でも半世紀以上にわたって標準的な運動負荷試験として用いられてきました．複数の「循環器疾患診療実態調査（JROAD）の年次報告書」から，2014～2023年の「Master負荷試験」と「トレッドミルおよびエルゴメータによる負荷試験」の年間の検査件数の推移を作表したのが**図1**で，Master負荷試験の件数はトレッドミルなどの試験件数を大きく上回っています．し

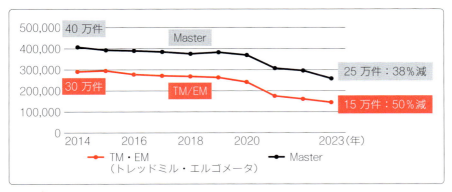

図1 運動負荷試験の検査件数の推移

かも，両検査法とも年々検査件数を減らしている中，Master負荷試験の方がその減少率が低い傾向にあります．

その後，1960年前後から米国では心臓の酸素消費が一定の限界を越えたときに心電図変化が現れるので，相応の運動量を負荷することが重要であることと，負荷の様式を問わないことが明らかになってきました．文化的な背景の違いからか，米国ではトレッドミルを，欧州では自転車エルゴメータを用いた多段階漸増式の負荷が広がり，トレッドミルではBruce, Sheffieldらのプロトコルが開発されてきました（Bruce RA et al：Pediatrics **32**：742, 1963, Sheffield LT et al：Circulation **32**：622, 1965）．同時に運動中の心電図記録が可能となり，Master負荷試験から次の世代に移行していきます．すなわち，運動負荷心電図の記録や解析にコンピュータが導入され，試験の精度を上げながら，さらなる発展を遂げていきました．

本邦の運動負荷に関わる研究を大きく支援した研究会に「循環器負荷研究会」があります．1975〜2007年まで56回開催（当初は年2回開催）された研究会でしたが，筆者はその第50回の記念大会（2013年5月24日）で，「運動心臓病学の変遷：循環器負荷研究会33年の演題から見えるもの」というテーマで講演する機会をいただきました（上嶋健治：心臓 **33**[SUPPL 2]：127, 2001）．

初回開催以降の一般演題で取り上げられた917演題のテーマを振り返り，すべての演題名に目を通して運動心臓病学の過去から今後の趨勢を考察するというものでした．研究会の開催期間をほぼ5年単位で6期に

第1章 患者さんが検査室に入室するまで　Q1

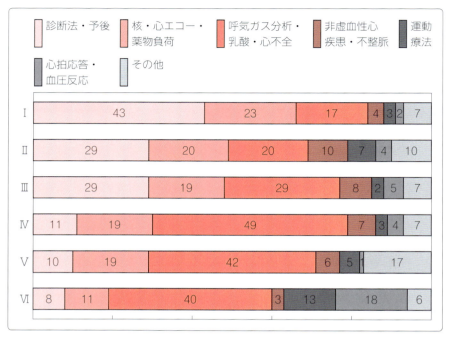

図2 循環器負荷研究会50回の一般演題のテーマ推移

　　　　分類し，各々の期間で，①診断法・予後，②核・心エコー・薬物負荷，③呼気ガス分析・乳酸・心不全，④非虚血性心疾患・不整脈，⑤運動療法，⑥心拍応答・血圧反応，⑦その他の7つのカテゴリーの研究領域の演題数を集計した結果，**図2**の結果を得ました．その結果，約40年前には運動心臓病学の主たるテーマは運動負荷試験の診断法や意義を問うことであり，また安全性と診断能を高めるための工夫が競ってなされていたこと，その後，心臓リハビリテーションの進展（第1回日本心臓リハビリテーション学会の開催は1995年）を背景に，心不全なども対象疾患に広がり，心肺運動負荷試験が普及して大きな領域を占めるようになってきたといえそうです．この辺りは，心臓リハビリテーションの歴史とも関わってきますので，Q115やQ116も参照してください．

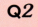

Q2 なぜ運動負荷試験を行うのですか

A 運動負荷試験の目的は，①虚血性心疾患の診断，②虚血性心疾患の重症度評価，③治療効果の判定，④虚血性心疾患のスクリーニング，⑤心臓リハビリテーションや生活指導，⑥不整脈の評価，⑦間欠性跛行の評価などです．

解説 運動負荷試験の目的には大きく分けて次のものがあります（**表1**）．

①**虚血性心疾患の診断**：胸痛などを主訴に受診された方の原因が冠動脈病変に基づくもの，すなわち虚血性心疾患（狭心症など）であるかどうかを評価するために行います．

②**虚血性心疾患の重症度評価**：虚血性心疾患の存在が明らかな場合でも，運動耐容能の評価により虚血性心疾患の重症度が明らかになります．これにより，予後の推定や治療方針の決定，およびどの程度の運動や生活が可能になるかの評価が可能です．

③**治療効果（薬剤および冠動脈インターベンションや冠動脈バイパス術など）の判定**：狭心症や無症候性心筋虚血に用いた薬剤や施行したインターベンションの効果をみるために，その前後で施行した運動負荷試験の結果を比較します．運動負荷時間の差や同一ステージでの心電図変化の程度，不整脈の出現頻度などから評価します．

④**虚血性心疾患のスクリーニング**：見かけ上健康な人に，無症候性心筋虚血を含めて虚血性心疾患があるかないかを診断します．単に健康診断目的の場合だけでなく，侵襲度の高いハイリスクな手術前のスク

表1 運動負荷試験の目的

①虚血性心疾患の診断：胸痛の原疾患が狭心症か否か
②虚血性心疾患の重症度評価：虚血が出現する負荷量の評価や予後の推定，治療方針の決定
③治療効果の判定：薬物治療やインターベンション前後での比較
④虚血性心疾患のスクリーニング：見かけ上健常な人への負荷によるスクリーニング
⑤心臓リハビリテーションや生活指導：運動処方や日常生活の活動範囲を決定
⑥不整脈の評価：運動による不整脈の誘発や増減の評価
⑦間欠性跛行の評価：下肢虚血の診断と重症度の評価

第1章 患者さんが検査室に入室するまで　　Q3

リーニングやトライアスロンなどの過激なスポーツへの参加前に行われることもあります．

⑤心臓リハビリテーションや生活指導：心筋梗塞や狭心症などの虚血性心疾患の存在が明らかで，運動療法を施行する際の運動処方を決定するために行います．また，運動負荷試験の結果から，生活範囲の目安を指導する意味もあります．通常の心電図変化のモニタリングを主とした運動負荷試験ではなく，心肺運動負荷試験といった呼気ガス分析を併用した特殊な運動負荷試験が行われることもあります．これについては第7章（p147）で説明します．

⑥不整脈の評価：虚血性心疾患との関連だけでなく，運動が不整脈の誘因になるかどうか，また徐脈性不整脈の場合には運動による心拍応答を評価することもあります．

⑦間欠性跛行の評価：間欠性跛行の原因には大きく2つあります．腰部脊柱管狭窄症（神経症状）と末梢動脈疾患（下肢虚血）ですが，運動負荷試験による運動時間や運動距離および負荷試験前後に上下肢の血圧を測定することで，両者の鑑別や下肢虚血の重症度などを明らかにします．

⑧その他：シンチグラフィーなどの核医学検査や心エコー図検査と組み合わせることがあります．この場合は主に心筋虚血の部位診断や定量的評価に用いられます．

Q3　運動負荷試験の種類（負荷器具と負荷方法）にはどのようなものがありますか

A　負荷器具による負荷試験の分類には，①Master二階段試験，②トレッドミル，③自転車エルゴメータがあります（**表2**）．負荷方法による分類には，①単一水準定量負荷，②多段階負荷，③ランプ負荷があります（**図3**）．

解説　負荷器具による負荷試験の分類の中で，Master二階段試験は，最も簡便で手軽な方法です．1段が9インチ（約23 cm）の表彰台のような形をした凸型の階段を用意し，年齢，性，体重に応じて定められた回数で，定められた時間の昇降を行います．負荷時間は，1分30秒間（シ

表2 負荷3方法の比較

	Master 二階段試験	トレッドミル	自転車エルゴメータ
負荷量の決定因子	・体重×階段高×昇降回数	・体重×ベルト速度×傾斜	・クランク回転数×制動抵抗
運動への親密度	・比較的親しみやすい	・親しみやすい	・親しみにくい ・自転車に乗れない被検者には難しい
被検者の制限	・片麻痺や間欠性跛行などの歩行障害は不可	・片麻痺や間欠性跛行などの歩行障害は不可	・片麻痺でもある程度可 ・ペダルに足が届かない ・低身長では不可
定量負荷の容易性	・運動意欲により負荷量が変わる	・強制運動のため負荷量は一定	・運動意欲により負荷量が変わる
ランプ負荷の容易性	・不可	・不可能ではないが困難	・易
心電図や血圧測定の容易性	・困難	・比較的安定	・安定
価格	・安価	・高価	・比較的安価
重量	・軽量	・重量	・比較的軽量
占有面積	・狭い	・広い	・比較的狭い

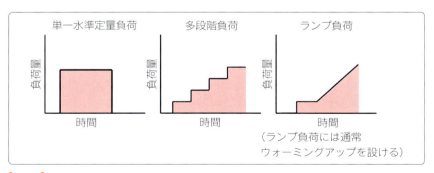

図3 運動負荷方法の種類

第1章　患者さんが検査室に入室するまで　Q3

表3 Master 二階段試験のダブル負荷の階段昇降回数

体重 kg	年齢												男性（女性）
	15～19	20～24	25～29	30～34	35～39	40～44	45～49	50～54	55～59	60～64	65～69	70～74	75～79
23～26	64(61)												
27～31	62(60)												
32～35	60(58)												
36～40	58(56)	58(56)	58(56)	56(54)	54(52)	54(48)	52(46)	50(44)	50(42)	48(42)	46(40)	46(38)	44(36)
41～45	56(52)	56(54)	56(52)	54(50)	54(48)	52(46)	50(44)	50(44)	48(42)	46(40)	44(38)	44(38)	42(36)
46～49	54(50)	56(52)	56(52)	54(50)	54(48)	50(46)	50(44)	48(42)	46(40)	44(38)	44(36)	44(36)	40(34)
50～54	52(46)	54(50)	54(50)	52(48)	50(46)	50(44)	48(42)	46(40)	46(38)	44(36)	42(36)	42(34)	40(32)
55～58	50(44)	52(48)	54(48)	52(46)	50(44)	48(42)	46(40)	46(38)	44(38)	42(36)	40(34)	40(32)	38(30)
59～63	48(40)	50(46)	52(46)	50(44)	48(42)	46(40)	46(38)	44(38)	42(36)	40(34)	40(32)	38(30)	36(30)
64～67	46(38)	48(44)	50(44)	48(42)	48(40)	46(38)	44(38)	42(36)	40(34)	40(32)	38(32)	36(30)	36(28)
68～72	44(34)	48(42)	50(40)	48(40)	46(40)	44(36)	42(36)	40(34)	40(32)	38(32)	36(30)	36(28)	34(26)
73～76	42(32)	46(40)	48(38)	46(38)	46(38)	44(36)	42(34)	40(32)	38(32)	36(30)	36(28)	34(26)	34(24)
77～81	40(28)	44(38)	46(36)	46(36)	44(34)	42(34)	40(32)	38(32)	36(30)	36(28)	34(26)	34(26)	32(24)
82～85	38(26)	42(36)	44(34)	44(34)	42(34)	40(30)	38(30)	36(30)	36(28)	34(28)	32(26)	32(24)	30(24)
86～90	36(24)	40(34)	42(32)	42(30)	40(30)	38(28)	36(28)	34(26)	32(26)	32(24)	30(24)	28(24)	28(22)
91～94		38(32)	42(30)	40(30)	38(28)	36(28)	34(26)	32(26)	32(26)	30(22)	28(22)	28(20)	
95～99		36(30)	42(28)	40(28)	38(30)	36(26)	34(26)	32(24)	30(22)	28(22)	28(22)	26(20)	
100～101		34(28)	40(26)	40(26)	38(26)	36(26)	34(24)	32(24)	30(22)	28(22)	26(20)	26(20)	24(18)

注）：性別，年齢，体重によって決められた昇降回数を3分間で昇降する．

ングル），3分間（ダブル）または4分30秒間（トリプル）で行いますが，ダブルで実施することが一般的です．負荷の前後で心電図や血圧を記録し，虚血や不整脈の有無を評価します（**表3**）．しかし，設定された負荷量が一定なため，運動耐容能の高い患者さんでは負荷量が不十分になり，逆に運動耐容能の低い患者さんでは過負荷になることもあります．また，負荷中の心電図モニタが難しいため，心事故の発生につながることもあります．見かけ上健常な人のスクリーニングとしての意味合いが高いようです．

日本循環器学会「慢性冠動脈疾患診断ガイドライン（2018年改訂版）」でも，「マスター法では負荷量をコントロールできないこと，予後指標として重要な運動耐容能を評価できないこと，負荷中の心電図変化をとらえられないことから，トレッドミル法あるいはエルゴメータ法で行うほうが望ましく，特に高リスク例ではマスター法は避けるべきである．」としています．連続的な心電図モニタが可能で，定常状態を作りながら負荷を漸増することができるトレッドミルや自転車エルゴメータによる負荷試験が行える場合には，そちらを優先すべきでしょう．

トレッドミルは歩行という最も自然な運動で行え，運動終点では通常自転車エルゴメータよりも高い心拍数と血圧を獲得することができるの

で，最もオーソドックスな方法といえます．本書も特に断わりがなければトレッドミルによる運動負荷試験を基本とします．

　自転車エルゴメータは全身運動にはならないこと，自転車に乗れる人とそうでない人により運動への反応が異なることが問題といわれています．また，非常に小柄な被検者ではペダルに足が届かないこともあります．しかし，トレッドミルに比べて上半身の動揺が少なく，心電図や血圧が安定して観察できます．採血や注射も容易なことから，心臓核医学領域での運動負荷心筋シンチグラムにも汎用されています．また，ランプ負荷（次頁，MEMO①参照）という負荷量を連続的かつ直線的に漸増させる負荷方法も可能なことから，心肺運動負荷試験には好んで用いられます．さらに仰臥位による負荷も行えるので，心エコー図検査や心臓カテーテル検査と組み合わせることにより，運動中の心電図以外の血行動態指標も評価可能です．しかし，トレッドミルのような標準的なプロトコルがありません．

　次に負荷のかけ方による負荷方法は，下記のように分類されます．Master 二階段試験に代表されるように単一の所定の負荷量を所定の時間に行う単一水準定量負荷は，単一の負荷量を変えて負荷を繰り返すことにより，運動耐容能や心電図変化をみていく方法です．しかし，手間ひまがかかりすぎ，評価に耐える結果もすぐには求められません．非常に特殊な場合には，歩行のスキルを評価する10(20)m 歩行負荷試験や運動耐容能を評価する6 分間歩行負荷試験が行われる場合がありますが，これらは後述します．

　漸増式多段階負荷は現在の負荷方法の主流で，あらかじめ決められたプロトコルに従い，2～3 分ごとに負荷量を漸増していく方法です．ある程度の定常状態に達してから，次のステージ（負荷量）に移行します．すなわち，単一水準定量負荷の負荷量を経時的に漸増して，心電図や運動耐容能を効率よく評価する方法です．主にトレッドミルや自転車エルゴメータで用いられ，トレッドミルではベルトのスピードと傾斜を変えることにより，自転車エルゴメータではペダルの重さを機械的または電気的にコントロールすることにより負荷量を増減させます．定常状態に達して，心電図や症状に異常がないことを確認してから次の設定された負荷量に進むので，虚血や不整脈などの出現状況を評価しながら安全に負荷試験を施行することが可能です．

　ランプ負荷（次頁，MEMO ①参照）は主に自転車エルゴメータで用いられ，負荷量を直線的に増加させる負荷方法です．本法は，定常状態を作らずに負荷を漸増させ，身体反応をみる目的で用いられます．本法

第1章　患者さんが検査室に入室するまで　　Q4

を種々の負荷試験の標準とする考えもありますが［Froelicher V ほか（村松準監訳）：運動負荷試験ハンドブック，メディカルサイエンスインターナショナル社，p18, 1997］，虚血の出現をみる検査には適当とは思えません．日本では，主に呼気ガス分析を併用した**心肺運動負荷試験に用いられることが多く，嫌気性代謝閾値や最高酸素摂取量**などを求めるときに使われます．心肺運動負荷試験については第7章（p147）で詳しく解説します．

> **MEMO ❶ ランプ負荷の由来**
>
> ランプ負荷の由来は，高速道路の本線車道への流入や流出のための取付け道路，すなわちランプ（傾斜路）にあるとされています．ランプ（傾斜路）のような緩やかな傾斜で負荷量が漸増する様子を示しています．

Q4　最大心拍数とは何ですか

A 運動量を漸増させてもそれ以上心拍数が増加しない最大運動時の心拍数です．

解説　負荷量が漸増しても，いつまでも運動を続けられるわけではありません．運動量を漸増させてもそれ以上心拍数も増加しない，酸素摂取量も増加しないという限界がやってきます．**運動量を漸増させても1分間の酸素摂取量の増加が 150 mL 以内にとどまるとき，その酸素摂取量を最大酸素摂取量，そのときの心拍数を最大心拍数**といいます．最大酸素摂取量や最大心拍数を規定する因子には性別や運動習慣を含め様々なものがあります．しかし，最大の規定因子は年齢です．

通常は，簡便なこともあり，下記の Blackburn の式が用いられることが多いようです．

　　　最大心拍数＝220－年齢

日本心電学会の報告では，負荷施設の60％が最大心拍数を求めるた

表4 年齢から最大心拍数を推定する回帰式

報告者（年）	対象者数	平均年齢	平均最大心拍数	回帰式	その他
Astrand（1960）	100	50	166	Y＝211－0.922×年齢	
Robinson（1968）	992	30	189	Y＝212－0.775×年齢	
Bruce（1974）	2,091	44	181	Y＝210－0.662×年齢	冠疾患患者
Ellestadt（1975）	2,583	42	173	Y＝197－0.556×年齢	
Scheffield（1976）	95	39	176	Y＝204－1.07×年齢	冠疾患患者
Cooper（1977）	1,535	43	181	Y＝217－0.845×年齢	
Hammond（1985）	156	53	157	Y＝209－1.0×年齢	冠疾患患者

（上嶋健治：循環器科 31：240, 1992 より引用）

めに本式を用いているようです（運動負荷心電図の標準化に関する小委員会 1994 年報告．Jpn J Electrocardiology **16**：185, 1996）．ほかにも**表4**に示すような諸家の報告があります．対象者の数や質および平均年齢にも差があり，回帰式に若干のばらつきがありますが，傾きがおおむね 0.5〜1.0 の範囲で，Y 切片が 200〜220 という範囲に入るようです．

Q5 目標心拍数とは何ですか．また，どのようにして求めますか

A 運動負荷試験を実施するにあたり，被検者に十分な負荷量がかかったと考えてよい心拍数です．通常，最大心拍数を算出してその 85〜90％を目標心拍数とします．

解説 運動負荷試験を行ううえで，目標心拍数を凌駕する心拍数で負荷試験が終了し，有意な心電図変化が得られなかった場合に，初めて「虚血はない（あくまで検査上の判断です．運動負荷試験の虚血検出精度に関しては後述します）」との評価が可能です．しかし，目標心拍数未満の負荷量で負荷試験が終了し，有意な心電図変化が得られなかった場合，実際に虚血性心疾患に罹患していないのか，それとも負荷量が不十分で心筋虚血が誘発できなかったのか判別できません．このように，目標心拍数に到達せず負荷試験が終了し，有意な心電図変化が得られなかった場

合は，陰性（negative for ischemia）ではなく，判定不能（inconclusive study）と評価します．もちろん，被検者の体力や陰性変時作用をもつ内服薬の影響などによって判定不能に陥る症例は多くあります．しかし，判定不能症例が多すぎると，運動負荷試験を行ったにもかかわらず，虚血に関する白黒がつけられなかった症例が多いということで，これは困りものです．

それでは目標心拍数はどの程度に設定すればよいのでしょうか？ 日本心電学会の報告では，最大心拍数の85％を目標心拍数とする施設が全体の46％を占め，90％とする施設が28％であったとしています（運動負荷心電図の標準化に関する小委員会1994年報告．Jpn J Electrocardiology **16**：185, 1996）．筆者は「最大心拍数の90％を努力目標」とし，85～89％にとどまった症例も，虚血の有無は判定可能と考えており，「最大心拍数の85％を目標心拍数」と考えています．なお，簡便法としては90％目標心拍数から10を減じるとおよそ85％目標心拍数になることは覚えておいて損のないtipsです．

また，議論のあるところですが，急性心筋梗塞症発症1ヵ月未満の症例（特に再灌流がなされなかった症例）では，最大心拍数の80％を目標心拍数として安全を期すという考えもあります．同様に，心肺運動負荷試験などで虚血の検出よりも嫌気性代謝閾値の測定などの運動耐容能の評価に主眼を置く場合には，目標心拍数を低く設定してもよいと思います．

ここで重要なことは，被検者のリスクを顧みず，目標心拍数のみを唯一のゴールとして運動負荷試験を行うことは，厳に戒められるべきことですが，検者としては判定不能例をなるべく少なくする努力は必要です．ちなみに，筆者が以前勤務した施設の判定不能症例の割合は，β遮断薬の内服症例も含めて全負荷症例の約8％でした．

Q6 目標心拍数に到達しにくい状態にはどのようなものがありますか

A 臨床的には，β遮断薬などの心拍数に影響を及ぼす薬剤の影響が大きいようです．また，chronotropic incompetenceという概念もあります．

解　説　Q5 にも述べたように，目標心拍数未満の負荷量で負荷試験が終了し，有意な心電図変化が得られなかった場合，実際に虚血性心疾患に罹患していないのか，それとも負荷量が不十分で心筋虚血が誘発できなかったのか判別できません．心電図変化が明らかでない場合，目標心拍数に至る十分な負荷量で試験を終えることは大切なことです．

　しかし，負荷中に心拍数が上昇せず，目標心拍数に至りにくいことがあります．臨床的には，β 遮断薬やジギタリス製剤および一部の Ca 拮抗薬（ジルチアゼム）やアミオダロンのように，心拍数に影響を及ぼす薬剤の影響が一番大きいようです．逆にこれらの薬剤を内服中の症例では，診断的な意味合いでの運動負荷試験の意義がやや乏しいことになります．

　薬剤の影響以外には，胸痛や息切れおよび閉塞性動脈硬化症による間欠性跛行なども目標心拍数到達を妨げる障害因子です（胸痛の場合には別に診断的意味合いがありますが）．長期臥床後の筋力低下や自律神経系の調節異常による脱調節状態も目標心拍数に至りにくい一因です．

　また，chronotropic incompetence（incompetence にはもともと，無能力，不適当，無資格といった意味）という概念があります．これは，目標心拍数に到達せずに運動負荷試験を終了した症例の予後が不良であるとの報告（Ellestad MH：Circulation **51**：363, 1975）に基づく概念です．負荷試験中に虚血が生じた場合に心拍応答が抑制されることは，拡張期の時間を保ち，冠灌流を維持して，心筋保護的に働くための自衛反応とする考えがあり（Ellestadt M：Stress Testing, 4th ed, FA Davis Company, p295, 1996），予後を推定する一因子との考えもあります．しかし，一口に chronotropic incompetence といってもあまりにも背景因子が違いすぎるとの指摘もありました（Froelicher VF：Exercise and the Heart, 2nd ed, YearBook Medical, p95, 1987）．筆者は，いわゆる chronotropic incompetence と考えられる症例の運動終点時の Borg 指数（自覚症状を半定量的に表す指数で後述）が，目標心拍数に到達した症例に比べて有意に低いことを報告しました（上嶋健治：循環器科 **31**：642, 1992）．すなわち，まだ余力があるにもかかわらず運動負荷試験を中止したケースです．これは，患者さんの努力不足だけでなく，検者がうまく目標心拍数に到達させられなかった技術的な問題が関係すると思います．このような症例と真の chronotropic incompetence を分けて議論する必要がありそうです．

第1章 患者さんが検査室に入室するまで　　　　　　　　Q7

Q7 運動負荷試験の際に心電図を撮像するのはなぜですか ★★★

A 心筋の虚血を鋭敏に検出するためです．

解説　心筋虚血の徴候は通常次の順に現れます．①心機能（拡張能）障害，②心機能（収縮能）障害，③心電図異常，④自覚症状（胸痛）の順です（**図4**）．すなわち，自覚的胸痛の出現前に，より早期に心電図変化を通して虚血を検出することを目的にします．

　もちろん，心エコー図検査などを併用して，より早期に異常を検出できる心機能の状態も経時的にモニタできれば申し分ありません．実際，運動負荷心エコー図という手法もないわけではありません．筆者の留学先であるロングビーチ退役軍人病院では，自転車エルゴメータ負荷時に患者さんに前傾姿勢をとらせたうえで，小型のプローブを剣状突起下から腹壁に押し込むようにして左室を描出していました．しかし，負荷量が大きくなると，胸郭の運動が大きくなることや肺の含気量が大きくなることなどにより，評価可能なエコー画像の描出は困難になっていました．また，心拍数の増加により拡張期が短縮することは拡張能を十分に

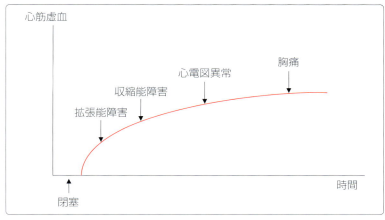

図4　冠動脈の閉塞後に生じる心筋虚血所見の順序

評価することを妨げます．

　心筋虚血を早期にかつ簡便に，しかも迅速に検出する手段としては，今のところ心電図が最良の手段といえましょう．ちなみに心エコー図を用いて虚血を検出する場合には，運動負荷よりも非生理的ですが，ドブタミンなどの薬物負荷と併用されることのほうが多いようです．

Q8 運動負荷試験中に血圧を測る必要がありますか ★★★

A 運動負荷試験中や回復期の血圧経過はとても大切な指標のひとつで，必ず経時的に測定する必要があります．

解説　通常，指標とするのは収縮期血圧です．特に負荷試験が進行して負荷量が漸増し，本来血圧は上昇すべき状況にもかかわらず血圧が低下するということは，心臓に何かが起こっていると考えるべきです．運動中の血圧低下は虚血所見のひとつで，左主幹部病変や三枝病変を示唆する所見です（上嶋健治：Coronary **10**：135, 1993）．

　多段階運動負荷試験では，前のステージよりも 20 mmHg の血圧低下があれば試験を中止する（Sarma RJ：Circulation **65**：684, 1981），安静時血圧を下回れば有意な血圧低下と評価すべき（Hammermeister KE：Am J Cardiol **51**：1261, 1983）などの報告があります．さらに，負荷に伴い血圧が増加するものの，その程度が小さい（特に 130 mmHg 以上に上昇しない）ものでも虚血所見とする報告もあります（Bruce RA：Circulation **19**：543, 1959）．繰り返しますが，ステージが上がり，負荷量が増えればそれに伴い昇圧することが生理的ですので，前のステージよりも 15〜20 mmHg の血圧低下があれば，重症虚血による運動負荷中止徴候と考えます．

　非閉塞性肥大型心筋症の場合にも，運動負荷中の血圧低下や昇圧反応が十分でないなどの報告があります．また後述するように，正常血圧者の中でも運動負荷中の昇圧反応が著しいものは，将来高血圧を発症するリスクが高いとされています（Manolio T：Am J Hypertens **7**：234, 1994；Matthews C：J Clin Epidemiol **51**：29, 1998；Singh J：Circulation **99**：1831, 1999）．

第1章　患者さんが検査室に入室するまで

負荷終了後の回復期の血圧経過も重要です．運動終点時に比べて，終了後2分以内に血圧が10 mmHg以上上昇する例では，重症冠動脈病変例が多いといわれています（川久保清：心臓 18：651, 1986）．さらに負荷終了3分後の血圧と負荷中の最大血圧の比（負荷終了3分後の収縮期血圧/負荷時最大血圧）が0.8以上の場合には，血圧の回復が不良と判断し，虚血の可能性があるとする報告（Amon KW：Circulation 70：951, 1984）や，運動誘発性に左室充満圧が過度に上昇することを反映し，心機能異常の指標となるとの報告があります（Miyahara T：Jpn Circ J 57：480, 1993）．

Q9　運動負荷試験に危険はありますか

A　非侵襲的検査とはいうものの，ある意味では生命の危険を伴う検査です．

解説　運動負荷試験は残念ながら心エコー図やホルター心電図などと異なり，ある意味では生命の危険を伴う検査です．諸家による運動負荷試験に伴う心事故の頻度を**表5**に掲げます．また，日本心電学会からも，死亡事故1/264,000件，除細動器使用事故1/57,000件，心筋梗塞症や緊急入院を要する事故1/43,000件と報告されています（運動負荷心電図の標準化に関する小委員会1994年報告．Jpn J Electrocardiology 16：185, 1996）．

表5　運動負荷試験による心事故の発生頻度

報告者（年）	対象者数	死亡事故	心筋梗塞症
Brock（1967）	17,000	3（1.8/10,000）	—
Rochmis（1971）	170,000	16（0.9/10,000）	4（0.2/10,000）
Ellestadt（1977）	514,448	26（0.5/10,000）	180（3.5/10,000）
Atterhog（1977）	50,000	2（0.4/10,000）	7（1.4/10,000）
Kaltenbach（1982）	712,285	17（0.24/10,000）	96（1.3/10,000）*
Gordon（1993）	100,000	0～4**	—

*：致死的合併症（心室細動）含む．**：多施設のまとめ

これらの報告からは，さほど頻度が高くないような印象を受けます．しかし，このような事故や合併症の報告は，対象症例の重症度と検者の技量に大きく関わってきます．特にこのような報告が可能な施設は，検者の技量も設備も十分な施設であることと，運動負荷試験が安全に施行可能であることを報告の主旨としていることを忘れてはなりません．新たに運動負荷試験を導入するような施設では，少し厳しいようですが「心がけ」として1,000件に1件の心室細動や心停止が起こり，その10件に1件が蘇生できない，すなわち10,000件に1件の死亡事故が起こりうるくらいに考えるべきでしょう．後述するように，非侵襲的な運動負荷試験よりも，侵襲的な冠動脈造影を優先すべき症例もあります．決して油断できない検査と心得るべきです．

　また，心事故の発生や転倒事故の危険があるため，救急医療機器や薬品の常備が不可欠です（図5）．最近の除細動器には除細動以外にも標準12誘導解析のほか，Sp_{O_2}，ET_{CO_2}，観血血圧，体温などベッドサイドモニタ機能を備えた高機能機種も存在しますが，基本的には心室細動に対応できる機種であればよく，場合によっては自動体外式除細動器（automated external defibrillator：AED）でも大きな問題はないと考えます（図6）．

　運動負荷試験を実施するうえで，禁忌（絶対禁忌と相対禁忌）の考え方は必須です．絶対禁忌とは，運動負荷試験から得られる情報が負荷のリスクを上回ることが考えられない状態で，相対禁忌とは，注意深く行えば運動負荷試験から得られる情報が負荷のリスクを上回る可能性がある状態と考えています．禁忌病態を表6に示しました．

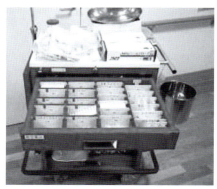

図5 救急カート
めったに使うものではないが，それゆえ日頃の点検は重要である．

第1章 患者さんが検査室に入室するまで　Q9

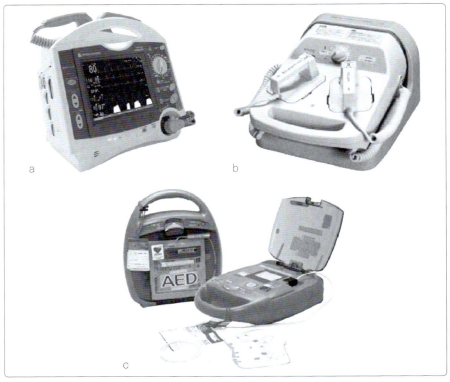

図6 除細動器
a：高機能除細動器，b：通常タイプの除細動器，c：自動体外式除細動器

　日常臨床の中で一番陥りやすい危険は，急性冠症候群（従来の不安定狭心症例）に負荷試験を行うことです．急性冠症候群を念頭に置いた病歴聴取が不十分なことや運動負荷試験はたいてい予約検査で行われるため，検査予約時から検査施行時の間に病態が不安定化していることが原因と考えられます．運動負荷試験により心筋梗塞を発症した症例は全例不安定狭心症への負荷であったとの私信もあります．急性冠症候群への運動負荷試験を未然に防ぐためには，検査室でも必ず「胸痛」の病歴を聴取すべきです．"一番最近に胸が痛んだのはいつですか"と聞いてください．最終症状が，2〜3週間以上前であればまず問題ありません．しかし，数日以内に最終症状があれば，さらに疼痛の性状，部位，持続

表6 運動負荷試験の禁忌

絶対禁忌
発症2日以内の心筋梗塞
内科治療により安定していない不安定狭心症
自覚症状または血行動態異常の原因となるコントロール不良の不整脈
症候性の高度大動脈弁狭窄症
コントロール不能の症候性心不全
急性の肺塞栓または肺梗塞
急性の心筋炎または心膜炎
急性大動脈解離

相対禁忌
左冠動脈主幹部の狭窄
中等度の狭窄性弁膜症
電解質異常
重症高血圧*
頻脈性不整脈または徐脈性不整脈
肥大型心筋症およびその他の流出路狭窄症
運動負荷が十分行えないような精神的または身体的障害
高度房室ブロック

* 原則として収縮期血圧が＞200 mmHg，または拡張期血圧が＞110 mmHg，あるいはその両方とすることが推奨されている．

[ACC/AHA Guidelines for Exercise Testing. A report of the American College of Cardiology/American Heart Association Task Force on Practice Guidelines (Committee on Exercise Testing). J Am Coll Cardiol **30**：260–311, 1997 より引用]

時間などから狭心症かそうでなさそうか，狭心症ならば安定か不安定かを鑑別します．ただし，一部の不安定狭心症に関しては慎重に行う運動負荷試験を容認する考えもありますが，これはQ10で説明します．

また，まれですが，急性冠症候群以外の例からも，負荷試験に関連して心筋梗塞症を発症することがあります（深見健一：呼吸と循環 **29**：1249, 1981）．その際は，心筋梗塞症の既往例で負荷に関連して心筋梗塞症を発症することが多いようです．さらにまれには，運動負荷試験中や直後に心筋梗塞症を発症することがあります．これには，運動誘発性の冠攣縮と血栓形成が関連する可能性があるようです（百瀬　満：呼吸と循環 **44**：1107, 1996）．

もちろん，大動脈弁狭窄症や閉塞性肥大型心筋症なども絶対禁忌と考

第1章　患者さんが検査室に入室するまで　　　　　　　　　　　Q9

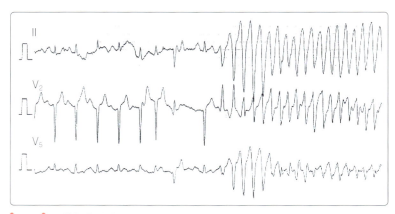

図7 運動負荷試験で心室頻拍が誘発された1例

70歳の男性で，#1に75%，#4PDに90%，#7に90%，#9-1に90%，#11，#12-1におのおの75%狭窄を有する三枝病変例．硝酸薬とβ遮断薬およびACE阻害薬の内服中であったが，検査当日は服薬を忘れて検査に臨んだ．

えるべきで，病歴の聴取やカルテの記載および心雑音の聴取や心エコー図検査記録などを参照することにより，禁忌症例への負荷を未然に防ぎえます．検査室が最後のゲートキーパー（MEMO②参照）の機能をもつことを忘れないでください．
　参考までに運動負荷試験で誘発された心室頻拍例の心電図を掲げます（図7）．

MEMO ②　運動負荷検査室は最後のゲートキーパー

　虚血性心疾患の病態は急な転帰をとることもあります．運動負荷試験は予約検査で行われるため，検査予約時から検査施行時の間に病態が不安定化していることも十分念頭に置くべきです．筆者はこの間に心筋梗塞を発症していた患者さんを経験したこともあります．また，検査室での病歴聴取からCCUに入院していただいた患者さんも数名います．さらに意味は異なりますが，不必要な冠動脈造影や冠動脈インターベンションを防ぐ意味でも，最後のゲートキーパーの心意気をもつことは重要と考えています．

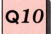 **運動負荷が可能な急性冠症候群（不安定狭心症）はありますか** ★★★

A 心筋虚血を疑わせる症状が最後に出現してから数日間以上症状のない症例や，症状が出現した直後の心電図，心筋マーカーに異常がみられず，その6～12時間後まで症状，心電図，心筋マーカーに異常なく経過した症例には，負荷を容認する提言がなされています．

解説 　近年，低リスクの不安定狭心症という概念が提唱されています（Gibbons RJ：Circulation **106**：1883, 2002）．これによると，急性冠症候群（不安定狭心症）を疑わせる症状が最後に出現してから数日間以上症状のない症例ではクラスⅠのエビデンスレベルで，また急性冠症候群（不安定狭心症）を疑わせる症状が出現した直後の心電図，心筋マーカー（トロポニンTあるいはI，またはFABP）に異常がみられず，その後6～12時間後まで症状，心電図，心筋マーカーに異常なく経過した症例ではクラスⅡaのエビデンスレベルで，運動負荷試験が適応とされています．この概念は本邦のガイドライン［日本循環器学会慢性冠動脈疾患診断ガイドライン（2018年改訂版）］でも踏襲されています．

　このような考え方はあるものの，やはり「急性冠症候群を疑う患者さんに対する運動負荷の適応」については，ほかの診断法の可否やCCUなどの施設特性も含めて検討したうえで，慎重に判断すべきと考えます．

第2章

患者さんに電極を装着するまで

Q11〜Q20

この章では運動負荷試験のリスクや患者さんへの説明およびプロトコルや心電図装着時の注意などのＱ＆Ａを取り上げます．

第2章　患者さんに電極を装着するまで　　Q11

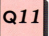

Q11 トレッドミル負荷試験のプロトコルにはどのようなものがありますか ★★★

A トレッドミル負荷試験には様々なプロトコルがあります．基本的な概念は，①多段階漸増式の負荷であること，②速度と傾斜を変えることにより負荷量を漸増すること，の2点です．

解説　トレッドミル負荷試験では**表7-1～4**に示すような様々なプロトコルがあります．目的や患者さんの運動能力を考えて選択すべきです．

Bruce法（**表7-1**）のステージ1の前に，1.7 mphで5%および10%の傾斜で各3分の軽いステージを付加したSheffield法という修正法もあり，小柄な日本人に好んで使用する施設もあります．修正Balke-Ware法（**表7-2**）は，負荷量が比較的等間隔（2～3 METs）に漸増するため，虚血の検出以外に運動耐容能評価にも用いられることが多いようで，USAFSAM（US Air Force School of Aerospace Medicine）のプロトコルとも呼ばれます．USAFSAMのプロトコルには，速度を2.0 mphにしたまま傾斜を0%から5%ごとに上げていくものもあります．このプロトコルをUSAFSAM-2.0 mphプロトコルと呼び，USAFSAM-3.5 mphプロトコルと区別することもあります．

Balkeプロトコルの原法はNaughton法（**表7-3**）の3.0 mphのもの

表7-1 Bruce法

ステージ (各3分)	速度 (mph：mile/h)	(km/h)	傾斜 (%)	予測 METs
1	1.7	2.7	10	4.8
2	2.5	4.0	12	6.8
3	3.4	5.5	14	9.6
4	4.2	6.9	16	13.2
5	5.0	8.0	18	16.6
6	5.5	8.8	20	20.0
7	6.0	9.6	22	—

ステージ1の前に，1.7 mphで5%および10%の傾斜で各3分の軽いステージを付加した修正法をSheffield法という．

Q11

表7-2 修正 Balke-Ware 法

ステージ	速　度		傾斜	予測
（各2分）	(mph：mile/h)	(km/h)	(%)	METs
1	3.3	5.3	0.0	4.2
2	3.3	5.3	5.0	5.7
3	3.3	5.3	10.0	8.0
4	3.3	5.3	15.0	10.3
5	3.3	5.3	20.0	12.6
6	3.3	5.3	25.0	14.9

このプロトコルは比較的等間隔で負荷量が漸増し，運動耐容能評価にも用いられることが多い．USAFSAM のプロトコルとも呼ばれる．

表7-3 Naughton 法

ステージ（各2〜3分）	速　度			予測
	2.0 mph 3.2 km/h 傾斜(%)	3.0 mph 4.8 km/h 傾斜(%)	3.4 mph 5.5 km/h 傾斜(%)	METs
1	—	—	—	—
2	0.0	—	—	2.0
3	3.5	0.0	—	3.0
4	7.0	2.5	2.0	4.0
5	10.5	5.0	4.0	5.0
6	14.0	7.5	6.0	6.0
7	17.5	10.0	8.0	7.0
8	—	12.5	10.0	8.0
9	—	15.0	12.0	9.0
10	—	17.5	14.0	10.0
11	—	20.0	16.0	11.0
12	—	22.5	18.0	12.0
13	—	25.0	20.0	13.0
14	—	27.5	22.0	14.0
15	—	30.0	24.0	15.0
16	—	32.5	26.0	16.0

このプロトコルは1ステージ上がるごとに負荷量が1 MET ずつ増える．

Balke プロトコルの原法は Naughton 法の3.0 mph のものと同じである．

25

表 7-4 NCVC 法

ステージ (各3分)	速度 (km/h)	傾斜 (%)	予測 METs
0	2.5	0	—
1	2.5	10	4.0
2	3.5	10	5.2
3	4.5	10	6.4
4	5.5	10	7.6
5	5.5	14	＊
6	5.5	18	＊
7	5.5	22	＊
8	5.5	22	＊
9	5.5	22	＊

＊は，当該ステージのおよそ2倍のMETsになるといわれている．

と同じです．1ステージ上がるごとに負荷量が1METずつ増えるように工夫されています．1ステージは2ないし3分で行うとされていますが，通常は各ステージを2分で，研究目的では3分とするようです．NCVC（国立循環器病研究センター）法（**表7-4**）は負荷量が等間隔（1〜2METs）で，しかも小幅に漸増するため，2分ごとに漸増させてランプ負荷の近似負荷として心肺運動負荷試験時に用いることがあります（上嶋健治：日臨生理会誌 **19**：519, 1989）．このようにいろいろなプロトコルがありますが，やはりBruce法が汎用されているように思います．

Q12 運動負荷試験プロトコルはなぜ必要ですか

A 定められたプロトコルで行うことにより，同一被検者の経時的な変化および薬剤やインターベンションの効果判定が可能になります．また，異なる被検者間でのパラメータの比較も可能になり，大規模な研究結果を応用することで予後の推定なども行えます．

解説 もともとの運動負荷試験にはプロトコルはなく，狭心症状を生じる動作を模擬的に再現して（たとえばペンキ塗りなど），その前後の心電図を比較していたようです．ある意味ではテイラーメイドの理想的な方法ともいえるのですが，定量性に問題があります．

　すなわち統一されたプロトコルで負荷を行うことにより，同一被検者の病態の経時的な変化が明らかになります．また，薬剤およびバイパス手術や冠動脈インターベンションの効果判定が容易になります．さらに，異なる被検者間での比較も可能になることから，大規模な研究が行えるようになり，負荷がどのプロトコルのどのステージまで到達し，その際の心電図変化により転帰はどうなるかを検討することで，予後の推定も可能になります．

Q13 運動負荷試験プロトコルの選択はどのようにしますか

A 運動負荷試験の目的と患者さんの病歴や検査所見および体格や運動能力から，適切な負荷プロトコルを選択します．

解説 運動負荷試験は飛行機の操縦と同じで，離陸時と着陸時（プロトコルを選択してベルトを動かし始めるときと，運動中止徴候を判断してベルトを停止するとき）に，特に神経を集中すべきです．すなわち運動負荷試験を行う際にまず注意すべき2つのポイントは，「禁忌症例に負荷試験を実施しないこと」と「適切なプロトコルの選択」です．負荷時間が長くなると，循環器系への負荷を目的に行われるべきところが，下肢などの運動器系への負荷の要素が強くなってしまいます．少なくとも10～12分以内に負荷を終了できるプロトコルを選択すべきです．

　逆に，患者さんが早く順応して，10～12分の運動が維持できそうであれば，どのプロトコルでもステージを飛ばして短縮してもよいといわれています［Froelicher V ほか（村松準監訳）：運動負荷試験ハンドブック，メディカルサイエンスインターナショナル社，p18, 1997］．

　以前の筆者の施設では，通常は Bruce 法を用い，高齢者や歩行障害がありそうな場合にはベルト速度の漸増幅の小さい，NCVC（国立循環器病研究センター）法を用いていました．また，学校健診で不整脈の

第2章 患者さんに電極を装着するまで　Q14

指摘があった症例やスポーツの可否を判断する場合には，本来1ステージ3分のBruce法を1ステージ2分単位で進めています．これは，全体の負荷時間を短くする意味と，普通のスポーツでは，突然動き出すなど，必ずしも定常状態を作りながら負荷量が増加することがないからです．スポーツ用のプロトコルの概念を押し進めたものに「ダッシュ負荷法」があります．これは，Bruce法の1，2，3の各ステージを15秒ごとに漸増し，45秒目からステージ4に入るという特殊なプロトコルです．

なお，薬効やインターベンションの効果を判定する場合には，前回の負荷試験があれば同じプロトコルで行うことが望ましいと考えます．

以上のように，運動負荷試験の目的と患者さんの病歴や検査所見および体格や運動能力を検査前に判断し（主治医が負荷プロトコルを指定してくる場合もあります），適切と思われる負荷プロトコルを選択することになります．ちなみに筆者の在籍した施設では，心肺運動負荷試験を除く連続3,205件の負荷試験のうち，2,949件（92％）がBruce法で施行され，そのうち171件（6％）が1ステージ2分で進める不整脈症例用でした．NCVC法は256件（8％）でした．

Q14 トレッドミルの異なるプロトコルやトレッドミルと自転車エルゴメータの負荷量の違いを比較できますか．また，エルゴメータのW数を歩行速度に換算できますか

A エルゴメータとトレッドミルの負荷量は酸素摂取量を仲介にして換算することが可能です．また基本的な負荷量として，Masterダブル二階段負荷試験とトレッドミルのBruce法のステージ2および自転車エルゴメータの100 Wの負荷量が，およそ6〜7 METs前後で同程度の負荷量になることは知っておくべきです（**表8**）．また，負荷量を酸素摂取量に換算することでエルゴメータのW数を歩行速度に換算することも可能です．

解説　実際の負荷時の酸素摂取量を求めることで，異なるトレッドミルのプロトコルの負荷量を比較することは可能です．同様に，実際の方法で，トレッドミルや自転車エルゴメータといった異なる負荷方法間の負荷量

表8 酸素摂取量からみた主なトレッドミルのプロトコルおよびエルゴメータの負荷量の対応

NYHA機能分類	酸素摂取量 (mL/kg/min)	METs	Naughton (mph)	(%)	Naughton (mph)	(%)	Bruce (mph)	(%)	NCVC (km/h)	(%)	W (体重60kg)	W (体重80kg)
I	52.5	15			3.0	30.0						
	49.0	14			3.0	27.5					225	300
	45.5	13			3.0	25.0	4.2	16				275
	42.0	12			3.0	22.5					200	250
	38.5	11			3.0	20.0					175	225
	35.0	10			3.0	17.5	3.4	14	5.5	14	150	200
	31.5	9			3.0	15.0					125	175
	28.0	8			3.0	12.5			5.5	10		150
	24.5	7	2.0	17.5	3.0	10.0	2.5	12	4.5	10	100	125
II	21.0	6	2.0	14.0	3.0	7.5					75	100
	17.5	5	2.0	10.5	3.0	5.0	1.7	10	3.5	10	50	75
	14.0	4	2.0	7.0	3.0	2.5			2.5	10		50
III	10.5	3	2.0	3.5	3.0	0					25	25
	7.0	2	2.0	0								
IV	5.6	1.6	1.0	0								

Naughton, Bruce のプロトコルは慣例に従い速度をマイル表示にした．NCVC（国立循環器病研究センター）のプロトコルは速度をキロメートル表示にした．NYHA の心機能分類はあくまでも自覚的な指標であるが，便宜的に記載した．

も比較可能になります．

　また，トレッドミルの場合，運動負荷量は，体重と速度によって規定される水平方向への運動量および傾斜によって規定される垂直方向への運動量の合計で決定されるので，計算上求めることも可能です（上嶋健治：メディカルマイコンレポート 4：64, 1983）．

　トレッドミルの代表的なプロトコルである，Bruce 法では運動負荷時間（秒）から，下記の計算式があります．

$$推定 METs = 1.11 + 0.016 \times 運動負荷時間(秒)$$

しかし，実際のトレッドミルの負荷量は，被検者のもともとの運動能力や歩き方およびバーへの寄りかかり方などにも左右され，必ずしも計算通りにはなりません．

また，トレッドミルと自転車エルゴメータでは，トレッドミルのほうが全身運動的な色合いが濃く，同じ疲労度の運動終点でもより大きな酸素摂取量が獲得可能です．トレッドミルの METs = (0.98 × 自転車エルゴメータの METs) + 1.85，であるとか，エルゴメータでの予測最大酸素摂取量はトレッドミルで得たデータの 0.85 倍であるともいわれています（Pashkow FJ, Dafoe WA：Clinical Cardiac Rehabilitation, Williams & Wilkins, p122, 1993）．

実際には「Master ダブル二階段負荷試験」と「トレッドミルのBruce 法のステージ 2」および「自転車エルゴメータの 100 W」の負荷量がおよそ 6~7 METs 前後で同じくらいになります．そして，負荷試験上，この程度の負荷量で陽性と判定されるか否かで予後の良・不良が変わってきます．基本的な知識としてこの負荷量は知っておくべきです．

また，エルゴメータとトレッドミルの負荷量は酸素摂取量を仲介にして換算することが可能なため，エルゴメータで求めた W 数を平地の歩行速度の km/hr に変換することも重要です．

すなわち，エルゴメータによる酸素摂取量は下記の式で表されます．

$$\dot{V}_{O_2}(mL/kg/min) = 12.24 \times (エルゴメータの W)/体重 + 3.5$$

また，比較的低強度（6 km/hr 以下程度）の平地歩行時の酸素摂取量は下記の式で表されることから，両者の換算式を作ることができます．

$$\dot{V}_{O_2}(mL/kg/min) = (トレッドミルの分速) \times 0.1 + 3.5$$

その結果，下記の式が導かれます．

平地歩行のトレッドミルの時速＝（エルゴメータの W）× 7.34/体重

すなわち，エルゴメータの W 数を約 7 倍して，体重で除せばよいということになります．さらに，体重が 70 kg 前後であるとすれば，エルゴメータの W 数を単に 10 で除せば，おおむね平地歩行の時速（km/hr）に相当します．

MEMO ❸ 運動負荷試験は午前に実施？　午後に実施？

　冠攣縮性狭心症の運動負荷では，運動負荷誘発の ST 上昇は，午前中の検査で生じやすいことが有名で，筆者は早朝の軽労作で胸部症状を呈する患者さんの運動負荷試験を，朝の 7：00 前に行ったこともあります．しかし，スタッフが手薄の時間帯になるので，強い虚血が誘発されたときのことを考えると必ずしもよい方法とはいえません．十分な配慮を行って実施する必要があるでしょう．

　また，一過性心筋虚血の出現には日内変動があり，自然発作は午前中と夕方から夜間にかけて多いという報告があるので，冠攣縮の有無にかかわらず，午前中のほうが心筋虚血の検出には向いているかもしれません．ただ，午前と午後に差はあるとはいうものの，どちらかといえば「午前中に行うにこしたことはない」程度にとらえるべきかと考えます．

Q15　運動負荷試験を予約する際には患者さんにどのようなことを説明しますか　★★★★

A　負荷試験の概要とリスク，禁負荷試験前の食事や内服の説明が中心になりますが，ほかにも心すべき点も少なくありません．

解　説　まず，検査の概要として，「心電図と血圧を測定しながらベルトの上を歩く（歩かされる）こと」と「2〜3 分ごとにスピードが速くなったり，傾斜が急になって負荷量が大きくなる」ことは，お伝えすべき最低限の内容でしょう．

　また，検査当日の心構えとして，検査前の食事は普段通り（幾分控えめ）にしてもらいます．ただし，完全な絶食は血糖値を下げ運動能力を損なうとの理由から避けるほうがよいでしょう．検査直前のコーヒー，濃いお茶，喫煙は原則として避けるべきです．薬剤の中止は必須ではありません．抗狭心症薬は検査の安全面からあえて休薬して臨む必要はないと考えます．

　また，動きやすい服装で検査に臨んでもらうことが必要で，運動により汗ばむことが多いので，タオルなどを持参していただくこともお願い

第2章　患者さんに電極を装着するまで　　Q15

します.

　最も重要なことは，負荷検査である以上，心筋虚血が誘発される可能性があり，場合によっては心事故につながる可能性，すなわち一定の確率で心筋梗塞，あるいは突然死も招来しうることを説明することです．このときに口頭での同意だけでなく同意書を取得すべきです．日本循環器学会「慢性冠動脈疾患診断ガイドライン(2018)」にも文書同意の必要性が記述されています.

　余談ですが，筆者が米国のロングビーチ退役軍人病院に留学していたのは1990年代の初めでしたが，当時の米国では臨床研究への参加患者さんの同意書にはしかるべき説明のあったことを保証する"witness（証人)"の署名欄までありました.

　なお，同意の取得を含むこれらの作業は，検査を依頼するときに「依頼する医師にて実施すべき作業」であって，検査直前の検査室で行うべきものではありません.

　図8-1と図8-2に，筆者の施設がトレッドミル負荷試験を受けられる方に事前にお渡ししている注意事項説明書と検査の説明・同意書を掲げました.

32

★検査当日は、この用紙を必ずご持参ください★

トレッドミル検査を受けられる方へ

患者番号： 00000001

　　　　　　　　　　様

あなたの検査日は、　2021年10月7日（木）　外来予約外　から の予定です。

胸の表面に心電図、腕に血圧計を付けた状態でベルトコンベアーの上を歩きながら心電図と血圧を測定する検査です。

ベルトコンベアーはゆっくり動き出し、速度と傾斜が増していきます。目標心拍数に達した場合、胸の症状が出た場合、疲労感・息切れ・足の疲れなど運動を続けることができなくなった場合、心電図や血圧に変化が見られた場合に運動を終了します。

心臓に負荷をかけ、安静時にはわからない狭心症や不整脈などを調べる検査です。

1．検査前のご注意
- 食事等の制限はありません。（運動しますので、検査1時間前までには済ませてください）
- 運動しやすい服装で来てください。
- タオルをご持参ください

2．検査中のお願い
- 検査は20分～30分かかります。
- 体調の悪い時や、足腰のけがや痛みがある場合は検査できないことがありますのでお知らせください。

その他、ご不明な点がございましたら遠慮なくご相談ください。

宇治武田病院
TEL：0774-25-2500（代表）

図 8-1 筆者の施設で用いているトレッドミル負荷試験の注意事項説明書

第2章　患者さんに電極を装着するまで　　Q15

トレッドミル運動負荷心電図検査 説明・同意書

患者番号 ＿＿＿＿＿＿＿＿＿＿＿＿＿

患者氏名 ＿＿＿＿＿＿＿＿＿＿＿　　生年月日 ＿＿＿＿＿＿＿＿＿＿＿＿＿

1，検査の目的および必要性について
この検査は、安静にしているときではなく、日常労作あるいは運動時に心臓の機能
が維持されているか、狭心症発作を起こさないかどうかを判断するために行います。
この検査の目的は、狭心症の診断と、心臓がどこまで運動に耐えられるかの判定
または運動による不整脈の変化の判定です。カテーテル検査や薬物による治療効果の
判定にもなります。あなたの場合、これまでの所見から、本検査を実施したほうが
よいと考えられます。

2，方法
ベルト・コンベアーの様な通路の上を機械のペースにあわせて歩いていただきます。
2－3分おきに、徐々に登り坂になり、歩く速度も速くなっていきます。検査中は
循環器専門の医師が見守り、常に心電図を記録し、血圧も測定します。また、あなた
がどのくらいつらくなったかもお聞きします。ある一定の心拍数まで達したとき、
あなたがこれ以上歩けなくなったとき、狭心症発作などの症状が出現したとき、
心電図異常が出現したときなどで終了します。（小児では血圧を測定しないこともあります）

3，危険性・合併症・副作用
運動負荷心電図検査に危険性があることは否定できません。
具体的には、血圧低下/上昇・めまい・脈の乱れ・失神・胸部不快感などがあります。
診断のために心臓に負荷をかけることで、誘発された狭心痛が長引き、さらに
心筋梗塞や不整脈が生じる可能性もあります。その際には緊急入院（日本心電図学会
によるデータでは、緊急入院：43,000 試験に1回、死亡：264,000 試験に1回）を
含む緊急処置が必要になることがあります。この場合の治療費は原則として通常の
診療と同様に患者様のご負担となります。また、ご自身の足が追いつかなくなった
ときには注意しながら、緊急停止いたしますが、転倒、それによる骨折などの合併症
が生じる場合もあります。検査中は、循環器専門医が見守り、運動中の心電図や血圧
反応を監視し、救急器具・薬品が用意されており、不測の事態に対する緊急処置が
できる体制も整えています。

以上、私は、患者 テスト　テスト 様に上記医療について説明いたしました。

説明日： ＿＿＿＿＿＿＿＿＿ 健診 科 医師：上嶋　健治 ＿＿＿＿＿＿＿
　　　　　　　　　　　　病院側同席者：＿＿＿＿＿＿＿＿＿
　　　　　　　　　　　　　　　　　　□ 同席者 なし
私は、上記医療の説明を受け、内容を理解の上、本検査の実施に同意します。
（同意された場合でもいつでも撤回することができます。）

　　　年　　　月　　　日　　　　患者氏名＿＿＿＿＿＿＿＿＿＿（自署）
　　　　　　　　ご家族または代理人（続柄：　　　）＿＿＿＿＿＿＿＿＿＿

宇治武田病院

図 8-2 筆者の施設で用いているトレッドミル負荷試験の説明・同意書

34

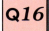

Q16 運動負荷試験前に検者は患者さんのことをどの程度まで把握しますか ★★★★

A 病歴，身体所見，安静時心電図や心エコー図検査および心臓カテーテル検査などの循環器検査所見や内服薬の種類などはもとより，患者さんの性格などから負荷試験への反応も予測すべきです．

解説　まず，患者取り違えを防ぐ意味で，検査にきた患者さんが負荷を依頼された患者さんに相違ないかを確認します．次に，診断名や病歴および検査所見などから運動負荷の禁忌がないかをチェックします．外来などで運動負荷試験を依頼した際には安定していた狭心発作が，検査時には不安定化していることもあります．主治医が禁忌を承知で運動への反応を評価する目的で検査依頼がくることもあります．このような場合には検者と主治医が十分に議論し，検査を中止したり，場合によっては主治医の立会いを求めたりすることもありえます．

　もちろん，安静時心電図や心エコー図検査および心臓カテーテル検査などの循環器検査所見には目を通しておくべきです．過去の運動負荷試験所見があれば，プロトコルや運動時間や運動終点および虚血や不整脈の有無を把握します．このほかにも，①胸痛がある場合にはその症状と最近の状況を把握［負荷に際しては，その前兆や痛みの性質（部位はどこか，圧迫感かチクチク感かなど）］，②現在および過去の運動歴や職業歴から大まかな運動耐容能，③運動器官の障害の有無と，あればその程度，④薬物治療の内容と投薬時刻（特に検査時刻と投薬時刻の関係），⑤心肺機能，⑥不整脈の有無とその程度および自覚症状があるときにはその性質（単なる動悸か胸痛か失神にまで至るのかなど），⑦患者さんの性格，などが大切な情報です．いわゆる「タイプ A」の患者さんでは，自覚的運動強度が増加せず，運動終点時には過負荷になる傾向があると報告されており［斎藤雅彦：心臓 34（Suppl 2）：35, 2002］，患者さんの性格は，運動終点を左右する１つの因子と考えます．また，検査に不安を抱き，訴えの多い人では息切れや下肢疲労および倦怠感などで早期に負荷を終了することが多いようです．神経質な人ではすぐに心拍数が上昇してしまいがちになります．

　また，どのような薬剤を内服中かを把握しておく必要があります．β遮断薬や一部の Ca 拮抗薬およびアミオダロンのように心拍数に影響を

第2章 患者さんに電極を装着するまで　　　　　　　　　Q17

及ぼす薬剤や，抗不整脈薬およびジギタリス製剤など心電図波形に影響を及ぼす薬剤には特に注意が必要です．
　いずれにせよ，患者さんに余計な不安や苦痛を与えず，安全に検査を行い，十分な情報を得て，結果を正しく解釈するためには病歴，身体所見，検査所見，内服薬，負荷試験への患者さんの心情なども把握しておく必要があります．

Q17 検査室での運動負荷試験前に患者さんには何をどこまで説明しますか

A 心電図と血圧を記録しながらベルトの上を歩く（歩かされる）こと，その負荷量は2～3分ごとに強くなること，検査を受けるきっかけになった胸痛などの症状が出れば検者に伝えること，辛くなればいつでも中止できることなどは説明すべき必須項目ですが，検者がトレッドミルの上を歩いて見本を示すことができればベストでしょう．

解 説　残念なことですが，予約時の説明にもかかわらず，患者さんはトレッドミルの検査内容はほとんど理解されずに検査室にお越しになったと考えるべきです（上嶋健治：ハートナーシング **10**：44, 1997）．検査室では検査の「目的と概要」を含めて改めて説明することになります．
　少なくとも，心電図と血圧の監視下に，負荷量が漸増するトレッドミル上を歩行していただくこと，しかるべき負荷量までの到達を目標とするので相応の努力が必要であることを理解していただきます．
　具体的には，以下の点を理解して検査に臨んでいただきます．①侵襲的な手法ではなく，手前に動いてくるベルトの上を心電図と血圧をモニタしながら歩くこと，②歩くときに姿勢や手すりをうまく持つこと（背筋を伸ばすこと，手すりにしがみつかないこと，腕を楽に伸ばすこと），③多段階漸増法で2～3分ごとにベルトのスピードや傾斜が増すこと，④目標心拍数を設定してそのレベルまでの負荷がかかること，⑤通常10～15分以内に終了すること，⑥ベルトの動き始め，ステージの変わり目，ベルトの停止時には検者が指示を出すこと，また，⑦症候限界性（symptom-limited）であるため症状の出現を的確に表現してもらうこと，なかでも，⑧検査を受けるきっかけになった胸痛などの症状が出れ

36

ば，あるいは前兆を感じたらすぐに検者に伝えること，⑨同時に徴候限界性（sign-limited）でもあるため無症状のままでも検査を終了することがあること，⑩辛くなればいつでも検査は中止できること，などです．

「検査の目的や方法の十分な説明」がなく，不安や恐怖感をもったまま検査に臨んだ患者さんは，トレッドミルが動き出すとともに過剰な心拍応答を示し，運動能力よりはるかに低い負荷量で目標心拍数に達してしまいます．これは運動能力の過少評価だけでなく，急激なカテコラミンの上昇による心事故にもつながりかねません．Bruce 法の創案者である Bruce 氏は講演の中で，検査前には検者がまず自分でトレッドミルの上を歩いて，見本を示すことが大切であると講演されていました．

Q18 運動負荷試験時の心電図の誘導法はどのようにしますか．また，心電図波形は 12 誘導心電図と同じでしょうか ★★★

A Mason-Likar 誘導法を用いますが（図 9），標準 12 誘導法に比べて，四肢誘導の波形に歪みが生じます（図 10, 11）．

解説 歴史的には胸部双極誘導法（CC5 や CM5 など）を 3～4 個の電極で記録していました．筆者も運動負荷試験に従事し始めた 1980 年には，これらの誘導が用いられていました．現在では，日本の 90% 以上の施設で 12 誘導法が選択されています（運動負荷心電図の標準化に関する小委員会 1994 年報告．Jpn J Electrocardiology **16**：185, 1996）．

しかし，四肢に電極を装着する標準 12 誘導法では，運動負荷試験時の記録は困難で，Mason-Likar 誘導法が用いられます（Mason RE：Am Heart J **71**：196, 1966）．この方法では，両上肢（LA, RA）の電極をおのおの左右の鎖骨窩に，両下肢電極（LL, RL）をおのおの左右の前腸骨棘と左右の肋骨弓下端部の間に装着します（図 9）．下肢電極の記録が不安定な場合には，肋骨弓の肋骨上に装着すると安定します．胸部電極は標準 12 誘導と同様に装着します．ただし，原著報告では不関電極である RL の装着部位についての言及はありません．筆者の施設では上述の部位に装着していますが，胸骨柄に装着する場合もあります．

この Mason-Likar 誘導法では標準 12 誘導法に比べて「肢誘導の波

第2章 患者さんに電極を装着するまで　Q18

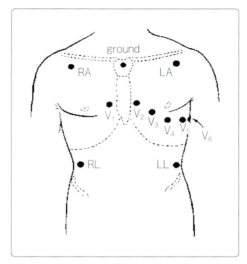

図9 運動負荷心電図施行時の電極の装着部位

形に歪み」が生じ（岡本　登：心電図 **7**：205, 1987；村上恵子：臨床病理 **39**：846, 1991），時にⅢ，aV$_F$ 誘導の Q 波が消失したり，aV$_L$ に深い Q 波が出現することがあります．この波形の歪みは，左右の鎖骨窩部の電極が内側に移動するほど高度になります（**図11**）．しかし，胸部誘導では電極の装着位置は通常の標準 12 誘導と同じであり，標準 12 誘導法と Mason-Likar 誘導法の記録に，大きな差はありません．

　運動負荷心電図検査の施行前に患者さんの以前記録した安静時心電図を読影し，負荷直前の安静時心電図と比較しておくことは重要なことですが，その際には標準 12 誘導心電図と Mason-Likar 誘導法による記録の差を考慮することが不可欠です．

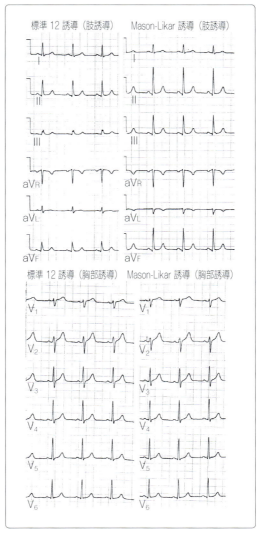

図10 標準12誘導とMason-Likar誘導の比較

胸部誘導ではほとんど変化はないが,肢誘導では,Ⅱ,Ⅲ,aV$_F$ のR波が増高し,Ⅰ,aV$_L$ のR波が減高している.

第2章 患者さんに電極を装着するまで　　　　　　　　Q18

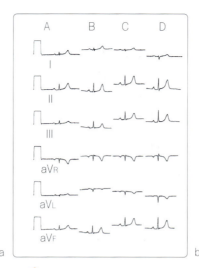
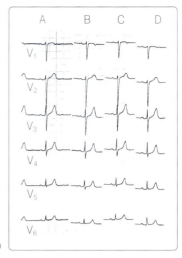

図11 標準12誘導（A）と Mason-Likar 誘導（B, C, D）の比較

BからC, Dと進むにつれて左右の鎖骨窩部の電極を内側に装着した．電極が内側にいくに従い，肢誘導では，II，III，aV_FのR波の増高とI，aV_LのR波が減高（Q波の深さ）の程度が強くなる．

MEMO ❹ 心電図の電極とそれに対応する色分け，およびその記憶法

　患者さんに電極をつけるときには，電極の色で装着部位を目安にするほうが間違いもなく，時間的にも短くて済みます．筆者は装着部位と色の記憶法として，心電図の記録者は基本的には患者さんの右側に立つので右手の上肢から時計回りに，右上肢：赤のコード（**あ**），左上肢：黄のコード（**き**），左下肢：緑のコード（**み**），右下肢：黒のコード（**くん**）として，筆者は「秋実君（**あきみくん**）」と覚えていました．

　胸部誘導も同様に，V_1：赤のコード（**あ**），V_2：黄のコード（**き**），V_3：緑のコード（**み**），V_4：茶のコード（**ちゃ**），V_5：黒のコード（**く**），V_6：紫のコード（**し**）として，「秋実（の）嫡子（**あきみ（の）ちゃくし**）」と覚えていました．

　実は，法月綸太郎の推理小説短編集「しらみつぶしの時計」に収載されている「四色問題」でも，医学生が胸部誘導の色の語呂合わせに「**あ**（赤）**き**（黄）**み**（緑）**ちゃん**（茶）の**ブラ**（黒：ブラック）は**紫**」とする場面が出てきます．

Q19 安定した心電図を記録するための電極装着の工夫は何ですか ★★★

A 電極は正確な位置につけることが第一です．また運動負荷中にも評価に耐える心電図を記録するためには，電極装着部位の皮膚の処理，筋電図の混入，交流ハム，呼吸による基線の動揺などノイズの混入に注意が必要です．電極の不完全な固定やケーブルの劣化や断線などにも気をつけます．

解説　電極の装着位置は胸部誘導に関しては，通常の標準12誘導と同じです．左右の上肢の電極は，肩の前面の前三角筋の側方に離してつけます．左下肢は臍の直下に，右下肢は脊柱の後方につけることを推奨する報告もありますが［Froelicher Vほか（村松準監訳）：運動負荷試験ハンドブック，メディカルサイエンスインターナショナル社，p60，1997］，あまり神経質になる必要はありません．下肢誘導に関しては，季肋部の肋骨上に電極を置くことにより記録が安定することは先に述べた通りです．

　また，電極装着前には，装着部位の皮膚をアルコール綿で汚れを十分に拭きとり，その後サンドペーパーやクリームタイプの研磨剤で皮膚の角質層を削りとります．サンドペーパーもテープ式の使い捨てタイプのものが使いやすいように思います（図12，13）．電極は運動負荷専用

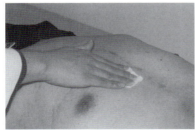
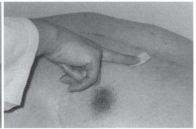

図12　電極装着前の処理
装着部位の皮膚の汚れをアルコール綿で十分に拭きとり（左），その後テープ式の使い捨てタイプのサンドペーパーで角質層を削りとる（右）（ワン・ステップスキンプレップ®）．

第2章 患者さんに電極を装着するまで　　　　　　　　　Q19

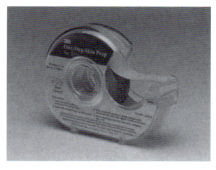

図13 ワン・ステップスキンプレップ®
電極装着前に簡便に角質化された皮膚を除去して皮膚抵抗を減少させる前処理用の，裏側に接着面があるサンドペーパー．

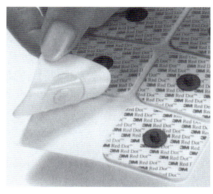

図14 電　極
運動負荷心電図には，伝導性が高く粘着力の強い負荷専用の電極を使うことが望ましい．図の電極は，電極以外の粘着面にも伝導性の高いゲルを用いて，電極全面が伝導性の高い接着面になっている．

の電極を用います（**図14**）．テープやベルトで電極とケーブルを身体に密着するように固定します．安静時からノイズの多い記録しかできないときは，電極を取り替えます．女性の場合には，乳房の揺れる部分を避けて電極をつけたり，ブラジャーをつけたほうが安定した記録ができる場合があります．筆者が米国で従事した施設では，女性の患者さんは最後に伸縮性に富んだ生地の使い捨てベストを着用して，負荷試験に臨んでいました．

　ノイズが混入する原因は電極の不適切な装着以外にいくつかあります（**図15**）．まず，筋電図は両上肢で手すりやバーにしがみつくことで生じます．特に負荷開始直後の比較的負荷量が低く，ベルトのスピードが遅いときに調子を合わせにくい印象があります．患者さんが歩き方のコツをつかむにつれて筋電図の混入も少なくなります．また，女性ではスカートが歩行を障害することがあります．タイトスカートの場合はズボ

42

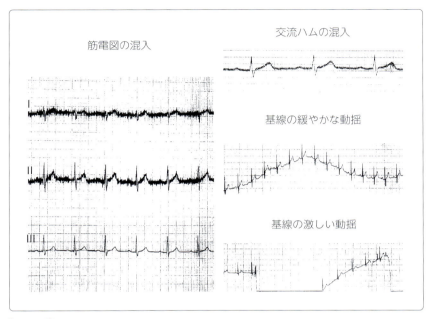

図15 筋電図の混入（左）：力の入っている四肢の部位の違いにより，筋電図が混入する誘導が異なる．交流ハムの混入（右上），基線の緩やかな動揺（右中），基線の激しい動揺（右下）

ンにはき替えてもらいます．交流ハムはアースが十分にとれていないことによって生じます．アース部分を確認したり，同じ部屋で交流障害が発生する他の機器が作動していないかも確認します．呼吸による基線の動揺は，トレッドミルの心電図解析装置にゆらぎを抑える回路が入っており，通常は自動的に修正されます．しかし，ゆらぎがひどいときはテープでケーブルを固定します．またケーブルの劣化や断線も安定した記録の障害になります．使用頻度にもよりますが，ケーブルにも寿命があるので，定期的なチェックが必要です．

なお，欧米ではアキレス腱を痛めないようにとの配慮から運動靴着用のままトレッドミルに乗ることが多いのですが，生活習慣の差からか日本人は靴を脱いで乗ることが多いようです．その際に，靴下が汚れることと靴下とベルトの間に生じる静電気がノイズの発生源になるとの考え

第2章　患者さんに電極を装着するまで　　　　　　　　　　　　　Q20

から素足を好む検者もいるようです．厳密に比較をしたわけではありませんが，筆者の印象では，靴履き，靴下履き，素足のいずれもノイズの発生に大差はないと感じています．

> **MEMO ⑤　負荷前に心電図と血圧を記録する体位**
>
> 　過去に記録された通常の安静時心電図や発作時心電図との比較・確認のため，負荷前に「臥位」の心電図を記録することは必要です．また，立位（または坐位）の安静時心電図の記録は負荷中の心電図変化を比較するコントロールになると同時に，立位のみでST下降を生じる偽陽性例のスクリーニングにもなります．
> 　さらに，臥位と立位で心電図を記録するときに併せて血圧も測定します．これにより，起立性低血圧が確認されることがあります．

Q20　検査中の血圧の測り方とタイミングはどうしますか　★★★

A　血圧測定は安静臥位と立位で，負荷中は各ステージの終了直前（次のステージに上がる直前）に行うべきです．基本的には収縮期血圧が重要です．

解説　検査前にも臥位と立位で血圧を測定します．これは，MEMO⑤でも触れたように，起立性低血圧の有無を確認するためです．
　マンパワーの観点からも自動血圧計で測定することが多いと思いますが，その場合には，運動負荷試験用の自動血圧計を用います（**図16**）．運動中はノイズが多いので，コロトコフ音を聴取できる機種であれば，聴取しながら血圧値を評価することも測定精度を高めるうえで重要です．
　用手法では，通常通りマンシェットを上腕に巻き，膜型聴診器を用いて血圧を測定します．動脈音が消失した点よりも 20〜30 mmHg 上がるまでカフを急速に膨らませます．正規の血圧測定法には反しますが，運動中は聴診器をマンシェットと腕の間にはさむようにし，手で固定しながら少しカフを膨らませて，位置がずれないようにしてからカフを一気

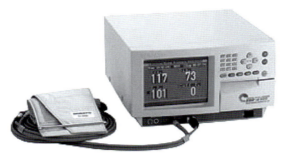

| 図16 | 運動負荷試験用の自動血圧計

運動時血圧測定時のコロトコフ音を DSP(デジタル・シグナル・プロセッサ)処理し,3ヵ所のマルチセンサ採用で体動にも最適に対応する.また,加圧時に計測する方法でカフ圧迫時間を短縮し,サンプル間隔を短くするなど,通常の自動血圧計にはない工夫をしている.

に膨らませると聴診器の固定がよいようです.その後,水銀柱を注視しながら1秒間に3〜4 mmHgの速度でカフの空気を抜き,コロトコフの1相で収縮期血圧を,コロトコフの5相で(ただし,用手法では,運動中の拡張期血圧が0 mmHgまで聴取されることがあるので,0 mmHgまで聴取するときは4相で)拡張期血圧を測定します.血圧上昇や低下の基準には収縮期血圧が重要です.急に聴診しにくくなったときは血圧が低下している可能性があります.どうしても聴診しにくいときは触診法で測定すべきです.聴診しにくいからといって,何度も聴診法で測定を繰り返し,正しい血圧がわからない状況で負荷を続けることは避けねばなりません.血圧は迅速に測定すべきです.

　負荷中は各ステージの終了直前(次のステージに上がる直前)に測定します.同じ負荷ステージであれば早い段階から測定を始めてもそのステージの定常状態に達していませんし,遅くから測定を始めると測定し終わったころには次のステージに移っている可能性があります.通常,各ステージの終了直前1分前くらいからカフを膨らませ始めて測定に取りかかり,1分以内に測定を終了します.血圧測定は運動終了時と回復期にも必要で,回復期には運動終了後6分までは1分ごとに測定しています.

第3章

電極をつけてからトレッドミルが動き始めるまで

Q21〜Q35

　この章では主に運動負荷試験中に生じる可能性のある心電図変化についてのQ&Aを取り上げます.

第 3 章　電極をつけてからトレッドミルが動き始めるまで

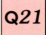 **運動負荷試験時には心電図のどこに注意して観察しますか**　★★★

A　負荷試験時の心電図情報として，①心拍数，②調律，③心電図波形（P，Q，R，ST，T，U の各成分）の変化はもとより，④記録心電図波形の質などにも注意して観察します．

解 説　運動負荷試験時の心電図情報は多く，注意すべきところはたくさんあります．

　①心拍数：心拍数は目標心拍数に到達するかどうかを評価するうえで，常に注意しなければなりません．

　②調律：不整脈の出現は，致死的不整脈はもとより徐脈性および頻脈性不整脈から期外収縮の頻度や脚ブロックの出現などにも注意が肝要です．

　③心電図波形の変化（**図 17**）：P, Q, R, ST, T, U の各成分の変化を注意深く観察しなければなりません．最も大切な変化は ST 部分の変化ですが，各波の変化にもおのおの意味があります．まれな出現頻度であっても陰性 U 波を見落としてはいけません．これは負荷中にはみえづらく，むしろ回復期になって明瞭に観察されることが多いようです．また，脚ブロックパターンになってしまうと ST 変化が負荷前と比較できなくなるので注意が必要です．

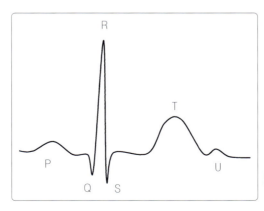

図 17　心電図の基本波形と各波の名称

④記録心電図波形の質：おろそかにされがちですが，記録された心電図波形の質の評価も大切です．筋電図やハムおよびその他のノイズが混入した心電図では，波形の変化を評価することが困難です．電極を装着する際の皮膚の処理，電極の質，ケーブルの劣化・断線，患者さんの力みや歩行状態など，質の高い心電図を記録するために注意しなければならないポイントは少なくありません．

Q22 運動負荷試験中にみられるP波の変化と異常所見は何ですか

A 運動負荷試験後のMacruz' indexやMorris' indexが心機能評価に有用といわれています．

解説 　従来，運動負荷中や直後のP波の変化は，電位が低いことと筋電図やノイズの影響で十分には認識しがたく，解析の対象になりませんでした．しかし，心電図波形のコンピュータ処理が行われ，一定の評価が可能になったため，種々の検討が行われるようになりました．その結果，心筋虚血よりもむしろ心機能の評価に用いられることがあります．
　洞結節は右房にあるため，P波は先行する右房の興奮と，引き続いて生じる左房の興奮とが融合して形成されます．したがって，正常のP波に比べて左房負荷時にはP波が全体に幅広く延長するようになります（**図18**）．そのため，下記の式で表現される同指標は大きくなります（**図19**）．

Macruz' index＝P波の幅（時間）/P波終末からQ波始点までの時間

　右房負荷と両房負荷のときのMacruz' indexの動きも**図19**に示しています．実際，運動負荷試験後のⅡ誘導のMacruz' indexが心機能の推定に有用とする報告もあります［簑　義仁：心臓**28**（Suppl 5）：20, 1996］．
　一方，V_1では本来P波の左房成分は陰性ですが，運動負荷後の左房負荷時には後半の陰性成分がより深くなり，V_1誘導のP波の幅×P波の深さで表現されるP terminal force（Morris' index）も大きくなります（**図20**）．したがって，運動負荷後に左房負荷所見が出現すると

第3章 電極をつけてからトレッドミルが動き始めるまで　Q22

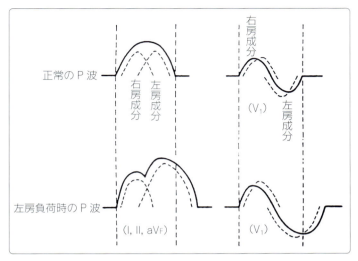

図18 左房負荷時のP波の変化
P波は先行する右房の興奮と，引き続いて生じる左房の興奮とが融合して形成される．したがって，正常のP波（上段）に比べて左房負荷時（下段）にはP波全体が延長する．また，V_1では，本来陰性成分がより顕著に深くなる．

きには低心機能を疑わせることから，心機能評価に役立つとの報告（日浅芳一：呼吸と循環 **29**：1135，1981）もあります．実際，**図21**に示すように運動負荷後にP波の左房成分が深く，広くなり，低心機能を示唆する症例もあります．

　しかし，これらの指標は必ずしもルーチンで実用に供されているわけではありません．個人的には心房機能や心室の拡張能を評価する方法は多くなく，特に運動時の評価方法はほとんどないので，P波の変化はもっと活用されてもよい指標と思っています．

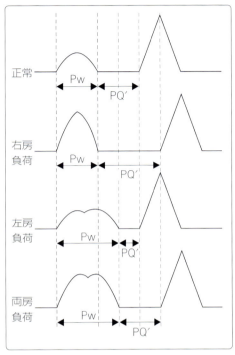

図19 右房・左房・両房負荷時の Macruz' index の変化

正常では Macruz' index [P波の幅 Pw (時間)/P波の終末から Q波の始点までの時間 PQ'] は，1.0 以上で 1.6 以下である．しかし右房負荷時には P 幅は延長しないが，右房の拡大に応じて刺激伝導路が延長し，PQ 時間は延長する．したがって右房負荷時には，Macruz' index は 1.0 未満に低下する．左房負荷時には，左房の拡大が生じても刺激伝導路は影響を受けないが，図のように P 幅は延長する．したがって左房負荷時に Macruz' index は，1.6 以上に増加する．ただし，両房負荷の場合には右房負荷による PQ 時間の延長と左房負荷による P 幅の延長とが相殺され，偽正常化する．

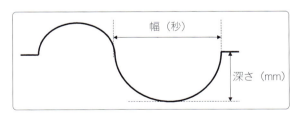

図20 P 波と Morris' index（P terminal force）

V_1 の P 波の陰性部分の幅と深さの積を P terminal force や Morris' index と表現する．

第3章 電極をつけてからトレッドミルが動き始めるまで　　　Q23

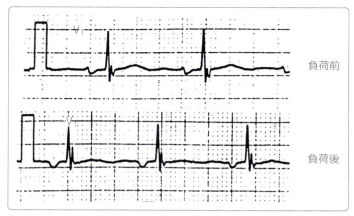

図21 64歳の女性で拡張型心筋症例のP波の変化
運動負荷試験後にV₁誘導のP波の陰性成分が幅広くかつ深くなっている．低心機能を示唆する所見と考える．

Q23 運動負荷試験中にみられるQRS波形の変化と異常所見は何ですか

A V₅に相当する誘導でのいわゆる「中隔性Q波」の変化や「R波の増高」所見が主体ですが，診断基準に至るほどの意義はないと考えるべきでしょう．

解説　V₅に相当する誘導でのいわゆる中隔性Q波は，健常者では運動により深くなるのに対し，虚血性心疾患患者では不変か浅くなるといわれています（Greenspan M：Am J Med **67**：454, 1979；Marales-Ballejo H：Am J Cardiol **48**：247, 1981）．特に中隔性Q波が広範囲の誘導で深くならないときには左前下行枝病変が多いとの報告（岡島智志：最新医学 **38**：185, 1983）があります．
　一方，健常者ではR波の高さは，運動中心拍数が120～130/minまではやや増高し，さらに心拍数が増えるにつれ減高して運動終了後1分で最も減少するといわれています（Wolthuis RA：Circulation **60**：1028, 1979）．さらに，Ellestadのグループは虚血性心疾患の患者さんで

表9 Master 二階段負荷試験の診断基準

1. ST 0.5 mm 以上の降下
2. ST の junctional depression で QX/QT≧50％，QT ratio≧1.07
3. ST 降下の型に関係なく 2 mm 以上の ST 降下
4. ST 上昇，一過性 Q 波の出現，一過性左脚ブロック，U 波逆転，重い不整脈（一過性の心室頻拍，完全および不完全房室ブロック，心房性頻拍，心房細動，多源性または 3～4 個の連続性心室期外収縮などの出現）
5. T 波逆転（少なくとも 1.5 mm の陽性 T 波が同じ 1.5 mm 以上の陰性 T 波になるか，陰性 T 波が少なくとも 1.5 mm 以上の陽性 T 波になるとき）

は CM5 誘導の R 波が増高し，ST 低下基準よりも精度として優れていることを報告しました（Bonoris PE：Circulation **57**：904, 1978）．Q 波が浅くなることと R 波が増高することと同じ方向の変化と考えると，これらの現象は興味深いものです．

しかし，これらの指標が診断精度を高めないとする反論も多くあります（Battler A：Circulation **60**：1004, 1979；Wagner S：Am J Cardiol **44**：1241, 1979）．AHA と ACC のガイドラインでも診断基準としての採用には懐疑的（ACC/AHA Guidelines for Exercise Testing. J Am Coll Cardiol **30**：260, 1997）な見解を示しています．

そこで折衷的に，左脚ブロックやジギタリス内服例など，ST 変化による診断基準が適応できないときに「参考所見」としてはどうかとの考えもありますが，筆者は QRS 波形の変化基準を虚血の積極的な診断基準とは考えていません．

なお，Master の診断基準には虚血所見のひとつに「一過性 Q 波の出現」という基準があります（**表9**）．この違いは，Master 試験にはスクリーニング的意味合いが多く，一過性であれ本来異常と考えられる Q 波が出現すれば，病的という認識に基づくものと思われます．

53

第3章 電極をつけてからトレッドミルが動き始めるまで   Q24

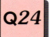 **Q24 運動負荷試験中にみられる ST 部分の変化と異常所見は何ですか．また，J 点とは何ですか**

A 虚血性心疾患にみられる ST 部分の変化は低下と上昇です．QRS 波形の終末から T 波に移行する接合部分を J 点といいます．

解 説　運動負荷試験で誘発される虚血性心疾患での ST 部分の変化は，低下と上昇です．ST 上昇には後述する臨床的意義はありますが，通常はST 低下に留意します．ただし，単に低下の程度を評価するだけでなく，低下した ST のパターンが重要です．また，偽陽性の変化も多く，評価には注意しなければなりません．それには ST の計測部位が問題です．

　J 点とは QRS 波形の終末で T 波との接合部分をいいます（**図 22-a**）．J 点から 80 msec（負荷中は 60 msec）後方で ST 部分を計測し，0.15 mV の下降を心筋虚血の基準とするような診断基準もあります．このような計測方法では ST の下降パターンに関係なく評価が可能なので，好んで用いる施設もあります．

　筆者は J 点で計測し，0.1 mV 以上の低下を基準として用いるとともに，低下した ST 部分のパターンが水平型（horizontal）や下降型（down-sloping または sagging）のときに初めて，「虚血陽性」と判定しています（**図 22-b**）．その評価方法が最も簡便で最も高い精度を保証すると考えているからです［Froelicher V ほか（村松準監訳）：運動負荷試験ハンドブック，メディカルサイエンスインターナショナル社，p118, 1997］．**図 23** に基本的な ST 低下の実例を示します．**図 23-a** は上昇型（up-sloping）の虚血陰性パターン，**図 23-b** と**図 23-c** はおのおの，水平型や下降型の虚血陽性パターンを示します．**図 23-d** は下降型の虚血陽性パターンですが，回復が早く ST 低下が肢誘導に限局している虚血陰性の偽陽性パターンです．偽陽性については Q29 で詳しく述べます．

　なお，早期再分極（p58, MEMO⑥参照）などで ST が基線より 0.1 mV 以上上昇している例では，そこから 0.1 mV 以上低下して基線に戻っても陽性所見ではありません．このような場合には，基線からさらに 0.1 mV 以上低下して初めて陽性とします．

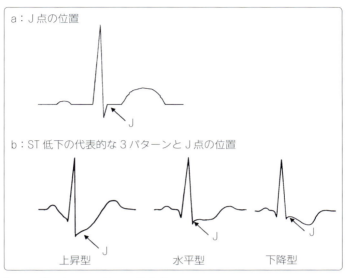

図22 J点とST低下の代表的な3パターン

a：J点とはQRS波形の終末でT波との接合部分のことで，模式的には矢印部分に相当する．実際にはわずかな変曲点としてとらえられることもある．

b：上昇型（up-sloping），水平型（horizontal），下降型（down-sloping）のST下降時のJ点を示す．

第3章 電極をつけてからトレッドミルが動き始めるまで　Q24

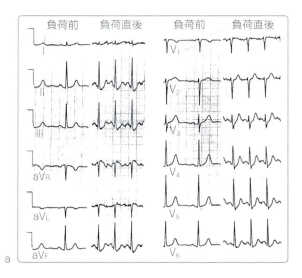

図23 ST低下の代表的な3パターンの実例

a：上昇型（up-sloping）で，虚血は陰性と判定する（負荷1分後の記録は割愛）．
b：水平型（horizontal）
（次頁へつづく）

56

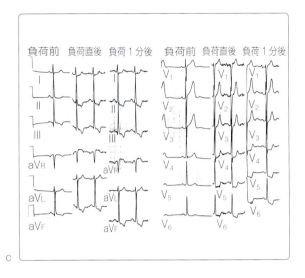

図 23 ST 低下の代表的な 3 パターンの実例（つづき）

c：下降型（down-sloping）の ST 低下を示す．負荷 1 分後にも負荷直後とほとんど所見は変わらず，陽性と判定する．

d：下降型の ST 低下を示すが，負荷 1 分後には，基線はほとんど元に復している．偽陽性所見と考えられる．

第3章　電極をつけてからトレッドミルが動き始めるまで　　Q24

> MEMO
> ❻ **早期再分極と J 波**
>
> 　QRS 終末部から ST 部分への移行部である J 点が基線に戻らずに，上向きに凹の ST 上昇を伴うことがあり，この心電図パターンを「早期再分極」といいます．このとき，J 点に低周波の小さな波が現れることがあり，これを J 波と呼びます．形状として S 波の後の J 点で上に尖った形成の notch（ノッチ）状と，R 波の下降脚に肩を張り出すように見える slur（スラー）状とに分けられます（**図 24**）．
>
> 　この所見は，Brugada 症候群の V_1・V_2 誘導の再分極パターンに類似しており，実際 J 波を認める例で心室細動を起こす症例が報告されたこと，しかも，J 波は健常例の 3〜5％ に認められることから，特発性心室細動に関わる病態と考えられ，急速に注目されるようになりました．下壁誘導（Ⅱ・Ⅲ・aV_F），または左側誘導（Ⅰ・aV_L または V_4-V_6）の連続した 2 誘導以上に，0.1 mV 以上の電位がある場合を有意な J 波の所見としています．
>
> 　筆者はすべての早期再分極が悪性所見とは考えませんが，一部には注意すべき症例も含まれている可能性があると思っています．ただ，運動負荷試験での変化についての知見はほとんどないように思います．Brugada 症候群については Q68 も参照してください．

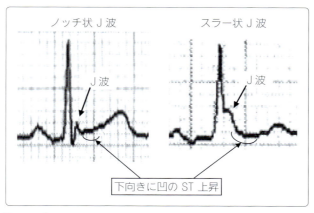

図 24 J 波の実例

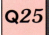

Q25 心筋虚血が起こるとST部分が低下するのはなぜですか

A 心筋虚血により傷害電流が発生し，心電図の基線部分は上方にシフトします．しかし，脱分極終了後QRSより後ろは，不応期に入り傷害電流の発生を認めず，「見かけ上」ST部分が低下してみえます．

解　説　冠動脈は心外膜側から心筋を灌流するため，心内膜側がより虚血にさらされやすくなります．したがって，虚血性心疾患の患者さんの運動負荷試験により生じる心筋虚血は，通常心内膜側の虚血です．

　心内膜虚血の発生により傷害電流が発生します．この傷害電流は心内膜の虚血側から心外膜に向かって流れます．また，この電流は心電図の電極の方向に向かうため，心電図の基線部分は上方にシフトします．しかし，脱分極終了直後，QRSより後ろは不応期に入り傷害電流の発生を認めません．したがって，上方にシフトした基線は下方（元の基線のレベル）に戻ります．すなわち，心筋虚血によるST低下は，本来はSTの低下ではなく，基線部の上昇なのです．しかし，基線を基準にみることに慣れてしまっているため，「見かけ上ST部分が低下」してみえるのです（図25）．いずれにせよ，ST低下は心内膜虚血により生じる傷害電流の発生に基づく変化という理解が重要です．

第3章 電極をつけてからトレッドミルが動き始めるまで　　Q26

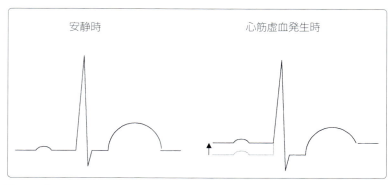

図25 心筋虚血時のST低下の機序

心筋虚血により傷害電流が発生し，心内膜の虚血側から心外膜の健常側に電流が流れる．この電流は電極に向かうため，心電図の基線部分は上方にシフトする．しかし，脱分極終了直後（QRSより後ろ）は不応期に入っており，傷害電流の発生を認めず基線は元の電位を保つ．このため見かけ上ST部分が低下してみえる．

Q26 STが低下した誘導から冠動脈の責任血管を推測できますか

A 通常はSTが低下した誘導から責任血管の同定はできません．それは，心内膜下の虚血が広範に及ぶことと，STの低下度がR波高にも依存するためです．

解　説　STが低下した誘導から冠動脈の責任血管を推測することはできません．左前下行枝を責任冠動脈とする前壁虚血であってもV_2, V_3誘導でSTの低下が認められるわけではありません．

通常虚血陽性例では，冠動脈の責任血管を問わず心内膜下の虚血が広範に及び，Ⅱ，Ⅲ，aV_F，V_5，V_6誘導でSTの低下が認められます．<u>STの低下度が心筋虚血の程度とともに，R波高にも依存</u>するため，右側前胸部誘導（V_1, V_2, V_3）のSTは低下しにくく，R波高の高い左胸部誘導（V_5, V_6）のSTは低下しやすい傾向にあります．反論もありますが，ST低下の程度をR波高で補正すると診断精度が高まるとする報告もあります（Hollenberg M：Am J Cardiol **56**：13, 1985）．

60

しかし，後述（Q29参照）のようにSTの低下度を規定する因子は虚血だけではないので，その他の状況にも注意せねばなりません．

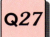 **STが有意に低下すればどの誘導であっても虚血と評価できますか**

A ST低下も誘導によって虚血検出率が異なります．肢誘導のほうが胸部誘導よりも偽陽性率が高いといわれています．

解　説　肢誘導のほうが胸部誘導よりも偽陽性率が高く，特にⅡ誘導の偽陽性率が高いため，V_5誘導単独で評価するほうが，Ⅱ誘導とV_5誘導の2つの誘導で評価するよりも精度が高いといわれています．安静時の心電図が正常である場合には，下壁のⅡ，Ⅲ，aV$_F$誘導に限局した運動負荷誘発性のST低下は，診断的有意性がほとんどないとさえいわれています（Miranda C：Am J Cardiol **69**：303, 1992）．これは，下壁誘導に限局した運動負荷誘発性のST低下の原因のほとんどが，後述する心房再分極波（Ta波）によるためと考えられています（**図26**）．

なお，虚血陽性例のaV$_R$誘導でST上昇を認めることがあります．心内膜側からみた心筋虚血所見と考えられており，有用な所見と思われます．しかし，aV$_R$誘導でのST上昇基準を虚血判定に加味しても，診断精度は改善されませんでした（上嶋健治：循環器科 **52**：84, 2002）．これはaV$_R$誘導でSTが上昇する例では，ほかの誘導にも有意なST変化を認めるため，付加価値がなかったものと考えています．

第3章 電極をつけてからトレッドミルが動き始めるまで　Q28

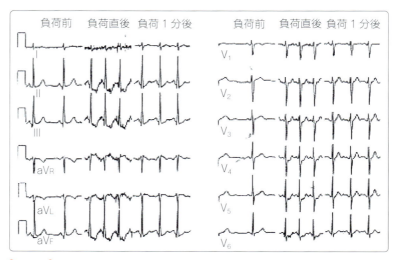

| 図26 | Ta波の影響によるST低下の実例（図23dとして既出）

左より負荷前，負荷直後，負荷1分後の記録である．負荷直後には下降型（down-sloping）のST低下を示す．しかし，よくみると，特にⅡ，Ⅲ，aV_F，V_6誘導では，PQ部分から下降型に低下したST部分までが直線を形成し，P波から続く陰性のTa波の輪郭が浮かび上がる（Q29参照）．また，負荷1分後には，基線はほとんど負荷前に復しており，このことからも偽陽性所見と考えられる．

Q28 STの低下度が大きい場合や多くの誘導で低下した場合は，重症虚血と判断してもよいですか　★★★

A　STが虚血型（水平型や下降型）に0.2 mV以上低下した場合や，広範囲の誘導に認めた場合には重症冠動脈疾患の存在を考えます．

解説　偽陽性も含めて，STの低下度に影響を及ぼす因子は数多くあるものの，やはり，ST低下の程度は虚血の重症度をおおむね反映すると考えてよさそうです．特にSTが虚血型（水平型や下降型）に0.2 mV以上低下した場合には，重症冠動脈疾患の存在を疑うべきです．また，虚血型のST低下を広範囲の誘導に認めた場合にも同様に考えたほうがよさ

そうです（A report of the ACC/AHA Task Force on Assessment of Cardiovascular Procedures. J Am Coll Cardiol **8**：725, 1986）．

ただし，虚血陽性のST低下を認めた状況では，重症虚血の存在を証明しようと負荷を継続することは避けるべきです．負荷試験は心筋虚血を誘発し，リスクを伴う検査です．虚血の症候や徴候が検出できれば，それ以上の負荷の継続はリスクを増やすだけにすぎません．STの低下度や誘導の範囲以外にも，最終到達ステージや運動終点の心拍数など，重症度を評価しうる指標はほかにもあるのですから，決して無理をしてはいけません．

私見ですが，「治療行為による医療事故」と「検査行為による医療事故」では後者のほうをより厳しく受け止めるべきと考えています．

Q29 偽陽性のST変化の原因と特徴は何ですか

A 虚血以外にも様々な要素でSTが低下します．運動中に非虚血性のST低下を生じる代表的な原因は，①Ta波，②左室肥大，③女性，④薬物，⑤僧帽弁疾患，⑥食事摂取の影響です．回復期の変化ではlate recoveryにも注意します．また，偽陽性のST変化は負荷終了後の回復が早く，ST低下の程度に比べて変化が遷延しないという特徴があります．

解説　心房の興奮波であるP波にも，心室の興奮波であるQRS波に対応する再分極波が存在し，これをTa波と呼びます．Ta波は，通常はQRS波の中に埋没していますが，運動負荷などにより頻拍になるとPR時間やQRS幅が短縮し，Ta波はST部分に現れます．Ta波は通常陰性のため，ST部分はこの影響を受けて低下します．Ta波による運動時のST低下は健常者でもみられ，いわゆる上昇型（J型ともいう）のST低下の機序といわれています．しかし，この機序によるST低下が，必ずしもJ型の形態をとらないこともあります．すなわち，見かけ上は下降型のST低下を呈し，一見重症虚血を示唆します．このときよく観察すると，PR部分から下降型に低下したST部分までが直線を形成し，P波から続く陰性のTa波の輪郭が浮かび上がります．このようなST

第3章 電極をつけてからトレッドミルが動き始めるまで　Q29

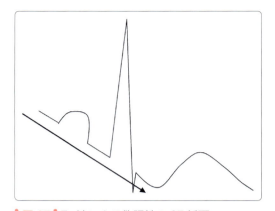

図27 Ta波による偽陽性のST低下
PQ部分から下降型に低下したST部分までが直線を形成している.

低下は虚血に基づかない偽陽性の変化です（**図27**）．Ta波の影響によると思われる偽陽性の実例を**図26**に掲げます．

さらに，Q26でもふれたように，R波高が高い誘導ほどSTの低下度が大きくなるので，通常ST部分はⅡ，Ⅲ，aV_F，V_5，V_6誘導で大きく低下します．したがって高電位差においては，通常よりもSTが大きく低下して偽陽性の原因になります．特に，左室肥大のストレインパターンではもともとST低下を伴うことから，この変化は大きくなります．Likoffらがいわゆる「冠syndrome X」の診断基準に高血圧などを除外した理由も，このような偽陽性を除外するためと考えています．

また，女性にST変化の偽陽性が多いことはよく知られており，一般にはエストロゲンの影響と考えられています．閉経後にホルモン補充療法を受けた患者さんの検討では，運動負荷心筋シンチグラムでは虚血陰性にもかかわらず心電図では虚血陽性所見を示す例が多いとの報告があります（Henzolva MJ：J Nucl Cardiol **9**：385, 2002）．しかし，エストロゲンの投与を受けた男性にはこのような偽陽性の変化は認められていません［Froelicher Vほか（村松準監訳）：運動負荷試験ハンドブック，メディカルサイエンスインターナショナル社，p120, 1997］．個人的な印象では中年女性に偽陽性の変化が多く，このような偽陽性の変化を「中年オバチャン症候群」という口の悪い先生もおられます．いろいろ

な意味で，女性には心筋虚血の評価方法を別途定めたほうがよいとの考えもあります（Robert AR：Circulation **83**：1202, 1991）.

薬剤ではジギタリスの影響が最も有名です（ジギタリスの化学構造がエストロゲンに類似しているとの報告もあります）. ジギタリス内服中には ST 低下が 0.2 mV 以上になって初めて陽性とすべきであるとの意見もありますが，その基準でも偽陽性が多い印象をもっています. また，僧帽弁疾患も偽陽性を呈します. 僧帽弁狭窄症患者さんの中にはジギタリスを内服している方もいますが，ジギタリスの非内服例でも心房細動が合併すると偽陽性が多くなります（Ueshima K：Jpn Heart J **45**：251, 2004）. 僧帽弁逸脱症も偽陽性を呈する基礎疾患のひとつですので，僧帽弁疾患では偽陽性に注意する必要があります.

一方，食事やブドウ糖摂取によって，偽陽性反応が生じる可能性があります. すべての心電図学的研究は少なくとも 4 時間の絶食後に行わなければならないとする一因でもありますが，過剰な絶飲食は血糖値を下げて運動能力を損なうとの理由から，嫌う検者も少なくありません.

なお，late recovery の変化については主たる変化が回復期にみられるので，回復期に関する Q51 で詳述します.

また一般的にいえば，偽陽性の場合の ST 低下は回復が早く，1〜2 分でほぼ元の心電図波形に復し，ST 低下の重症度に比べて変化が遷延しないという特徴があります. これは回復期まで心電図変化を経過観察する必要性のひとつでもあります. そこで，運動時から回復期の ST 部分と心拍数の関係を経時的にプロットして評価する「ST-HR loop」という試みがあります. 診断精度を向上させる手法ですが，これも主たる変化が回復期にも及ぶため，回復期に関する Q56 で詳述します.

MEMO
❼ ストレインパターン

ストレインとはもともと「緊張」や「捻挫」などの意味があるのですが，心電図の ST 部分の低下から非対称性の陰性 T につながるパターンをうまく表現する適当な訳語がないようです.

したがって，語感から実態を推測しにくいのですが，強いていえば過緊張の状態が続き，致命的ではないまでも心筋にしかるべき障害を生じた状態というニュアンスでしょうか.

第3章 電極をつけてからトレッドミルが動き始めるまで　　Q30

/ MEMO
❽ **ジギタリス内服例の運動負荷試験**

　一昔前には心房細動の患者さんの多くはジギタリスを内服しており，汎用されていたジゴキシンは，中止後2週間以上経過しても運動誘発性ST低下を示すとされているので，内服既往例も含めて負荷心電図の判定・解釈には十分な注意が必要でした．また，ジギタリスの内服による運動時のST低下も，運動開始早期にはST低下を認めず，心拍数が110〜130/分の間で最もよく観察され，これ以上に心拍数が多くなると明瞭ではなくなるとされています．一方，ジギタリス内服例であっても，4分以上持続する回復期の運動誘発性ST低下や回復期の下降型ST低下の進展は，心筋虚血の指標になるといわれています．

　調律を問わず，ジギタリス内服例は偽陽性を呈する可能性が高いのですが，近年，ジギタリス製剤の処方が激減しており，これらの知識も過去のものとなりつつあるのは，いささか残念です．

Q30 脚ブロックのときに ST 低下をどう評価しますか

A 　右脚ブロックの左側胸部誘導では ST を通常通りに評価することができます．しかし，左脚ブロックでは ST 低下に診断的意義を見出すことはできません．

解説　右脚ブロックのときは，V_4〜V_6誘導に関して，通常通りに ST 部分を評価して問題ありません（Tanaka T：Am J Cardiol **41**：670, 1978）．逆にいえば，V_1〜V_3誘導や肢誘導では ST 部分を評価すべきではありません．**図28**と**図29**に右脚ブロック例での陰性例と陽性例を示します．

　左脚ブロックのときには，運動負荷により ST が 10 mm 以上低下することもまれではなく，すべての誘導において ST 部分に関する判定基準が使えません．左脚ブロック例では ST 低下に診断的意義を見出すことはできません（Whinnery JE：Am Heart J **94**：316, 1977）．

　また，左脚ブロック例では新たに生じた心筋梗塞ですら的確には診断できません．間欠性左脚ブロック症例に発症した前壁中隔心筋梗塞の発

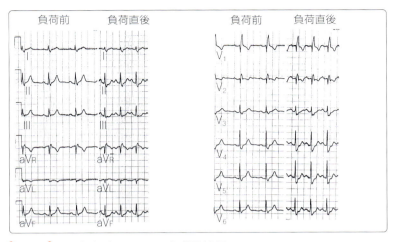

| 図 28 | 完全右脚ブロックでの負荷陰性例

73歳男性．左前下行枝にPOBA施行後の経過観察時の負荷試験で，POBA施行部には再狭窄は認められていない．V_2 ではSTの低下を認めるが，V_4〜V_6 では有意なST変化はない．

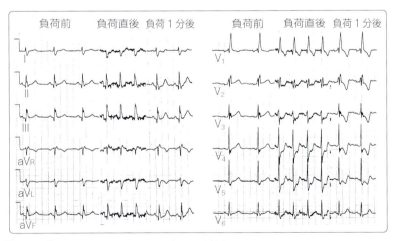

| 図 29 | 完全右脚ブロックでの負荷陽性例

67歳男性．冠動脈バイパス術後の経過観察時の負荷試験で，グラフトに狭窄を認めた．V_4〜V_6 では水平からやや上昇型の有意なST変化を認め，回復期1分後には下降型の変化を呈する．虚血型のST変化と考えられる．

第3章 電極をつけてからトレッドミルが動き始めるまで　Q30

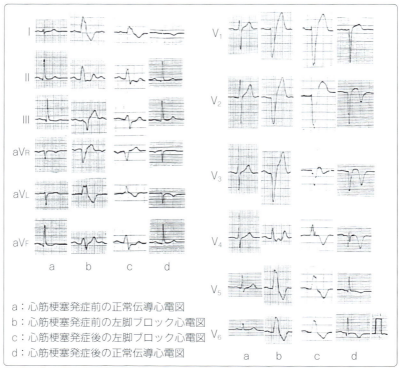

a：心筋梗塞発症前の正常伝導心電図
b：心筋梗塞発症前の左脚ブロック心電図
c：心筋梗塞発症後の左脚ブロック心電図
d：心筋梗塞発症後の正常伝導心電図

図30 前壁中隔心筋梗塞の発症前後で左脚ブロックが確認された症例
正常伝導では心筋梗塞の発症前後で大きな所見の違いをみせるが，左脚ブロック時では心筋梗塞発症前後で著変はない．

（上嶋健治：医事新報 **3267**：82, 1986 より引用）

症前後の心電図変化を**図30**に提示します．正常伝導では心筋梗塞の発症前後で当然所見の違いをみせます．しかし，左脚ブロック時では心筋梗塞発症前後で明らかな違いがありません．このように，左脚ブロックは心筋梗塞によるQRS波形の変化さえもマスクしてしまいます．このような状況では，運動負荷によるわずかなST部分の変化を検出することは困難です．Q23でふれたように，R波の増高所見などから虚血を評価しようとする考えもあるようですが，お勧めできません．

　このほかにWPW症候群もST低下に診断的意義を見出せません．左脚ブロックやWPW症候群の心電図変化に対しては"評価不能"とコメ

ントしています．これは，目標心拍数に到達せず，有意な心電図変化がないまま負荷を終了した"判定不能"と意味が違うことを覚えておいてください．

/MEMO
⑨ 左脚ブロック例の虚血を検出するための適切な検査

　左脚ブロックのときには運動負荷心電図によるST評価はできません．また，運動負荷心筋シンチグラムでも，運動による頻拍時には心室中隔の収縮異常に基づく中隔の血流低下により，中隔に偽陽性の再分布所見を認めます．
　したがって，心拍数を増加させずに行える検査が適当と考えます．機能的な心筋虚血を検出するには，アデノシンなどを用いた薬物負荷心筋シンチグラムが有用です．形態学的に冠動脈狭窄を検出するのであれば，非侵襲的であれば冠動脈CT，侵襲的であれば冠動脈造影による評価が有用なモダリティと考えます．

Q31 ST上昇の陽性基準はどうすべきですか

A　ST上昇の程度について確立された診断基準はないようですが，J点での0.1 mVの上昇を診断基準として扱っています．

解　説　ST上昇の程度について確立された診断基準はないようです．虚血陽性例で右側胸部誘導にST上昇を認めることがありますが（Michaelides AP et al：N Engl J Med **340**：340, 1999），このときの陽性基準が0.1 mVです．また0.05 mV程度のST上昇を診断基準とすると特異度が著しく低下します．ただ，AHAの運動負荷試験の基準でもJ点で0.1 mVの上昇を認め，その上昇がJ点から60 msec後方でも持続する場合には異常としている（Fletcher GF et al：Circulation **104**：1694, 2001）ので，J点での0.1 mVの上昇を診断基準として大きな間違いはなさそうです．
　測定部位はJ点としますが，前胸部誘導などでJ点が検出しづらい場合にはST-Tの変曲点で測定します．

第3章 電極をつけてからトレッドミルが動き始めるまで　　　Q32

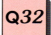 **ST 上昇の意義（心筋梗塞の非合併例）は何ですか** ★★★

A 心筋梗塞の非合併例での ST 上昇は貫壁性の心筋虚血を意味し，冠動脈の比較的近位部の攣縮や高度狭窄の存在を示唆します．

解説　心筋梗塞を合併しない症例での運動負荷試験による ST 上昇は，負荷試験の 0.5％程度にみられるとされており，心筋梗塞合併例も含めると心疾患患者全体では 3％前後にみられるとされています．

ほとんどの症例が虚血性心疾患ですが，まれに心筋症などでもみられます．上昇部位は前壁領域が多く，しばしば陰性 U 波を合併します（図 31）．陰性 U 波の意義については後述します．虚血性心疾患の場合は，ST 上昇部位と責任冠動脈はよく一致し，上昇部位に対応する冠動

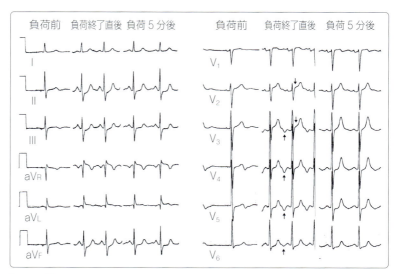

図 31 心筋梗塞非合併例での ST 上昇
運動負荷終了直後の心電図の胸部誘導で ST 上昇（↓：V_2〜V_3）と陰性 U 波（↑：V_3〜V_6 矢印）を認める．負荷終了 5 分後には ST 変化は消失しているが，陰性 U 波は V_4〜V_5 でわずかに認められる．

脈の比較的近位部の攣縮や高度狭窄の存在と，側副血行路があまり発達していない状況を示唆します．ST上昇の機序は，冠攣縮や運動によるストレスで高度狭窄病変の血管トーヌスがわずかに亢進することにより，「貫壁性の虚血」を生じるためと考えられています．

　ST上昇と病変枝数の関係では，多枝病変例ほどST上昇の頻度，程度とも軽いようです．筆者は心筋全体に虚血が生じるとST偏位が打ち消し合うのではないかと考えています．ST上昇例でST下降を伴う場合には，低下したST部分の変化は上昇したST部分の鏡像（ミラーイメージ：mirror image）と考えるべきでしょう．すなわち，ST上昇とST下降が異なる誘導でみられた場合，ST上昇により表現される「貫壁性虚血」とST下降により表現される「非貫壁性（心内膜下）虚血」が，複数の冠動脈病変の支配領域で同時に生じたと考えるよりも（もちろんそういう場合もあるでしょうが），貫壁性虚血により生じたST上昇の変化と，対側にミラーイメージとしての非虚血性のST低下が認められたと考えるものです．通常，ミラーイメージは「ST上昇の対側のST低下」として認められ，「ST低下の対側のST上昇」として認められることはありません．なお，鏡像（ミラーイメージ）とレシプロカルチェンジ（reciprocal change：対側性変化）も同義語と考えて差し支えありません．

Q33 ST上昇の意義（心筋梗塞の合併例）は何ですか ★★★

A 心筋梗塞合併例での運動負荷によるST上昇は，心筋虚血を意味する場合と心室の壁運動異常を意味する2つの場合があります．ST上昇のパターンが下に凸であれば虚血所見，上に凸であれば壁運動異常と関連するようです．

解説　心筋梗塞例では，運動負荷によりQ波のある誘導にST上昇が誘発される場合には，心筋虚血を意味する場合と，心筋の壁運動異常（dyskinesis）を意味する場合があると考えます（図32）（斎藤宗靖：心臓 15：194, 1983）．T波が陽転（場合によっては尖鋭）化してSTがそれに伴い，下に凸の形で上昇する場合には虚血所見と関連することが多く，逆にT

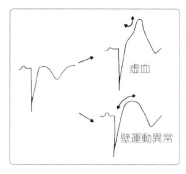

図32 陳旧性の心筋梗塞患者の運動によるST上昇

心筋虚血に基づくものと，壁運動異常に基づくものがあると考えられている．T波が陽転化し，それに伴うST上昇が下に凸の形を呈する場合には虚血に関連することが多く，逆にT波の陽転がなく，上に凸の形をしたST上昇は壁運動異常に関連することが多いと考えられている．

波の陽転がなく，上に凸の形をしたST上昇は壁運動異常と関連することが多いと考えられています（Saito M：Jpn Circ J **51**：503, 1987）．

図33に示す心電図では，左の心電図が下に凸の形で上昇した虚血所見例，右の心電図が上に凸の形をしたST上昇で壁運動異常例です．図34の症例は心筋梗塞例で，心電図上の梗塞部に下に凸の形で上昇するST上昇（虚血）に引き続いて心室頻拍を認めています．

なお，梗塞部のST上昇は前壁梗塞に多くみられ，下壁梗塞ではまれといわれています．また，心室瘤に基づくST上昇は，梗塞巣の瘢痕化に伴いその上昇の程度は経年的に軽減するようです．

このように貫壁性心筋梗塞例で運動負荷によりST上昇が誘発される場合には，心筋虚血か心筋の壁運動異常を意味しますが，いずれにせよST上昇は予後不良の所見です．ST上昇が誘発される群は，そうでない群に比べて前壁中隔梗塞が多く，左室駆出分画が小さく，狭心症の合併が少ないとの報告があります．なかでも，65歳以上，左室駆出分画が49％以下，最大二重積が15,000以下の症例が予後不良と考えられています．

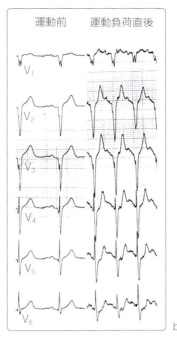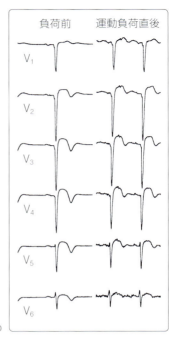

図33 心筋梗塞合併例での ST 上昇

a：62歳男性．心筋梗塞発症急性期に左前下行枝（#7）に PTCA を施行した症例の慢性期の運動負荷試験結果を示す．T 波が尖鋭化し，それに伴い下に凸の形をした ST 上昇パターンを呈する．確認造影で冠動脈に有意狭窄を認めた．

b：47歳男性．心筋梗塞発症後2日以上経過して入院した．運動負荷試験では上に凸の形をした ST 上昇パターンを呈した．慢性期の冠動脈造影で左前下行枝（#7）の完全閉塞を認めた．左室駆出分画は34％で前壁は無収縮であり，負荷心筋シンチグラムでも前壁に viability はなく，虚血所見は検出されなかった．

第3章　電極をつけてからトレッドミルが動き始めるまで　　　Q34

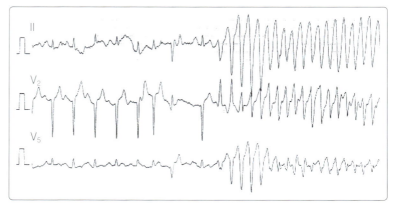

図34 運動負荷試験で ST 上昇とともに心室頻拍が誘発された 1 例
70 歳男性．労作性狭心症の診断により近医で硝酸薬と β 遮断薬の処方を受けていた．Bruce 法のステージ 3（負荷開始後 7 分 18 秒），心拍数 131/分（目標心拍数 135/分）で持続性の心室頻拍を発症した．V$_2$ で下に凸の ST 上昇を呈し，虚血所見を示している（図 7 として前掲）．

Q34　運動負荷試験中にみられる T 波の変化と意義は何ですか

A　運動負荷試験中の ST 変化を伴わない T 波の陰性（陽性）化は非特異的所見と考えます．

解　説　ST 変化を伴わない T 波だけの陰性化は非特異的所見と考えられます．また，安静時からの陰性 T 波が運動負荷試験中や回復期に陽性化する所見（偽正常化：pseudonormalization）も非特異的所見と考えられます．すなわち，運動負荷試験中にみられる ST 変化を伴わない T 波の変化は，陰転化も陽転化も心筋虚血の評価には関与しません．

　特に陰性 T 波の偽陽性化には，運動負荷試験を離れてもいくつかの議論があるので触れておきます．まず，虚血性心疾患や左室肥大の患者さんの経過観察中の安静時心電図にみられることがあります．これらは通常 QRS 幅の延長や左側胸部誘導の R 波の減高を伴い，心筋変性などが広範に及んだため再分極過程の方向が変わったためとされています．

表9 Master 二階段負荷試験の診断基準（p53，表9を再掲）

1. ST 0.5 mm 以上の降下
2. ST の junctional depression で QX/QT≧50％，QT ratio≧1.07
3. ST 降下の型に関係なく 2 mm 以上の ST 降下
4. ST 上昇，一過性の Q 波出現，一過性左脚ブロック，U 波逆転，重い不整脈（一過性の心室頻拍，完全および不完全房室ブロック，心房性頻拍，心房細動，多源性または 3～4 個の連続性心室期外収縮などの出現）
5. T 波逆転（少なくとも 1.5 mm の陽性 T 波が同じ 1.5 mm 以上の陰性 T 波になるか，陰性 T 波が少なくとも 1.5 mm 以上の陽性 T 波になるとき）

一方，狭心発作時（急性冠症候群，特に不安定狭心症などでの安静時自然発作）にも陰性 T 波の偽陽性化を認めることがあります．これは，機序に関しては十分理解されていないものの「貫壁性虚血にみられることが多く，重症虚血」と考えねばなりません．

そのほか，体位変換のみで生じる陰性 T 波の偽陽性化がアトロピンで消失したり，褐色細胞腫では 1 日のうちでも T 波に変化がみられることがあります．これらの所見は虚血に基づくものではなく，自律神経の関与によるものとする意見が根強いようです（小林　正：医事新報 **3726**：127, 1995）．

T 波の変化にはいろいろな考え方があるものの「運動負荷による T 波の逆転については，これを異常とするものと正常でも起こるとするものがあるが，いずれも特に深い根拠のあるものはなく経験的なものが多い．正常者にて過呼吸により左側胸部誘導にて T 波が逆転することもあり，T 波逆転を心筋虚血とすぐ結びつけるのは妥当ではない（村山正博：心臓 **3**：307-324, 1971）」とのコメントもあるので，「ST 変化を伴わない T 波だけの変化」は非特異的所見と考えてよいでしょう．

しかし，Master 二階段負荷試験の診断基準（Q23，**表9**）の中には，0.15 mV の陽性 T 波が 0.15 mV 以上の陰性 T 波になることと，陰性 T 波が 0.15 mV 以上の陽性 T 波になることという 2 つの T 波の変化基準が含まれています．これは，Master 二階段負荷試験が，どちらかというとスクリーニング的に行われることが多く，虚血性心疾患の患者さんの見落としを少なくする（特異度は下げても感度を上げる）という立場にあるからと考えています．もともと陰性 T 波が存在すれば，それだけで原疾患に陳旧性心筋梗塞や左室肥大など何らかの異常がある可能性が高いわけです．Master 試験にはスクリーニング的意味合いが多いこ

とは，Q23の一過性Q波の出現という基準でも言及しています．

Q35 運動負荷試験中にみられるU波の変化と異常所見は何ですか ★★★

A 運動負荷試験にみられる胸部誘導の陰性U波は左前下行枝の中枢側病変を示唆し，右側胸部誘導の陽性U波は左回旋枝（右冠動脈）の中枢側病変を示唆するといわれています．

解説 運動負荷試験にみられる胸部誘導の陰性U波は，感度は高くありませんが，特異度が高く，しかも左前下行枝の中枢側病変を示唆するとされています（Gerson MC：Circulation **60**：1014, 1985）．しかも，必ずしもST低下を伴いません．図35に実例を示します．また，負荷中にST変化を伴わず，陰性U波の出現とともに心室細動に移行した症例もあります．また，この所見は予後不良の指標としても報告されています（A report of the ACC/AHA Task Force on Assessment of Cardiovascular Procedures. J Am Coll Cardiol **8**：725, 1986）．「意識しないと見落とす所見」と心すべきです．

また，運動負荷試験にみられる右側胸部誘導の陽性U波は後下壁虚血を反映し，左回旋枝の中枢側病変（場合によっては右冠動脈）を示唆するとの報告もあります（長谷川浩一：心臓 **20**：269, 1988）．通常は右側胸部誘導で0.05 mV以上の一過性の陽性U波を認めた場合に有所見と考えます．図36に実例を示します．

陰性U波であれ陽性U波であれ，実際には運動中の評価は難しく，基線の安定した負荷終了後1～2分の早期回復期によく認識されます．U波の変化にも気を配れるようになれば，この領域での技術がかなり卓越してきたものと考えています．

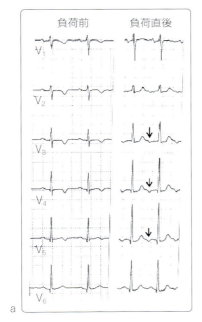
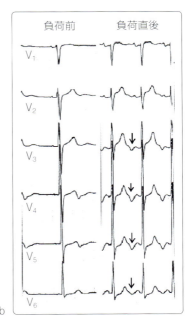

図 35 運動負荷試験中にみられる陰性 U 波

a：運動負荷心電図では ST 部分に有意な心電図変化を認めなかったが，V_3〜V_5 に陰性 U 波を認めた（矢印）．後日施行した冠動脈造影で左前下行枝（#6）の完全閉塞を認めた．また，本例では V_2〜V_5 の R 波の著明な増高所見も認めた．

b：ST 部分に有意な心電図変化を認めなかったが，V_3〜V_6 に陰性 U 波を認め（矢印），併せて V_2〜V_3 の ST 上昇所見も認めた．

第3章 電極をつけてからトレッドミルが動き始めるまで　　Q35

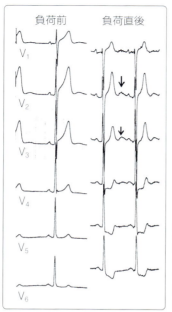

図36 運動負荷試験中にみられる陰性U波
61歳男性．労作性狭心症の診断で当院へ入院した．運動負荷心電図では V_4〜V_6 の有意な ST 低下とともに，V_2〜V_3 に陽性 U 波を認めた（矢印）．冠動脈造影では右冠動脈（#3）に 90% 狭窄と，#4PD に完全閉塞を認めた．

> **MEMO ❿　運動負荷中の心電図の実波形とコンピュータ処理波形**
>
> 　運動負荷中の心電図の実波形がモニタではみづらく，コンピュータ処理による波形に頼ることになるのですが，コンピュータは多少元の波形が歪んでいても，それなりの平均した波形を算出して表示します（**図37**）．心電図波形をコンピュータ処理することにより，ノイズが除去されて ST 部分や場合によっては P 波などの評価も正確に行えるようになりましたが，コンピュータ処理による合成心電図波形が元のどの実波形にも類似していないようでは困ります．
>
> 　ノイズの除去やアルゴリズムも完璧ではなく，ST 部分の偽陽性を呈する原因になると注意を促す報告もあります．可能な限り「実波形で評価・診断」し，合成心電図波形は参考程度にとどめるべきと考えます．したがって，「運動負荷終了直後の実波形」の記録は必ず行うべきで，最も大切な心電図と考えています．
>
> 　連続した症例で心電図の実波形が安定せず，判読しにくいようなときには，Q19 でも言及したように電極のつけ方やケーブルの断線などから見直すべきです．

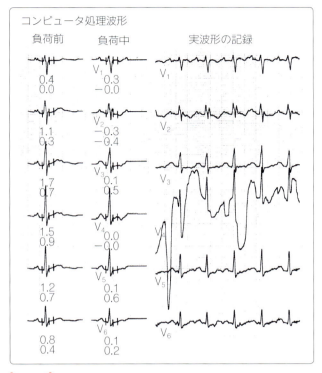

図37 運動負荷中の心電図波形

V_4の電極の皮膚への接着が悪く，実波形ではST部分の評価は不可能である．しかし，コンピュータ処理波形では正常な心電図波形を描出している．処理波形の過信を戒める実例と考える．

第4章

トレッドミルが動き始めてから止まるまで

Q36〜Q49

　この章では主に運動負荷試験中に生じる不整脈や自覚症状についてのQ&Aを取り上げます.

第4章 トレッドミルが動き始めてから止まるまで　　Q36

Q36 運動負荷中に生じると危険な事象として念頭に置くべきことは何ですか

A 虚血発作や致死的不整脈の出現および血圧の低下に注意します．運動に不慣れな患者さんの眩暈やふらつきおよび迷走神経の過緊張なども念頭に置きます．

解　説　まず，心筋虚血を誘発するための検査なので心筋虚血や虚血の随伴症状に注意します．まず，致死的不整脈の出現は常に念頭に置くべきです．有意なST変化や狭心痛を伴えば運動を中止すべきことはもちろんですが，頻発や連発および多源性やR on Tを呈する心室期外収縮にも注意します．検査前には直流除細動器はいつでも使えるようになっているかを必ず点検し，救急カートの中の薬品も定期的に確認します（Q9参照）．

　血圧低下も重要な兆候です．Q8で述べたように，前のステージの測定値よりも20 mmHg以上の血圧低下があれば，運動は中止すべきです．前回の測定値よりも血圧低下があるものの，20 mmHg未満の低下にとどまる場合は，頻回に血圧測定を行うとともに，眩暈やふらつきおよび心電図変化などの自他覚所見に注意すべきです．この状態で運動を続けても血圧の上昇がみられないときには，20 mmHgという数値にこだわらず，"血圧反応不良"として運動を中止すべきです．

　運動習慣のない人や神経質な人および中年女性や虚弱な高齢者などで，ふらつきを訴えることがあります．運動初期の負荷量の低いときからの訴えは，「強制的な運動への不慣れさ」からくることが多いようです．血圧や心電図変化などの自他覚所見に注意しながら，激励して負荷の続行を試みます．高齢者の場合には，動脈硬化に基づく血管病変による脳循環障害の可能性があります．特に頸部に血管性雑音（bruit）を聴取する症例では注意が必要です．血圧や心電図変化に異常がないにもかかわらず，症状が持続したり増悪する場合にも安全性を重視して検査を中止します．運動終点に近い強い負荷量でのふらつきは，末梢組織（主に筋肉）への血液のプーリングに基づく脳虚血の可能性があります．血圧を頻回に測定し，異常を認めればただちに運動を中止します．

　運動終了後の眩暈やふらつきは迷走神経の過緊張によるものが大部分です．たいていは臥位にして，下肢を挙上することにより軽快します．

改善しない場合には，補液とアトロピンの投与が有効です．

Q37 運動負荷試験中に出現した心室期外収縮にはどのような意味がありますか

A 運動負荷試験時の心室期外収縮の出現は気になる所見ではありますが，虚血性心疾患の診断根拠としては適当でないと考えます．

解説 運動負荷試験を行ううえで陽性・陰性を評価する対象は「心筋虚血」の有無です．もちろん，不整脈（特に心室期外収縮や心室頻拍など）が運動負荷試験中に出現したり増加したりする場合にはそれ相応の臨床的意義があり，運動制限の指導や β 遮断薬を含む抗不整脈薬の使用を考慮すべき場合もあるでしょう．しかし，そのことと患者さんに「虚血性心疾患がある」こととは別問題です．たとえば拡張型心筋症の患者さんは，正常冠動脈であっても運動によって多彩な不整脈が誘発されることがあります．運動負荷試験時の心室期外収縮の出現や増加は，虚血性心疾患の診断根拠としては非特異的と考えることが一般的です．

すなわち，運動負荷試験中に出現した不整脈が直接心筋虚血を反映する所見にはなりませんが，運動で誘発されるような不整脈にはそれなりの臨床的意味合いがあるということです．逆に，もともと安静時から認められた心室期外収縮が運動負荷試験中にその頻度を減じたとしても，虚血性心疾患がないとは言えません．

ただし，虚血性の ST 変化とともに心室期外収縮が増加した場合には，虚血性心疾患の発症に伴う重篤な事象の発生が多いとされています［日本循環器学会運動に関する診療基準委員会：Jpn Circ J **55**（Suppl 3）：381，1991］．運動負荷および回復期の心室期外収縮の評価で重要なことは，①頻発か散発か，②連発の有無，③多源性か単源性か，④R on T（次頁，MEMO⑪参照）の有無に加えて，これらの心室期外収縮が「運動により増加するか減少するか」がポイントと考えます．

なお，運動負荷試験中にみられた心室期外収縮の重症度を Lown 分類で表現する施設もあります．しかし，Lown 分類は虚血性心疾患の急性期にみられる心室期外収縮の重症度評価に対応したもので，運動負荷とその回復期の短時間での評価には必ずしも適切とはいえないと考えてい

第4章 トレッドミルが動き始めてから止まるまで　　Q38

ます．

> **MEMO ⑪　R on T 型の心室期外収縮はなぜ危険か**
>
> 　R on T 型の心室期外収縮が危険な理由として，T 波の出現時期は再分極過程に相当するからです．T 波の幅は QRS 幅よりはるかに広いことからも明らかなように，再分極は脱分極に比べて緩慢な経過をとります．したがって，この時期には，心筋細胞によっては再分極を終了して次の刺激に応じることができない時期（不応期）であったり，刺激に応じることができる時期（脱不応期）であったりと，心筋の興奮性がまちまちです．そのような時期に心室期外収縮が発生すると，収縮可能な心筋とそうでない心筋に分かれてしまい，心臓全体で統一された収縮ができません．この状態はとりもなおさず心室細動になります．

Q38　出現した期外収縮を頻発と散発に分ける基準は何ですか

A　期外収縮の数が記録した全波形数の 10〜30％以上であれば頻発，それ未満であれば散発と考えています．

解　説　運動負荷試験だけでなく 1 枚の安静時心電図をみても，出現した期外収縮を頻発と散発に分ける根拠は明確ではありません．ミネソタコード（心電図検査の所見を客観的，統一的に表現するために，アメリカのミネソタ大学で発案された所見のコード体系）では，期外収縮の項目で，期外収縮の数が記録した全波形数の 10％以上を別にコードしていることから，筆者は運動負荷試験でも期外収縮の数が記録した全波形数の 10％以上であれば頻発，10％未満であれば散発と記載しています．

　しかし，心室性不整脈を合併する患者さんの運動療法時に，心室期外収縮の頻発を運動中止の徴候とする際には，30％以上を頻発とする報告もあります（斎藤宗靖：循環器科 **45**：491, 1999）．

　したがって，全体の 10〜30％以上に期外収縮がみられた場合には頻発としてよさそうですが，いずれにせよあまり明確な基準はありません．もう少し大雑把ですが，心電図のモニタ画面に常に複数の期外収縮が観

察されるようであれば，頻発という実感があります．

Q39 運動負荷誘発性の心室頻拍や心室細動の意義は何ですか

A 頻度は低くても救急処置を要することのある重篤な心事故です．しかし，必ずしも心筋虚血を示唆する所見ではありません．

解 説 　心室頻拍はその定義により，発症頻度が変わってきます．心室期外収縮の3連発以上を心室頻拍とした場合には，発症頻度はおよそ1〜1.5％に（Fleg J：Am J Cardiol **54**：762, 1984；Yang J：Arch Intern Med **151**：349, 1991），5連発以上とした場合には，0.3％前後［南家俊彦：心臓 **31**（Suppl 2）：102, 1999；藤原正義：J Cardiol **36**：397, 2000］になります．心室細動は重症の心室頻拍の10％前後の頻度でみられるようです．多くの心室頻拍は自然に停止しますが，なかには除細動や救急処置を必要とするものもあります．筆者は運動負荷試験開始前には，「除細動器のパドルにペーストを塗布した状態」でスタンバイしていました．

　運動負荷試験を実施する症例は虚血性心疾患が多いため，心室細動発症に関する基礎心疾患としては，虚血性心疾患の割合は当然多くなります．しかし，疾患別に心室頻拍や心室細動の発症頻度を検討すると，虚血性心疾患の頻度は決して高くなく，むしろ弁膜症などの頻度が高くなります（藤原正義：前掲）．したがって，運動負荷誘発性の心室頻拍や心室細動は必ずしも虚血の徴候であったり，虚血性心疾患に多いとはいえないようです．ただ，「過去に心室期外収縮や心室頻拍の診断」がなされた患者さんでは，負荷強度が高い状況や回復期に，持続性心室頻拍と心室細動がみられる傾向にあります．このような事前情報のある患者さんの負荷試験にはそれなりの心構えで臨むべきでしょう．

第4章 トレッドミルが動き始めてから止まるまで

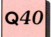 **Q40** 運動負荷誘発性の上室性頻拍や心房細動の意義は何ですか

A 運動負荷誘発性の上室性不整脈の出現は，多くの場合，心筋虚血を示唆する所見ではないようです．

解説 　上室性頻拍や心房細動は見かけ上，健常な例にも運動で誘発されることがあり，心筋虚血を示唆する所見ではありません．運動時に上室性頻拍が生じても，運動時の1回拍出量を反映する指標の酸素脈（酸素摂取量/心拍数）の低下は一時的なことから，基礎心疾患の合併がなければ失神までに至ることは少ないようです（上嶋健治：臨床スポーツ医学 **6**：1239, 1989）．

以前に勤務していた施設で1年間に施行した運動負荷試験，連続1,105件のうちで，誘発された頻脈性不整脈（3連発以上）の頻度を**表10**に示します．心室頻拍，上室性頻拍，心房細動はおのおの0.5％，1.1％，0.9％でした．

心室頻拍の67％は3～4連発のいわゆる short run で，上室性頻拍でも50％は short run でした．また，動悸の原因を調べるためや，あらかじめ不整脈が確診されており，運動によってこれらの不整脈が誘発されるかどうかを調べる目的で依頼された負荷試験が61％を占めていました．これらのことから，心筋虚血の合併症として上室性不整脈が誘発さ

表10 当施設での運動負荷試験連続1,105件中の頻脈性不整脈の出現頻度

		心室頻拍 （n=6）	上室性頻拍 （n=12）	心房細動 （n=10）
重症度	3～4連発	4	6	0
	10連発以上	2	6	10
負荷試験施行時の病名	虚血性心疾患	2	4	5
	不整脈	5	8	4
	その他	0	0	2
不整脈誘発の時期	運動中	3	7	8
	回復期	3	5	3

負荷試験施行時の病名は重複を認める．

れることは，やはりあまり多くない印象です．また，これらの不整脈の約40％は運動終了後に認められていることから，回復期の心電図モニタの観察も怠ってはいけません．

Q41 運動負荷誘発性の徐脈性不整脈の意義は何ですか

A 徐脈性不整脈の出現は，負荷終了後にみられることが多く，迷走神経の緊張などによるもので，心筋虚血を示唆する所見ではないようです．

解　説　運動負荷終了後に洞停止などをみかけることがあります．時には失神に至り（大村寛敏：呼吸と循環 44：1101, 1996），心肺蘇生術を施行する例もあります（吉武典昭：心臓 25：430, 1993）．これらの症例は，運動による心拍応答が良好なことから，洞機能不全に基づくものではなく，迷走神経の過緊張によるものと考えられています．

AHAの運動負荷基準では，運動負荷後の洞停止は重症冠動脈疾患で起こると記載されていますが（Fletcher GF：Circulation 104：1694, 2001），自験例では運動耐容能の高い患者さんにみられることが多く，日本人には当てはまらない現象かもしれません．

また，I度房室ブロックを運動負荷終了後にみかけることがあります．これは，ジギタリスやβ遮断薬およびある種のCa拮抗薬の内服下，または心筋炎などの房室伝導時間を延長する状況下に起こりやすいといわれています（Fletcher GF：前掲）．II度以上の房室ブロックを運動中にみかけることはまれですが，生じるときは通常100拍/分以上の心拍数であるといわれています．一般に房室結節は自律神経の影響を強く受け，運動などの交感神経刺激により伝導は促進します．一方His-Purkinje系は自律神経の影響をほとんど受けないので，運動負荷誘発性の房室ブロックはHis束以下の伝導障害と考えられます（石橋一哉：心臓 24：87, 1992；Yuzaki Y：Jpn Circ J 61：268, 1996）．高度房室ブロックに遭遇した場合は運動負荷試験を中止すべきです（図38）．しかし，II度以上の房室ブロックと思われても，上室期外収縮の原因である異常P波後の不応期のためにQRSが現れなかった現象で（blocked PAC），房室ブロックではないかもしれません．運動負荷中は，基線のゆれや筋

第4章 トレッドミルが動き始めてから止まるまで　　Q41

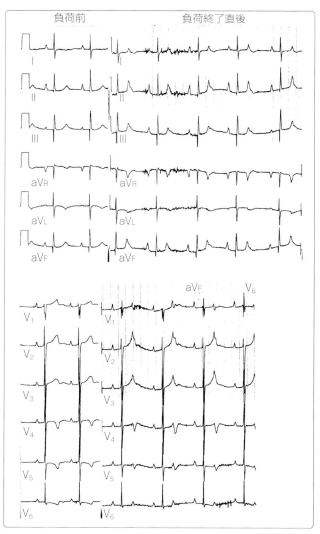

図38 運転負荷終了直後の高度房室ブロック

7歳女児．大血管転位と心室中隔欠損症を合併する．運動耐容能の評価を目的に運動負荷試験を施行した．徐々にPQ間隔が延長し，高度房室ブロックに至った．運動により房室ブロックが誘発された比較的まれな症例と考える．

電図およびノイズなどの影響でP波が読みづらく，blocked PAC（伝導されない上室期外収縮）と房室ブロックの鑑別が困難なことがあります．両者の鑑別のためにも負荷を中止すべきですが，blocked PACも房室ブロックも必ずしも虚血の所見とは評価できません．

Q42 運動負荷中に出現した脚ブロックにはどのような意味がありますか

A 心拍数依存性の脚ブロックの出現は，必ずしも虚血の所見ではありません．しかし，負荷中に脚ブロックが出現すると，負荷前の心電図と波形の比較ができないことと，脚ブロックを合併した洞頻脈と心室頻拍が容易に鑑別できないため負荷は中止すべきです．脚ブロックの出現がWPW症候群の顕在化によるものかどうかも鑑別します．

解　説　心拍数依存性に脚ブロックが出現する場合も，必ずしも虚血の所見ではないとされています．通常は正常伝導のQRSの中に脚ブロック波形のQRSが散見され始める（**図39a**）のですが，まれには正常伝導のQRS幅が徐々に延長し，脚ブロック波形に移行する場合もあります（**図39b**）．症例によっては心筋虚血の関与する例があったり，恒常的な脚ブロックに移行する例も報告されています［大野忠広：心臓 **31**（Suppl 2）：23, 1999］．いずれにせよ運動負荷中に脚ブロックが出現した場合には，負荷前の心電図との比較が困難になります．同時に，脚ブロックの洞性頻脈と心室頻拍の出現との鑑別が困難なため，負荷は中止すべきです．

また脚ブロックの出現が通常の脚ブロック（右脚ブロック・左脚ブロック）の出現か，WPW症候群の顕在化によるものかを鑑別します．運動負荷中の心電図でデルタ波の有無を鑑別することは難しいので，負荷を中止して心電図を記録します．

なお，Masterの診断基準には虚血所見の1つに「一過性左脚ブロックの出現」という基準があります（ただし右脚ブロックに関しての言及はありません）．やはり，Master試験にはスクリーニング的意味合いが強く，一過性であれ本来異常所見と考えられる左脚ブロックが出現すれば，病的という認識に基づくものと思われます．

第4章 トレッドミルが動き始めてから止まるまで Q42

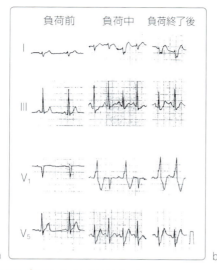 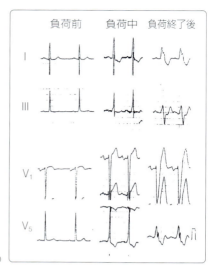

図39 運転負荷誘発性脚ブロック
a：正常伝導のQRS波形に徐々にwide QRS波の頻度が増加する．負荷前の心拍数は71/min，負荷中の心拍数は117/min，負荷終了後の心拍数は118/minであった．
b：QRS幅が徐々に延長する．負荷前の心拍数は57/min，負荷中の心拍数は92/min，負荷終了後の心拍数は100/minであった．
運動負荷誘発性脚ブロックとしては，aのようにwide QRS波の頻度が増加していく例がほとんどである．

筆者は，心拍数依存性に脚ブロックが出現したり，WPW症候群が顕在化した場合にはその事実を記載するにとどめ，虚血判定の基準としては取り上げていません．

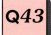 **胸痛や息切れまたは下肢疲労のような主観的な自覚症状をどのように評価しますか** ★★★★

A 何より大切なことは出現した胸痛が狭心痛であるか否かをその性状から鑑別し，定量的に評価することです．息切れや下肢疲労などの自覚症状もなるべく定量的に判定すべきで，Borg 指数が評価に有用と考えています．

解 説 　運動負荷試験中に胸痛が出現すれば，それはある意味で「主訴である胸痛」を評価する絶好の機会といえます．そこで，出現した胸痛が定型的な狭心痛かそうでない非定型的な胸痛かを区別する必要があります．特に，「胸痛を試験の中止理由」にするときには，狭心痛と評価した明確な根拠が必要です．逆に，狭心痛でないと判定した場合には，目標心拍数まで負荷を進めて，心電図変化を評価する必要があります．

　狭心症でないと判断する胸痛の特徴は，①呼吸運動や咳によって起こる鋭い痛み（胸膜痛），②不快感が中腹部から下腹部に限定，③１本の指で示される狭い範囲の疼痛，④胸壁や腕の運動によって誘発されたり，触診によって再現される圧痛，⑤何日間も続く持続性の疼痛，⑥数秒以内に終わる短い疼痛，⑦下肢への放散痛を伴う胸痛，といわれています（CASS Group：Circulation **64**：360, 1981）．逆に，前胸部（ネクタイがおおう範囲）を中心に，局在を明らかにすることができない圧迫感や絞扼感を訴える場合には狭心症を疑わせます．また，"胸痛" という「胸」の「痛み」を強調し過ぎると，典型的な "圧迫感" や "絞扼感" といった狭心症状を聞き逃すことになりかねませんし，"背部痛" や "頸部痛" といった狭心症の例外的な症状を聞き逃すことにもなりかねません．漠然と "いつもの症状と同じですか" といって聞き出すほうがよい場合もあります．

　さらに，出現した期外収縮に一致して胸痛を訴えれば，不整脈の自覚による胸痛の可能性が高く，主訴の問題解決に大きく近づくことになります．また，患者さんによっては，息切れと胸痛とをうまく鑑別できない場合もあります．そのときは，"全力疾走した後のハーハーした感じですか，それとも別の重苦しい感じですか" と問いかけることも大切です．

　胸痛の半定量的評価法には，Kattus の４段階評価があり，4 は「過

第4章　トレッドミルが動き始めてから止まるまで　　Q43

│表11│胸痛の半定量的評価法：4段階評価による

段　階	症　状
1	ごく軽くほとんど気にならない
2	中等度で気になる
3	強く，非常に不快
4	過去に経験した痛みの中で最も強い

去に感じた最大の痛み」で絶対的中止理由と考え，3で運動負荷試験を中止すべきであると考えられています（**表11**）（Kattus A：J Occup Med **10**：627, 1968）．ほかにも同様の4段階評価がなされており，4段階評価の3，または日常生活の活動を停止するほどの程度，あるいは処方されている硝酸薬の舌下投与を要すると判断したときには負荷を中止すべきであるとしています（America College of Sports Medicine：Guidelines for Exercise Testing and Prescription, 6th ed, p106, 2000；Myers JN：Med Sci Sports Exerc **26**：1082, 1994）．ただ，これらの4段階評価はきめが粗く，運動負荷の中止を決定するには必ずしも適しているとは思えません．筆者は患者さんが過去に経験した最大の痛みを10点としたとき（有痛性の心筋梗塞症の既往があればそのときの痛みを10点）の相対的な度合で，胸痛の程度を表現してもらっています．心筋梗塞の既往があれば2/10～3/10を，既往がなければ4/10～6/10を運動終点とするとの報告もあります（斎藤宗靖：心臓病と運動負荷試験，中外医学社，p54, 1988）．また，狭心症に典型的な胸痛で，負荷の漸増に伴い痛みの点数も漸増するようであれば点数にかかわらず運動を中止してもよいと思います．

　呼吸困難や下肢疲労の自覚強度の評価にはBorg指数が用いられます．これには，6～20点の15段階評価のスケール（Borg A：Scand J Rehabil Med **23**：92, 1970）の旧Borg指数と0～10点（0.5という評価もあり）の12段階評価の新Borg指数があります（**表12**）．心臓関係では旧Borg指数を，末梢血管疾患関係では新Borg指数を用いる傾向にあるように思います．

　運動負荷試験を呼吸困難や下肢疲労で終了する場合には，表12のBorg指数で17（かなりきつい）までの自覚強度に到達していることを一応の目安としています．Borg指数は，負荷中1分ごとに聞く方法やトレッドミルのステージが上がる直前に聞くなどいろいろな方法があります．筆者の施設では運動終点が近付いたと思われるところで聴取し，

表12 旧 Borg 指数と新 Borg 指数

旧		新	
20	もうだめ	10	非常にきつい
19	非常にきつい	9	
18		8	
17	かなりきつい	7	かなりきつい
16		6	
15	きつい	5	きつい
14			
13	ややきつい	4	ややきつい
12		3	楽ではない
11	楽である	2	楽である
10			
9	かなり楽である	1	かなり楽である
8			
7	非常に楽である	0.5	非常に楽である
6	安静	0	安静

（新 Borg 指数では 10 の上がもうだめ）

最終的には負荷終了後に運動終点時での Borg 指数を再確認します（**図40**）．心肺運動負荷試験では検査の特殊性から，また違った方法で Borg 指数を確認しています（Q106 参照）．

　第7章でも触れますが，Borg 指数の 17 は運動生理学的にいう呼吸性代償開始点に相当し［小林　昇ほか：心臓 **28**（Suppl 5）：104，1996］，最大労作に近い十分な負荷量と考えられます［Froelicher V ほか（村松準監訳）：運動負荷試験ハンドブック，メディカルサイエンスインターナショナル社，p72，1997］．これは，運動負荷試験で虚血所見がなく，呼吸困難や下肢疲労で終了する場合には Borg17 までの自覚強度を目安とする根拠でもあります．同時に，Borg 指数の 13 は運動生理学的には嫌気性代謝閾値に相当し（上嶋健治：日臨生理会誌 **16**：111，1988），非監視型の運動療法の運動強度などに用いられます．

　なお，呼吸困難に比べて著しく強い下肢疲労が出現した場合には，間欠性跛行を考えます．安静時の上肢と下肢の血圧を測定し，「下肢血圧と上腕血圧（左右の高いほうの値）との比＝ABPI（ankle-brachial pressure index，または ABI）」を求めます．通常は下肢の血圧は上肢より高いため，下肢血圧/上肢血圧が 0.9 を下回れば異常所見で，閉塞

第4章 トレッドミルが動き始めてから止まるまで　Q43

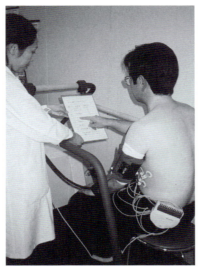

図40 負荷試験終了後のBorg指数による自覚強度の評価

運動終点に近くなれば負荷中にも自覚強度をBorg指数で評価し，最終的には負荷試験終了後，最終的に到達した自覚強度をBorg指数で評価する．このとき，息切れの程度と下肢疲労の程度を分けて評価している．

性動脈硬化症の存在を疑います．閉塞性動脈硬化症については項を改めて解説します（Q74参照）．

MEMO ⑫ 旧Borg指数：なぜ6〜20点？

旧Borg指数は比較的若年者を対象として検討されたもので，おのおのの症状が心拍数を10で除した数値に近いと報告されています．したがって，6点から始まり（安静時心拍数が60/分），20点（20歳の最大心拍数は，220-年齢から求めると200に相当）で終わるのです．数値として中途半端な感じは否めませんが，汎用されており，筆者の施設でも用いています．

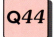 負荷中の血圧低下および著明な血圧上昇の意義は何ですか ★★★★

A 運動負荷中の血圧低下は重症虚血を示唆し，負荷中止徴候のひとつです．また血圧上昇が著明な場合には，将来的に高血圧を発症するとの報告があります．

解説 すでにQ8で述べたように，負荷量が漸増するとともに血圧は上昇することが生理的であるにもかかわらず，血圧が上昇しないことは異常な反応で，負荷中の血圧低下所見は左主幹部病変や三枝病変といった重症冠動脈病変を示唆する所見と考えます．多段階運動負荷試験では前のステージよりも 20 mmHg 以上の血圧低下や，安静時血圧を下回れば有意な血圧低下ととして，運動を中止すべきです．

一方で，著明な血圧上昇（250/120 mmHg）も負荷試験の中止徴候とされています．しかし筆者は運動負荷による血圧上昇は生理的反応であること，負荷中の血圧測定が必ずしも安定しない（運動終点に近い負荷量では特に）こと，運動負荷中の血圧上昇による合併症（脳卒中など？）もほとんど経験されないことから，血圧上昇に関してはあまり厳しい態度では臨んでいません．

どちらかというと，負荷中の血圧上昇が著明な場合には，将来的な高血圧を発症する予測因子になる可能性を考えています．すなわち，収縮期血圧が男性で 210 mmHg 以上，女性で 190 mmHg 以上に昇圧する例では，そうでない症例に比べて，5年間で高血圧に罹患する頻度が 1.7 倍であったとしています（Manolio T：Am J Hypertens **7**：234, 1994）．ほかにも，疫学的な検討から，運動負荷試験中の昇圧反応が高血圧発症の予測因子となるようです（Matthews C：J Clin Epidemiol **51**：29, 1998；Singh J：Circulation **99**：1831, 1999）．負荷試験中の著明な昇圧反応は後に高血圧を発症するリスクが高く，将来的には虚血性心疾患による死亡リスクも高まると考えられています（Mundal R：Hypertension **27**：324, 1996）．ただ，実際の負荷中の血圧値は，運動終点の負荷量，虚血の有無，血圧測定の精度などに関わってくるため，各個人が将来的に高血圧になるか否かを昇圧反応だけから判定することには，限界があると思っています．

第4章　トレッドミルが動き始めてから止まるまで　　　　Q46

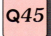 **運動負荷を中止する症候と徴候をまとめてください**

A　運動負荷を中止する症候と徴候は，①胸痛などの自覚症状，②顔色や血圧の異常な変化などの他覚的所見，③心電図変化，で評価・判断します．

解説　①自覚症状としては，狭心症状，呼吸困難，下肢疲労，全身疲労，眩暈などがあげられます．全身疲労はまれな運動終点ですが，左心機能が著しく障害された症例でみられることがあります．眩暈は血圧低下による脳虚血症状の可能性があります．自覚症状で運動を中止する場合には，胸痛とその他の症状（呼吸困難，下肢疲労など）に分けて考えるべきですが，いずれの場合でもその程度を見極める必要があります．
　②他覚的身体所見はチアノーゼ，顔面蒼白，冷汗，不安定な歩行，血圧低下，著明な血圧上昇（250/120 mmHg）などがあります．
　③心電図変化としては，目標心拍数到達，虚血性 ST 変化，危険な頻脈性・徐脈性不整脈の出現，脚ブロックの出現などです．脚ブロックの出現が必ずしも虚血の出現を示唆するわけではありませんが，負荷前と ST の変化が比較できなくなるので運動中止徴候としています．

Q46　負荷を開始しても患者さんがうまく歩けないのですが，どのように指導すればよいですか

A　負荷の開始時と中止時は転倒のリスクがあると心得るべきです．歩きづらさは不安などによって前方の手すりにしがみつくことによることがほとんどです．

解説　検者は，飛行機の操縦士と同じく，「離陸時と着陸時」に，すなわち「負荷の開始時と中止時」に，特に神経を集中すべきです．運動負荷試験は，常に心電図と血圧をモニタして危険な徴候がないかを監視する係と，患者さんの歩き方や汗のかき方はもとより，わずかな症状の出現にも注意

する係の，最低2人が必要と思っています．

　筆者がいた施設では，臨床検査技師が電極とマンシェットを装着している間に，医師がカルテや問診から種々の情報を収集し，検査の説明をしつつ負荷プロトコルを決定します．その後，臥位の心電図と血圧測定，坐位または立位の心電図と血圧測定に移ります．技師は患者さんがベルトの上に立ってからは，手すりに軽く手を添えるよう説明し，またズボンの裾がベルトに大きくかからないように少し折り曲げます．ベルトが動き始めるときとステージが上がって加速するとき，および停止するときには30秒くらい前から声をかけ，心の準備をしてもらいます．実際にスピードや角度が変わるときにも，医師も技師もその旨を患者さんに知らせます．

　負荷を開始して直後の歩きにくさは，不安や強制的に歩かされることにうまく適応できず，前方の手すりにしがみつくことによることがほとんどです．この場合は，図41左のように腕を縮めて手すりにしがみついてしまい，まるであわてて荷車を押すかのような姿勢で歩くことになってしまいます．視線も動いているベルトに注目して顔全体が下を向いてしまい，ますますベルトの後ろのほうでばたばたと歩くようになってしまいます．筋電図の混入も著しく，心電図の記録も不良になります．

　このようなときには，①腕を楽に伸ばして，②背筋を伸ばして，③顔を上げて，④足を前のほうに出して，⑤ゆっくり大股で歩く（のっし・のっしと歩くように），⑥そして，何よりも普段通りに歩いてもらうようにと，指示することが大切です（図41右）．リラックスして歩いてもらうことで筋電図の混入も防ぎます．

　具体的には，ベルトを動き始めると徐々にスピードが上がっていくので，「いち，に」，「いち，に」と声をかけながら，患者さんがそのペースに合わせられるように歩調を誘導します．ベルトの上を歩き始めれば，心拍数の変化に注意します．通常，ベルトが動き始めてすぐには「目標心拍数」へ到達することはありませんが，神経質な人や不安感の強い患者さんの中にはすぐに心拍数が上昇してしまうこともあります．患者さんに顔を上げてもらうには，正面の壁にBorgの表などをポスター大にして貼っておくことも一案です．

　すでに述べましたが，Bruce先生は検査前には検者がまず自分でトレッドミルの上を歩いて見本を示すことが大切であると講演されていました．

第4章　トレッドミルが動き始めてから止まるまで　　　Q47

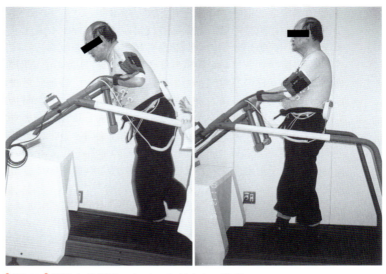

図41　運動負荷試験における患者さんの姿勢
患者さんによっては負荷開始直後から，不安や強制的に歩かされることにうまく適応できず，左図のように腕を縮めて手すりにしがみついてしまう．ベルトに注目して顔全体が下を向いてしまい，ベルトの後ろのほうでばたばたと歩くようになると，所定の負荷量がかからず，血圧も上がり，筋電図の混入も著しく心電図記録も不良になる．このようなときには，患者さんの不安を取るために優しく声をかけ，何よりも普段通りに歩いてもらうことが大切である（右図）．

Q47 負荷を終了するときにクールダウンは必要ですか ★★★

A クールダウンは必須でないと考えています．心電図変化が現れた場合にはクールダウンなしに，心電図変化がない場合にはクールダウンして終了してもよいでしょう．

解説　諸説がありますが，クールダウンは必須でないと考えています．
　強い運動を急に中止した際に迷走神経の過緊張が起こり，血圧と脈拍が急速に低下することがあります．これは，運動中には筋ポンプ作用に

より保たれていた静脈還流が，運動の中断により減少し，その結果心拍出量が減少するためとされています．負荷終了後クールダウンを行わず立位のままでいる場合に起こりやすいので，負荷を急速に中断させず，1分程度のゆっくりとした歩行が必要とする考えがクールダウンを必要とする立場の考えです．

一方，負荷終了後のクールダウンはST下降を軽快・消失させ，運動負荷試験の感度を鈍くする（Gutman RA：Circulation **42**：229-233, 1970）との立場から不要とする考えもあります．日本の報告（運動負荷心電図の標準化に関する小委員会1994年報告．Jpn J Electrocardiology **16**：185, 1996）でも，クールダウンを実施する施設とそうでない施設はほぼ同数で，クールダウン実施施設でもクールダウンの時間は過半数が1分以内でした．

筆者がいた施設では，「心電図変化が現れた場合」にはクールダウンせずに運動を終了し，ただちに坐位をとっていただいています．これは，クールダウンをした場合には，心筋虚血が遷延する可能性があること，硝酸薬などの舌下投与がしにくいことに加えて，何より心電図を安定した状態でいち早く評価したいためです．もっとも，多くの負荷機器では，運動終了の操作の後，完全にベルトが停止して傾斜がなくなるまでに数秒〜十数秒はかかります．これを，「ごくごく軽いクールダウン」とみなすことも可能かもしれません．

逆に心電図変化や血圧低下および自覚症状から虚血がないと判断した場合（多くはかなり高いレベルの負荷量に到達）には，迷走神経の過緊張を防ぐ意味でクールダウンを行って終了してもよいと考えます．筆者は，目標心拍数（予測最大心拍数の85〜90％）まで到達し，心電図変化がない場合には15〜30秒程度のクールダウンの後，坐位をとっていただいています．

Q48 ステージの途中で運動終点を迎えたときにはどのように評価しますか

A 当該ステージ（1ステージ3分）終了時に負荷施行時間が，2分以上，1分以上で2分未満，1分未満に分けて評価を変えています．

第4章　トレッドミルが動き始めてから止まるまで　Q49

解　説　6.5 METs（Bruce 法ではステージ2）を完了できない場合は，予後不良の徴候とされているので（A report of the ACC/AHA Task Force on Assessment of Cardiovascular Procedures. J Am Coll Cardiol **8**：725, 1986），どのステージまで完遂しえたかは大切な情報です．

　ステージが上がった後，すぐに負荷を終了した場合と予定された3分間を完遂しえた場合で評価が異なるのは当然です．1ステージ3分の場合には，**2分以上の負荷をなしえた場合には，一応定常状態に達してそのステージをクリアしたと評価して報告用紙のステージの上に○を書き入れます．同様に1分以上2分未満で負荷を終了した場合には△を，1分未満で負荷を終了した場合には×を書き入れます**．このようにすると報告を受け取った主治医も負荷の最終ステージと到達具合が一目でわかります．

Q49 負荷を終了した後の患者さんの体位はどのようにしますか

A　必ずしも臥位をとる必要はないと考えます．坐位で様子をみることでよいと考えます．

解　説　諸説がありますが，必ずしも臥位で経過観察する必要はないと考えています．

　負荷後にただちに臥位をとることを推奨する報告があります．これは，クールダウンをとらない場合の迷走神経の過緊張を予防する意味があります．また，負荷終了後に臥位をとることで静脈還流が増え，左室の容量負荷が大きくなり，駆出による心仕事量が増大します．この心負荷の持続が，結果的に負荷終了後の心電図変化を持続させることになり，**臥位のほうが運動負荷試験の感度を高める**との考えです（Lachterman B：Ann Intern Med **112**：11, 1990）．

　筆者のいた施設では，運動負荷終了後にトレッドミルのベルトが停止して傾斜がなくなりフラットになると，**ただちにベルトの上に椅子を置いて坐位**をとっていただいています．これは，臥位になるまでにはトレッドミルを降り，ベッドのあるところまで移動し，さらにベッド上で臥位にならねばならず，結構時間がかかってしまい，**「負荷終了直後」の最**

Q49

も大切な心電図の評価が難しくなるからです．また，運動負荷時の立位に近似した体位で継続して心電図を経過観察できること，心機能の低下した患者さんでは臥位よりも坐位のほうが血行動態的に負担が少ないことも坐位を好む理由です．

　ただ，患者さんの体位とは別に，運動負荷試験では迷走神経の過緊張を含めてその他の不測の事故に備えて，処置が可能なベッドと救急医薬品は必ず用意しておくことはいうまでもありません．

第5章

トレッドミルを止めてから患者さんが
退室するまで

Q50～Q58

　この章では主に運動負荷終了後の回復期についてのQ＆Aを
取り上げます．

第5章　トレッドミルを止めてから患者さんが退室するまで　　Q50

Q50 運動負荷終了後の回復期にはどのくらいモニタ観察を続ければよいですか　★★★

A 厳密に定められた時間はないようです．基本的には負荷前の心電図に復するまでモニタすべきですが，最低6分間は心電図や生体情報を観察すべきかと考えています．

解説　回復期の観察時間は，運動負荷試験の結果，どの程度の負荷がかかったか，また虚血性変化が出現したか否かにより一様ではありません．しかし，やはり最低5分間は観察すべきであるとする報告［Froelicher Vほか（村松準監訳）：運動負荷試験ハンドブック，メディカルサイエンスインターナショナル社，p73, 1997；川久保清：運動負荷心電図，医学書院，1993, p14, 2000］や7分間は観察するとの報告（斎藤宗靖：心臓病と運動負荷試験，第2版，中外医学社，p51, 1993）があります．

　理想的には心電図が負荷前と同様になるまでモニタすべきですが，かなりの時間を要してしまいます．筆者は，負荷終了後2分までを回復早期，3～4分を回復中期，5～6分を回復後期と位置づけており，最低6分間はモニタで経過観察しています．回復期の血圧変化が大切なことや後述（Q51参照）する回復後期の心電図変化を見落とさないようにするためですが，「6分間」という数字には必ずしも明確な根拠はありません．

　患者さんによっては負荷後10分以上経過してから冠攣縮が誘発される場合もありますが，心電図の経過観察を6分間行うことで，着衣などの時間を含めると15分前後は患者さんの様子をみることができるでしょう．

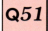 **回復期に注意すべき心電図変化や症状などは何ですか** ★★★

A 負荷中には有意な心電図変化を示さず，回復期に入って初めて ST 変化を生じる late recovery 変化は偽陽性所見の 1 つです．U 波の変化は回復早期の徐脈化したところで明らかになることが多く，このタイミングでの観察に集中します．また，心拍数と血圧変化に注意し，迷走神経の緊張所見の早期発見に努めます．

解説 　負荷中には有意な ST 変化を示さないで，回復期に入ってから有意な変化を生じる場合もあります．「回復早期」に新たに ST の有意な変化を生じる場合は虚血の所見とする報告もありますが（Lachterman B：Ann Intern Med **112**：11, 1990），ほとんど経験することはありません．

　しかし，回復中・後期（負荷終了後 3〜6 分）から新たに有意な変化を生じる場合は，虚血の所見ではないとの報告が多く，回復期 3 分時点からの心電図で ST 部分を評価することは適切でないとの勧告もあります［Froelicher V ほか（村松準監訳）：運動負荷試験ハンドブック，メディカルサイエンスインターナショナル社，iv, 1997・下村克朗：最新医学 **3**（補）：133, 1983］．

　特に目標心拍数に到達して運動終点を迎え，その際に心電図上有意な ST 変化がないにもかかわらず，この回復中・後期から生じる有意な虚血パターンの ST 低下を生じることがあります．これは Q29 でも少し触れましたが，late recovery の変化とよばれ，この ST 低下は遷延して（8〜13 分）15 分以上継続することもまれではありません．心電図変化だけをみると虚血パターンですが，このような経過での ST 低下は偽陽性の変化です．late recovery の変化を呈する患者さんの約半数は高血圧の患者さんで，その他冠攣縮性狭心症や中年女性にもみられるとされています．

　ただし，最大心拍数の 80％未満の心拍数で運動終点を迎え，しかも胸痛のある場合には，単なる late recovery 変化ではなく，虚血性心疾患が含まれる可能性も示唆されています．

　また Q35 でも触れましたが，U 波の変化は負荷中よりも回復期で明瞭になるため，このタイミングで「新たな U 波の出現」の有無をしっかり観察します．陰性 U 波の出現は前壁・中隔の虚血所見を反映し，

左前下行枝の近位部病変を示唆し，陽性 U 波は後壁の虚血所見を反映し，左回旋枝または右冠動脈の近位部病変を示唆する所見です．これらの U 波の変化は心筋虚血所見としての感度は低いものの，出現した場合には虚血の特異度は高く見逃してはいけない重要な所見です．

回復期にみられる血圧低下を伴う著明な徐脈化は迷走神経緊張の所見です．十分な負荷量の後，クールダウンなしに負荷を中止したときに起こしやすいといわれています．顔色不良などの症状を伴えば患者さんを臥位にし，下肢挙上にて経過を観察します．迷走神経過緊張の状況にあっても，幸い心電図や血圧は経時的にモニタ可能な状況です．急速に徐脈化することが前兆となるので，回復期の心電図モニタは注意深く観察することが必要です．下肢の挙上にもかかわらず症状や徐脈および血圧低下が持続する場合には，補液やアトロピンなどを静注して様子をみます．

回復期の血圧変化としては，すでに述べたように，負荷終了時の血圧に比べて，負荷終了後の血圧が2分間以上，10 mmHg 上昇するものは，負荷中に ST 低下をきたすものが多く，三枝病変例が多いとの報告があります．

肥大型心筋症において，運動負荷終了後に血圧が再上昇する場合には，広範な心筋障害を有し，運動中の心機能異常も著しく，突然死例も多いとされています（鼠尾祥三：J Cardiol **27**：65, 1996）．

回復期の心電図や血圧経過は運動時よりも測定条件がよく，高い精度で評価が可能なこと，しかも，思いのほか情報量が多いのでもっと活用されてもよい指標と思っています．

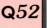 運動負荷試験で陽性所見を呈した患者さんへの「検査終了後の一般的注意」は何ですか

A 心筋虚血が誘発されたり，不整脈が誘発された入院患者さんでは，負荷試験終了後の入浴などの二重負荷を避けるなど病棟への指示が必要です．外来患者さんの場合には，外来主治医と相談し，内服薬の追加や変更および追加検査などを考慮すべきです．

解　説　心筋虚血が誘発されずに終了した症例はまず問題ありません．しかし，

入院患者さんで心筋虚血が誘発されたり，不整脈が誘発された場合には，主治医に連絡するとともに，病棟にも運動負荷試験で心筋虚血が誘発された旨を連絡し，カルテにも記載します．病棟でもなるべくベッド上での安静を指示し，直後の入浴やシャワーおよび食事などは二重負荷となるので避けるよう指示すべきです．普段とのわずかな異常を自覚してもナースコールするよう指導します．

　外来患者さんの場合には，外来主治医に報告し，内服薬の追加や変更，さらなる検査の追加，また再診日や入院の適否を相談します．

Q53 運動負荷試験の結果はどのように報告しますか

★★★★

A 専用の申し込み兼報告書を作成します．そして，①選択したプロトコル，②運動終点，③そのときの心拍数，④心電図変化，⑤不整脈，⑥胸痛，⑦ほかの自覚症状，⑧血圧経過，などに言及し，最後に陽性・陰性，判定不能，評価不能などの検査の結論を記載します．

解説　専用の申し込み兼報告書を作成します（図42）．そして，報告すべきことは，①まず選択したプロトコルです．これにより，運動終点から運動耐容能が推測されます．これは予後の推定因子でもあります．②運動終点が何であったか（主には，目標心拍数到達，狭心痛，虚血性心電図変化，血圧低下，呼吸困難，下肢疲労など）を示します．これは必須項目です．③心拍数の経過（運動終点での心拍数，および目標心拍数に到達したかどうかと予測最大心拍数の何％かは必須）により負荷の程度を明らかにします．④心電図変化としては，ST偏位の有無とその程度やU波の有無および脚ブロックの出現などに注意します．ST変化があった場合には，そのパターンと回復が早いか遅いかも重要です．⑤不整脈は運動による増減（上室性の不整脈よりも心室性の期外収縮のほうが致死的不整脈につながりかねないため，より重要）や徐脈性不整脈の出現に注意します．もちろん，心室頻拍や心室細動を含め重症不整脈（頻発・連発・多源性・R on T）が出現すれば必ず記載しなければなりません．⑥胸痛が誘発された場合には，その性状と程度を評価し，狭心症と診断してよいかどうかを言及するとともに，日常の発作との相違を記載しま

第5章 トレッドミルを止めてから患者さんが退室するまで　Q53

トレッドミル運動負荷試験

（660点）　　報告
判読（有・無）　　Treadmill No ―　　625

漢字氏名
患者番号
氏　名
生年月日　　67 歳　　性別 男・女
病　棟　　東・中・西　　号室
診療科　　外来 入院 申込

検査日　月　日 午前/午後　時　分　主治医

身長 167 cm　体重 78 kg　previous Treadmill: No Yes（ 年 月 日）　previous Master : No Yes（ 年 月 日）

Purpose：☑Dx for ischemia ☑Exercise capacity □Rehabilitation □Arrhythmia □Others（　）
Protocol：□NCVC 1.2 ☑Bruce □others（　）
Diagnosis：☑EA □Rest AP □AMI（'9 年 月 日）□OMI（ 年 月 日）□Valve（ ）□Arrhythmia □CHF □myocarditis □HCM □DCM □others（ ）

present illness　昨年秋頃より 1/2W の労作性の胸痛出現．近医より硝酸薬を処方され軽快していたが，2ヶ月位前より再び出現．1/W，1回数分

安静時 ECG：Q（　）ST↑（　）ST↓（　）neg. T（　）
CAG：LMT（ %）LAD（ %）LCX（ %）RCA（ %）LV asynergy（ ）EF（ %）
治療：□none ☑nitrate □Ca-antagonist □β-blocker □nicorandil □digitalis □antiarrhythmics □other drugs（ ）□post PTCA □post CABG

STAGE	Pre	0	①	②	③	4	5	6	7	8	9	Recovery Period						
NCVC		2.5k/h 0%	2.5 10	3.5 10	4.5 10	5.5 10	5.5 14	5.5 18	5.5 22	6.5 22	7.5 22	直後	1'	2'	3'	4'	5'	6 N'
Bruce			2.7k/h 10%	4.0 12	5.5 14	6.9 16	8.0 18	8.8 20										
Heart Rate	74		99	113	127							127	108	100	92	84	82	81
Blood Pressure	124 64		150	168 76	182 88	94						182 94	166 90	160 90	154 82	140 78	138 78	134 76
ST(V₅)																		
胸痛			（−）	（−）	（−）													
不整脈																		

THR（137/分，90% of MHR）attained HR（127/分，83% of MHR）Ex時間（7分30秒）
終点：□CP 開始後 分 秒，持続 分 秒，NTG（＋，−）☑虚血性ST □BP低下 □BP上昇 □不整脈 □息切れ □疲労（全身，下肢）□めまい □THR到達 □others（ ）
症状：☑none □CP □SOB □others（ ）　Borg's scale（16/17）
ECG変化：ST↑（ ，max mm in ）ST↓（ II, III, F, V₄₋₆ ，max 1.7 mm in V₅.J・U・H・S）1mmST変化時間（ 分 秒）T変化（ ）陰性U（なし）不整脈（負荷終了直後に PVC散発）
判定：☑陽性（definite・for ECG criteria）□equivocal □陰性 □inconclusive
Comments：Bruce Stage III 7'30"，虚血性ST変化により Ex終了 胸痛なし．ECGは II, III, F, V₄₋₆ で ST↓，max V₅ で−1.7mm（H）recovery は不良．有意なST変化と考えます．

検査担当（Dr. / Ph. ）
判定医（Dr. ）

図42 筆者の施設で使用していたトレッドミル負荷試験の申し込み兼報告用紙

この報告用紙に系統だって記載することにより，①選択したプロトコル，②運動終点，③そのときの心拍数と最大心拍数の程度，④心電図変化，⑤不整脈，⑥胸痛，⑦ほかの自覚症状（主に息切れと下肢疲労），⑧血圧変化，が明らかになる．

トレッドミル運動負荷心電図所見

検査年月日　▮▮▮▮▮▮▮▮▮▮

検査担当者　[　　　　　　　]

プロトコール　□Bruce　　□Bod-Bruce　　□Manual
　　　　　　　□その他の内容　[　　　　　　　　　　　　]

目標心拍数（85%）[　　　　]　　/分

安静時心拍数　[　　　　]　　/分

安静時血圧　[　　　　]　　mmHg

到達最大心拍　[　　　　]　　/分

到達最大血圧　[　　　　]　　mmHg

END POINT　□ST 変化　□不整脈　□胸痛　　□全身疲労　□足の痛み・疲労
　　　　　　□呼吸苦　□高血圧　□血圧低下　□目標心拍数到達　□その他
　　　　　　□その他の内容　[　　　　　　　　　　　　]

コメント
　運動時間　[　　]　分　　[　　]　秒

　症状　[　　　　　　　　　]

　不整脈　[　　　　　　　　　　　　]

　ST-T 変化　[　　　　　　　　　　]

　診断医　[　　　　　　　　]

▮図 43▮ 筆者の施設で使用しているトレッドミル運動負荷試験の報告書

第5章　トレッドミルを止めてから患者さんが退室するまで　　Q54

す．⑦ほかの自覚症状として呼吸困難，下肢疲労，全身疲労などの有無と程度も記載します．このとき Borg 指数による評価が有用です．⑧血圧の経過（著明な上昇や低下など）や回復過程などに言及します．

　最後に総合的に，陽性・陰性，判定不能，評価不能などの結論を記載します．

　なお，電子カルテが一般的になり，試験中の心電図の実記録が電子カルテで閲覧できるようになった現在では，試験中の心拍数や血圧経過を改めて報告書に記載する必要性は減じたものと思われます．むしろ，心電図などの所見をきっちりとした文章で表現することを重視すべきでしょう．図 43 に現在筆者の施設で使用している報告書を掲げました．試験中の心拍数や血圧経過を記録するスペースを減らして，所見の記載欄を大きくしています．

Q54　運動負荷試験の精度はどの程度ですか

A　虚血性心疾患の重症度や背景因子，検査前確率によっても精度は大きく変わります．ST 基準だけから評価した場合，感度はおおよそ 60～70％で，特異度は 70～80％くらいに考えるべきでしょう．ちなみにガイドラインでは，それぞれ 70％，75％前後とされています．

解説　運動負荷試験の精度は，まさしく古くて新しい課題です．というのは，罹患冠動脈の部位や病変枝数および狭窄の程度など，運動負荷試験の診断精度は対象となる虚血性心疾患の重症度によって変わってきます．運動負荷心電図の精度を報告した 150 の論文のメタアナリシスでは，感度と特異度はおのおの 68％と 77％と報告されています（Detrano R：J Am Coll Cardiol **15**：1501, 1989）．日本循環器学会の「慢性冠動脈疾患診断ガイドライン（2018 年改訂版）」でも「運動負荷心電図検査によって冠動脈狭窄を検索する際の感度，特異度はそれぞれ 70％，75％前後」と記載されています．

　ただし重症度（病変枝数）別にみると話は少し変わってきます．一枝病変の感度は左前下行枝では 77％，右冠動脈または左回旋枝では 44％（McHenry PL：Heart Lung **3**：83, 1974）と，二枝病変の感度は 70％，

三枝病変は81％との報告があります（斎藤宗靖：心臓病と運動負荷試験，第2版，中外医学社，p94, 1993）．なお，経験的には75％程度の狭窄であれば，たとえ左前下行枝でも一枝病変なら検出できないことのほうが多い印象があります．

また，性別や薬剤の影響など背景因子によっても精度は大きく変わってきます．さらに，実際の臨床現場で問題になるのは感度・特異度以上に「陽性的中率」ですが，これも対象の「検査前確率」によって大きく変わるので，対象者の背景も念頭に置く必要があります（上嶋健治：心臓核医学 **13**：2, 2013）．

なお，ジギタリス，ジアゼパム，イミプラミンなどの薬剤は偽陽性の変化を増強し，キニジンは虚血性変化の出現を遅らせるといわれています（斎藤宗靖：心臓病と運動負荷試験，中外医学社，p101, 1993）．

Q29でも触れたように女性では偽陽性の頻度が高く（福田市蔵：呼吸と循環 **29**：1185, 1981），筆者が運動負荷試験を学ぶ留学先として，退役軍人病院を選んだ理由の1つに，対象が男性に限定されていることがありました．

少しでも感度を高めるためには，U波などに注意したり，胸痛の性状や血圧の変化も注目すべきで，少しでも特異度を高めるためには，偽陽性を呈する病態に注目すべきです．筆者は，運動負荷試験の判定の大部分は本書に記載した「ST基準とU波所見および自覚症状」によって行っており，有意なST変化がなくても陰性U波や典型的な狭心痛があれば「虚血陽性」と判断しています．逆に有意なST変化があっても偽陽性が疑われる病態（Q29参照）や，STが回復早期に回復する例では，虚血陰性も考慮しています．その結果，筆者が勤務した施設の診断精度は8％の判定不能症例を除けば感度が76％，特異度が86％と，満足すべき精度を保っていました．なお，当時の診断的冠動脈造影の有所見率は87％と高率でしたが，これには運動負荷試験などのスクリーニング検査の精度が高く，検査前確率を上げることで有所見率を高めたものと考えています．

第5章 トレッドミルを止めてから患者さんが退室するまで　Q55

Q55 偽陽性（偽陰性）が疑われる場合には報告書へはどのように記載しますか ★★★

A 心電図変化などが偽陽性（偽陰性）所見と考えられても，所見は一応評価すべきです．そのうえで，偽陽性（偽陰性）所見と考えられる根拠を記載して，虚血所見ではない（ある）旨を総合評価として記載します．

解説　ST変化が明らかに偽陽性所見と考えられても，所見としては一応事実を記載して評価すべきです．どのような経過でどのようなST変化が生じたかを記載して，偽陽性と判断した根拠（ジギタリス内服中，左室肥大合併，回復期早期にて基線に復帰，late recoveryなど）を明記します．そのうえで，総合評価には「虚血所見ではない」旨を記載します．

同様に，心電図で有意なST変化などの虚血所見がなくても，典型的な狭心症が出現したり，陰性U波などの虚血を示唆する所見が得られた場合には，心電図所見の偽陰性と考えます．ST変化には乏しいものの，心筋虚血を考えた根拠（狭心痛，陰性U波，血圧低下など）を記載し，総合評価には「虚血所見である」旨を記載します．

先輩医師の中には，偽陽性変化を"positive for ECG change, but probably negative for ischemia"，偽陰性変化を"negative for ECG change, but probably positive for chest pain"などとおしゃれに記載されている先生がおられました．

MEMO ⑬ 運動負荷試験の免許皆伝？

運動負荷試験を安全に実施し，しかも正確な診断が行えることは，うまく内視鏡操作やカテーテルインターベンションが行えるといったことと同様にひとつの臨床のスキルと考えています．筆者が運動負荷試験に関して，しかるべき技術を習得したかどうかを見極めるポイントは3つあります．①負荷心電図が虚血陰性であっても自覚症状や血圧反応などから虚血陽性と判定しうること，逆に，②負荷心電図が虚血陽性であっても偽陽性変化と判断して虚血陰性と判定しうること，最後に③新たに出現したU波の所見を見落とさないこと，を考えています．逆にいえばU波の変化に注意を払うことはそれほど難しいことなのです．

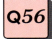 **運動負荷試験の ST-HR loop とは何ですか** ★

A 運動時から回復期の ST 部分と心拍数の関係を経時的に評価し，診断精度を向上させる試みです．縦軸に ST 低下度を，横軸に心拍数を目盛りとするグラフを描き，時計回りと反時計回りに分けて考えます．

解説 負荷中の ST 低下と回復経過の違いを利用し，真陽性例と偽陽性例の鑑別に役立てることができます．運動時から回復期の ST 部分と心拍数の関係を経時的に評価し，診断精度を向上させる試みです（**図 44**）．

すなわち，縦軸に ST 低下度を，横軸に心拍数を目盛りとするグラフ

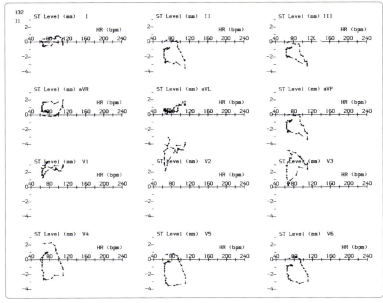

図 44 ST-HR loop
トレッドミルの機種によってはサマリーレポートの一部に ST-HR loop を打ち出すものもある．実例は GE Marquette 社製の CASE 16 により打ち出された 12 誘導すべての ST-HR loop. $V_4 \sim V_6$ で時計軸回転のループを示す．

第5章　トレッドミルを止めてから患者さんが退室するまで　Q56

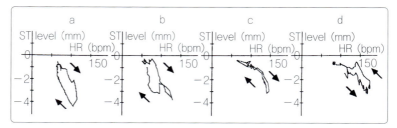

図45 ST-HR loop のパターンによる4つのタイプへの分類

a は時計軸回転，b は ST 低下の早期回復を伴う時計軸回転，c は ST 低下のコンスタントな回復，d は反時計軸回転である．a から d にいくに従い偽陽性例が増える．また，a では多枝病変例が多く予後も不良である．

（Kamata J et al : Coron Artery Dis **6**：547, 1995 より許諾を得て転載）

を描きます．虚血の真陽性例では負荷を始めて心拍数の増加が少ない間は，ST は大きく下がらず，グラフの軌跡はやや右下がりの上に凸の曲線を描きます．やがて心拍数が目標心拍数に近づく頃から ST は大きく低下し始め，グラフの軌跡は垂直に近く下降します．その後，負荷を終了して心拍数は減少しても ST はすぐには回復せず，軌跡は下に凸のやや左上がりの曲線を描いて時計回りに戻り始めます．ST は後期の回復期に入って急速に心電図の基線に戻るため，軌跡は時計回りのまま直線的に戻り始めます．したがって，ST-HR loop は真陽性例では時計回りの loop を描くことになります．

一方，ST の偽陽性例では比較的負荷強度の低い時期から ST は低下を始め，グラフの軌跡は下に凸のやや右下がりの曲線を描きます．心拍数が増加しても ST はそれ以上は大きく低下しないため，軌跡はやや右下がり曲線を描きます．負荷を終了して心拍数が減少し始めると，ST は心電図の基線へ急速に戻り，軌跡は直線的に上昇し反時計回りに戻り始めます．ST は晩期の回復期に入ってからはゆるやかに心電図の基線に戻るため，軌跡は反時計回りのまま直線的に戻り始めます．したがって，ST-HR loop は偽陽性例では反時計回りの loop を描くことになります．このように，ST-HR loop が時計回りの loop であるか反時計回りの loop であるかによって，真陽性と偽陽性を鑑別する参考材料になります（**図45**）．

MEMO 14 運動負荷試験の ST-HR slope

　ST-HR loop に似た名称で ST-HR slope という概念がありました．ST 低下度と心拍数の関係を逐次プロットして，その傾きを求めることで診断精度を高め，重症度評価にも応用可能とする概念です．運動中の ST の低下度を心拍数で補正する指標で，低心拍数で ST 低下が生じると高値に，高心拍数で ST 低下が生じると低値になります．ST-HR slope が 2.4 mV/beats/min を超えると虚血所見で，6 mV/beats/min を超えると三枝病変を示唆するとしていました．しかし，ST-HR slope を有用とする報告が限られた施設からのものが多いとする批判や，診断精度を高めることに懐疑的な報告も相次ぎ，今では顧みられることは少なくなりました．

Q57 ST 低下の基準にほかの心電図指標（Q 波や R 波の基準および右側胸部誘導の追加など）を組み合わせると診断精度が向上しますか ★★

A 基本的にはいろいろな工夫を加えても，ST 低下の基準を著しく上回ることはなさそうです．心筋虚血は通常の 12 誘導による ST 基準と U 波所見，および自覚症状に基づいて評価することが基本と考えます．

解説　ST 低下以外に虚血の診断基準として広く認められたものはないと思われます．AHA による医療従事者への提言のなかでも，"虚血を定量化する多くの ST スコアが勧められているが，標準測定法よりも優れていると検証されたものはない" と記載されています（Fletcher GF：Circulation **91**：580, 1995）．

　12 誘導心電図の中でも，虚血の検出に大きく貢献する誘導とそうでない誘導があります．Q27 でも述べたように，心筋梗塞症の既往がなく，安静時心電図が正常である場合には，V_5 誘導のみが冠疾患の明らかな指標となり，下壁誘導には診断的な付加価値はほとんど認められないとする報告さえあります．

　Q23 でも触れましたが，虚血の出現により Q 波は浅く，R 波は高くなる現象がみられますが，これらの指標を加味しても診断精度を高めな

第5章　トレッドミルを止めてから患者さんが退室するまで　　Q57

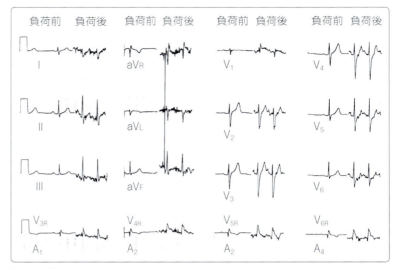

図46 右側胸部誘導のST変化

59歳男性．労作性狭心症の診断で当院へ入院した．運動負荷心電図では，左側胸部誘導には有意なST変化を認めなかったが，V_{4R}〜V_{6R}でST上昇を認めた．冠動脈造影では右冠動脈（#1）に90％狭窄を認めた．

いとすることが一般的かと考えます．

　しかし，右側胸部誘導を付加することにより運動負荷心電図の診断精度を，感度89％，特異度88％と運動負荷核医学検査と同等までに高めることができること，しかも V_{3R}，V_{4R} の心電図変化は右冠動脈病変を，V_{4R}，V_{5R} の心電図変化は左回旋枝病変を表現し，責任冠動脈の同定まで可能とする旨の報告がありました（Michaelides AP：N Engl J Med **340**：340, 1999）．筆者も V_{3R}, V_{4R}, V_{5R}, V_{6R} の右側胸部4誘導を標準的なMason-Likar 12誘導に加えた追試を試みました．その結果，458例中，右側胸部誘導に有意なST変化を認めた症例は3例のみで，そのうち通常の12誘導では変化を示さず，右側胸部誘導のみで陽性と判定した例は1例だけで，右側胸部誘導を付加しても診断精度を高めることはできませんでした（上嶋健治：心臓 **34**：91, 2002）．その1例の心電図を示します（**図46**）．同様の追試でも右側胸部誘導の有用性は明らかにされず（Sabapathy R：Am J Cardiol **91**：75, 2003），また別の報告でも158例の標準12誘導の陽性者の中で右側胸部誘導が陽性であった例は4

例だけで，しかも全例とも左側胸部誘導でも陽性であったとされています（Bokhari S：N Engl J Med **343**：968, 2000）．ただし，右側胸部誘導の変化は通常 ST 上昇として現れ，aV_R 誘導の ST 上昇を伴う（川久保清：運動負荷心電図その方法と読み方，医学書院，p12, 2000）ことと右冠動脈病変に多く合併することから，右冠動脈領域の心内膜下虚血を反映する可能性があり，責任冠動脈の同定には有効な可能性は否定できません．

おそらく，トレッドミルによる運動負荷心電図検査を施行する際，通常の 12 誘導（Mason-Likar 変法）に，右側胸部誘導（V_{3R} から V_{6R}）を付加しても，診断精度はほとんど変わらず，少なくとも，日常のルーチン検査で右側胸部誘導まで記録する必要はないと考えます．虚血診断の王道は，通常の 12 誘導による ST 基準と U 波所見および自覚症状に基づいて評価することが基本と考えます．

Q58 トレッドミル負荷試験の一連の作業の具体的な手順を総括してください

A トレッドミル負荷試験には検査の目的を確認し，患者情報を把握して，検査の適応と禁忌を判断するところから，プロトコルを決定して負荷を行い，虚血に対する陽性・陰性や運動耐容能を評価して，最終的な報告書を作成するまでの一連の作業が含まれます．具体的な報告には，専用の申し込み兼報告書に必要十分な内容を記載します．

解 説 具体的な流れは次のようになります．

・検査の目的の確認（虚血検出・不整脈の評価…など）と同意の取得
　↓
・負荷前の年齢・性別・病歴・身体所見・諸検査・（性格・気質）の評価
　↓
・適応と禁忌の判断
　↓
・負荷プロトコルの決定
　↓

第5章　トレッドミルを止めてから患者さんが退室するまで　　Q58

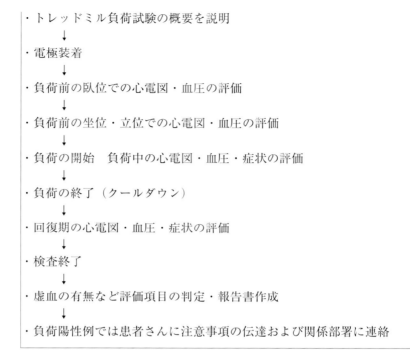

・トレッドミル負荷試験の概要を説明
　↓
・電極装着
　↓
・負荷前の臥位での心電図・血圧の評価
　↓
・負荷前の坐位・立位での心電図・血圧の評価
　↓
・負荷の開始　負荷中の心電図・血圧・症状の評価
　↓
・負荷の終了（クールダウン）
　↓
・回復期の心電図・血圧・症状の評価
　↓
・検査終了
　↓
・虚血の有無など評価項目の判定・報告書作成
　↓
・負荷陽性例では患者さんに注意事項の伝達および関係部署に連絡

　また，Q53でも言及したように，結果は専用の申し込み兼報告書に記載します．内容は，①プロトコル，②運動終点，③負荷終了時心拍数（予測最大心拍数の何％），④心電図変化（不整脈含む），⑤胸痛の有無と程度，⑥呼吸困難・下肢疲労などの有無と程度（Borg指数，⑦血圧経過，などに言及して，最後に総合的に，陽性・陰性，判定不能，評価不能などの結論を記載します（Q55参照）．Q53の**図42**に例を示しています．

第6章

運動負荷試験をさらに深く
学びたい人のために

Q59〜Q76

この章では現場で困ったときに役立つヒントや細かいコツなど
に関するQ&Aを取り上げます.

第6章　運動負荷試験をさらに深く学びたい人のために

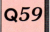 **Q59** 目標心拍数に到達していない患者さんで，息切れや下肢疲労の程度から次のステージに進むことが難しい場合に，目標心拍数に近づける工夫を教えてください ★★

A "半歩前で歩いて"と声かけをしたり，"その場で駆け足してください"という指示で若干心拍数が増加します．

解説　心拍数の増加を妨げる薬剤の内服や閉塞性動脈硬化症の間欠性跛行などの特殊な状況下以外では，目標心拍数に到達せず負荷を終了することは，好ましくありません．

息切れや下肢疲労の程度から次のステージに進むことが難しい場合に"半歩前で歩いてください"と声をかけるだけでも運動量が少し増えて，心拍数が若干増えます．また，手すりに手を添えた状態で"その場で駆け足してください"という指示で5〜10拍/分程度の心拍数の増加が認められます．

筆者の留学先施設では，手すりから手を放すように指示して心拍数を増やすようにしていました．しかし，運動終点に近い状況では転倒の恐れもあり，あまりお勧めできません．

1ステージ3分にこだわらず，同じステージのまま負荷時間を延長して軽い駆け足をしてもらうという臨機応変な対応も一案です．

いずれにせよ明らかな理由のないままに判定不能（inconclusive study）で検査を終わることは検者の技量不足と考えます．

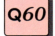 **Q60** 運動負荷を始めてすぐに目標心拍数に到達する症例はどのようにしますか ★★

A 洞調律の場合には少し辛抱して負荷を続けてみてください．検査への不慣れさからくるものかもしれません．

解説　負荷開始後ただちに目標心拍数に到達（洞調律）してしまう場合があ

ります．これは必ずしも運動耐容能の低下を示すものではなく，強制的に歩かされることによる不自然な歩行や検査への不安緊張による検査への不慣れさが原因です．特に神経質な患者さんにみられる傾向で，もう少し負荷を続けてみると心拍数が低下して落ち着いてくる場合もあります．もちろん，そのまま心拍数が上昇し続ける場合もあります．そのときは，心拍数が年齢からみた最大心拍数（220－年齢）に到達した時点で負荷を終了せざるをえないと思います．

ただし，負荷中の心拍応答が過剰で，回復期にも心拍数が高いまま推移する患者さんの中には，長期臥床などの脱調節，脱水，貧血などが認められることもあります．単に「神経質な性格」と片づけずに注意すべきです．

なお，心房細動患者さんの負荷開始後の頻脈についても，少し辛抱して負荷を続けることにしていますが，200拍/分に至るような極端な頻脈を経験することもあります．Q66でも述べるように，心房細動例では運動負荷試験の意義は相対的に乏しいので，年齢からみた最大心拍以上に至れば，あまり無理をせずに負荷を終了してもよいと考えています．

Q61 運動負荷試験結果から予後が推定できますか

A 到達しえた最大心拍数や胸痛および心電図所見や血圧変化などから予後を推定することが可能です．また，運動負荷試験陰性例の予後は陽性例に比べて良好ですが，陰性例でも運動耐容能の悪い症例の予後は不良とされています．

解説 運動負荷心電図の終点のうち，虚血を示唆する所見を評価することにより予後を推定することが可能です．すなわち，到達しえた負荷量や最大心拍数および胸痛の有無と程度，心電図所見や血圧変化などに着目することで予後の推定がある程度可能です．表13に，運動負荷試験による重症冠動脈疾患および予後不良の所見を掲げます．運動耐容能では，心拍数120拍/分やBruce法のステージ2（6.5 METs）といった運動強度が予後の分岐点になります．心電図では，ST部分の広範な低下や回復の遷延および陰性U波や心室頻拍の出現が予後の予測因子になり

第6章 運動負荷試験をさらに深く学びたい人のために   Q61

表13 重症冠動脈病変や予後の不良を推測させる運動負荷試験所見

1. 症候限界性負荷試験で，Bruce 法のステージ 2 未満で負荷を終了（ほかのプロトコルでも 6.5 METs 以下の運動耐容能）
2. β 遮断薬を使用せず，心拍数が 120/min 以下で症状出現
3. 虚血性（水平型，下降型）ST 低下が以下の条件で出現
   a. 心拍数が 120/min 以下か 6.5 METs 以下の軽度の負荷量
   b. 虚血性 ST 低下が 2 mm 以上
   c. 負荷終了後 ST 低下が 6 分以上持続
   d. ST 低下が多誘導，広範囲
4. 運動中の血圧反応
   a. 運動中の血圧が 10 mmHg 以上持続的に低下
   b. 最大血圧が 130 mmHg 未満
5. その他
   a. 運動時に aVR を除く全誘導で ST 上昇
   b. 運動により狭心痛が出現
   c. 運動で誘発される陰性 U 波
   d. 運動で誘発される心室頻拍

表14 運動耐容能と予後

報告者	対　象	対象者数	予　後
Bruce	男性虚血性心疾患	1,852	<5 METs：突然死の頻度増加
McNeer	虚血性心疾患	1,472	<5 METs：予後不良，
			>13 METs：予後はきわめて良好
Podrid	虚血性心疾患	142	<6 METs：生存率低下
Weiner	虚血性心疾患	4,083	<2 METs：4 年生存率 47％，
			>15 METs：4 年生存率 100％
Weiner	虚血性心疾患	5,303	<5 METs：予後不良も CABG 施行により改善
Bogaty	運動負荷試験陽性	241	<5 METs：8 年生存率 45％，
			>10 METs：8 年生存率 93％

ます．もちろん狭心痛や血圧低下も重要な所見です．

　運動耐容能と予後の関連を**表14**に示します．やはり，5〜6 METs 以下では予後が悪く，逆に虚血性心疾患に罹患していても十分な運動耐容能が保たれていれば予後は悪くありません．おおまかにいうと，5 METs 以下は予後不良，10 METs あれば薬物治療と外科治療で予後に差が現れず，13 METs 以上あれば運動負荷試験の結果にかかわらず予

表15 Duke のトレッドミルスコア

トレッドミルスコア＝運動時間(分)−(5×ST 偏位)−(4×狭心症指数)

- 運動時間は Bruce 法による
- 狭心症指数　0：狭心症なし
　　　　　　　1：狭心症が出現（負荷試験の中止理由にならず）
　　　　　　　2：狭心症が出現し負荷試験を中止

このスコアが 5 以上であればおおむね low risk と考えられ，4 年生存率は 99％（年次死亡率 0.25％）である．逆に−10 以下のときは high risk で，4 年生存率は 79％（年次死亡率 5％）である

(Mark DB：N Engl J Med **325**：887, 1991 より引用)

　後は良好のようです．

　これらの指標を総合的に解析し，予後の推定に応用する研究は数多くあります．なかでも，Duke のトレッドミルスコアはよく検証されており，Bruce 法で施行した運動負荷試験の結果から，狭心症の有無，ST の低下度，運動負荷時間などをあてはめることで予後の推定が可能です（**表 15**）．Duke スコアは日本循環器学会「慢性冠動脈疾患診断ガイドライン（2018 年改訂版）」でも参照すべきとされています．

　また，心血管疾患の患者さんにとって運動耐容能は，重要な予後予測因子であることが知られていました．しかし，健常者の予後も同様に予測できるかどうかは不明でした．臨床上の理由でトレッドミル負荷試験を行った虚血性心疾患のない男性例の予後を検討したところ，健常者においても最大運動能力が，糖尿病や高血圧といった従来の冠危険因子よりも，さらに強力な死亡リスクの予測因子であることが明らかになりました．逆に，運動能力が 1 MET 増加すると，生存率は 12％上昇するとしています（Myers J：N Engl J Med **346**：793, 2002）．すなわち，運動負荷試験結果から，心疾患患者でも健常者でもその予後が推定できるといえそうです．

第6章 運動負荷試験をさらに深く学びたい人のために　　　Q62

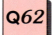 運動負荷試験結果をどのように治療に反映させますか ★★★

A 　運動負荷試験は基本的には心筋虚血の有無を判定する機能的かつ定性的な検査です．虚血陽性の場合には次の段階の検査（形態的評価）を追加することが必要になります．
　内科的治療を開始する場合には，禁忌がなければ陰性変時作用のある薬剤（主にβ遮断薬）を考慮することになりますが，Ca拮抗薬や硝酸薬が考慮されることもあります．また，虚血の重症度や冠動脈造影の結果から，血行再建術も考慮されます．もちろん心臓リハビリテーションも有用な治療法になります．

解説　運動負荷心電図検査から虚血性心疾患の重症度を推測することも可能ですが，本試験は基本的に心筋虚血の有無を判定する機能的かつ定性的な検査です．したがって，虚血領域と責任冠動脈および冠動脈病変の形態的評価と解剖学的重症度を評価するために，運動負荷心筋シンチグラムや冠動脈造影などの検査を追加すべきです．
　運動負荷心電図検査で陽性の場合には，心拍数が増えて心仕事量が増加することが症状の出現などにつながるので，内科的治療を開始する場合には，β遮断薬やある種のCa拮抗薬など陰性変時作用のある薬剤を用いることになり，硝酸薬が適応になる場合もあります．冠攣縮がみられる場合にはβ遮断薬の使用は控えるべきです．これらの状況では，Ca拮抗薬や硝酸薬の使用が考慮されることもあります．もちろん心臓リハビリテーションが有用な治療法になることも忘れてはいけません．
　また，虚血の重症度や冠動脈造影の結果から，血行再建術も考慮されます．血行再建術を念頭に置く場合には，形態学的に冠動脈の狭窄を認めるだけでなく，少なくとも機能的な虚血所見が見出されていることが必要です．実際，診療報酬に関しても，安定冠動脈疾患に対する経皮的冠動脈インターベンションには，機能的虚血が確認された狭窄病変に実施されることが求められています．この機能的虚血を最も簡便に検出する検査こそ「運動負荷試験」に他なりません．

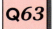 **薬物介入による治療効果は，運動負荷試験の何がどの程度改善すれば効果があったと評価してよいですか** ★★

A 運動負荷試験の精度や再現性にも関わる問題でもあり，疾患の重症度にも依存します．また薬効を症状で評価するか，心電図変化でみるか，いずれであっても評価するならばどの指標を使うかなど，意外に整理されていません．思いのほか難しい問題です．

解説 薬物介入の効果を判定する場合，検査の精度と再現性も考慮すべき問題です．精度に関しては Q54 で述べましたが，再現性に関する考慮も必要です．初回に比べて 2 回目の負荷のほうが，「慣れの影響」により運動耐容能が見かけ上よくなることがあります．無投薬時と開始した薬物治療の違いをみる場合には，負荷試験を同じ時刻にしなければなりません．一般に冠トーヌスの日内変動により，午前中のほうが午後よりも陽性率が高くなる傾向にあります（p31，MEMO③参照）．

また内服薬を増量した場合には，増量前後の内服時刻と負荷試験の時刻や内服から負荷試験までの時間を同じにしなければなりません．冠動脈病変がごく軽度であったり，非常に重症な場合には薬効が検出できない可能性があります．

トレッドミル（Bruce 法）を用いて 3～7 分の負荷が可能で，①運動負荷時に中等度の胸痛出現，② 0.1 mV 以上の ST 下降，③再現性は運動時間が ±15％を満たす症例であれば，薬効をうまく検出できるかもしれません〔抗狭心症薬の臨床評価法に関する研究（主任研究者：岸田　浩，2004）〕．

治療効果の判定には，薬効評価を症状で評価するか，心電図変化で評価するか，心電図変化で評価するならばどの指標を使うかなど，意外に解決されていない部分があります．日本心電図学会の抗狭心症薬判定委員会では，トレッドミルを用いて，運動終了時と同一運動時間での ST 低下度および運動耐容時間による評価を提唱しています（心電図 **16**：83, 1996）．しかし，判定基準の用い方により，薬効の判定にも差が生じることが明らかになりました（心電図 **17**：393, 1997）．現在のところ，継続して行われた厚生科学研究の"抗狭心症薬の臨床評価法に関する研究（主任研究者：岸田　浩，2004）"では，運動耐容時間や ST が 1 mm 低下するまでの時間を検討するという案に変更されています．

第6章 運動負荷試験をさらに深く学びたい人のために　Q64

Q64 経皮的冠動脈インターベンション（PCI）後の運動負荷試験の意義は何ですか．また，ステント症例の負荷試験施行時期はいつが適切ですか

A PCI後には，狭窄病変が解除されてもしばらく虚血性の心電図変化を呈することがあります．無症候であれば再狭窄を予測できず，術後1ヵ月以内の運動負荷試験の意義はありません．また，ステント留置症例の運動療法や亜最大運動負荷試験は留置後7日，最大運動負荷試験は留置後14日で可能と考えられています．

解説　PCI後の比較的早期の運動負荷試験は再狭窄を予測できず，意義は乏しいと思われます．PCIは，本来，一枝病変に多く行われており（現在はそのようなことはありませんが），運動負荷心電図の一枝病変への感度は高くないことが再狭窄を予測しにくい理由の1つでした．さらに，狭窄病変が解除された後も冠予備能はただちには改善せず，虚血性の心電図変化を呈することも，再狭窄を予測しにくい理由の1つです．近年は多枝病変例にもPCIが行われるようになってきたことから，不完全な血行再建が行われた場合には，虚血性の心電図変化が残存虚血によるものか再狭窄によるものかが判別できません．このような理由で，術後1ヵ月以内の運動負荷試験の意義は乏しいと考えられています（El-Tamimi H：J Am Coll Cardiol **15**：259, 1990）．

　ステント挿入後5日目の運動負荷試験で急性冠閉塞を呈した症例報告がなされ，ステント挿入後1週間までは運動負荷試験は避けるべきで，早期には運動よりも薬物負荷試験のほうが安全な可能性があるとする報告（Samuels B：Am Heart J **130**：1120, 1995）以来，あまり根拠のないまま，"ステント留置後は運動により亜急性血栓性冠閉塞（SAT）の危険性が高まる"との考えが支配的になりました．ステント留置後は運動負荷試験はもとより，心臓リハビリテーションの進行さえ遅らせる施設も出てきました．また，連続1,264例のPCI後の早期運動負荷試験で10例（0.8％）に急性冠閉塞を認めたという報告もあり，確かに安全性の面で問題がないわけではありません（Sionis D：Am Heart J **123**：530, 1992）．しかしこの報告では，急性冠閉塞例に負荷試験が当日を含む極めて早期に行われており，多くが分岐部病変や内膜亀裂および解離

を呈しており，しかも予測最大心拍数の 80％以上の負荷量によるもの
でした．すなわち，複雑病変で内膜損傷の強い症例では，早期の強い負
荷による試験により，血管壁へのストレスや血流の増加がさらなる内膜
剥離を招来し，血栓形成による急性冠閉塞を惹起する可能性が考えられ
ます．しかし，全体の PCI の施行件数から鑑みると，これらの合併症
は特殊な条件の重なったまれなケースとも考えられます．日本の 46 施
設へのアンケート調査をまとめた結果では，ステント留置後の抗血小板
療法さえ十分であれば，亜急性血栓性冠閉塞を避けるために，ステント
留置症例の運動療法や運動負荷試験を非ステント例より遅らせる必要は
ないとしています．すなわち，ステント留置症例の運動療法や亜最大運
動負荷試験は留置後 7 日，最大運動負荷試験は留置後 14 日で可能と
考えており（Goto Y：Circ J **66**：930, 2002），「冠動脈病変の非侵襲的
診断法に関するガイドライン（2009）」でも，この報告に肯定的な立場
をとっています．ただし，薬剤溶出性ステント（DES）についてのエ
ビデンスはありませんが，上記の期間に準拠して大きな問題はないと考
えています．

　なお，上記ガイドラインでは，術後 6 ヵ月程度の期間内は，無症候
であれば新たな冠動脈病変の進行を運動負荷心電図でスクリーニングす
る必要性はないとしています．逆に，この時期に運動負荷心電図の適応
となるのは，症状の訴えはあるものの，他覚所見などから判断して心筋
虚血は考えにくく，その確認が必要となる場合などでしょう（上記の禁
忌期間を除く）．その場合でも冠動脈 CT など，ほかの診断法と比較し
てリスクとベネフィットのバランスを検討したうえで施行すべきとして
います．さらに，PCI 後のハイリスク症例（低左心機能，多枝病変，左
前下行枝近位部病変，糖尿病，最適な拡張後径が得られなかった場合，
職業上虚血発作により危険な状況に陥る場合など）では無症候であって
も定期的に心筋虚血の有無を評価することが必要であり，利便性，費用
などの観点からも運動負荷心電図の果たす役割は大きいとしています．

第 6 章 運動負荷試験をさらに深く学びたい人のために

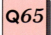 運動負荷心筋シンチグラム検査を行う際の運動負荷で気をつけることは何ですか ★★

A 運動負荷心筋シンチグラム検査の運動負荷では，運動終点の 1～2 分前にトレーサーを静注しなければなりません．運動終了時に負荷量不足であったり過負荷にならないように，運動終点を予見することが大切です．

解 説　運動負荷心筋シンチグラム検査では，トレーサーの静注の必要性などから，トレッドミルではなく，上肢を含めた上半身の安定がよいエルゴメータを用いることが多いようです．この際の運動負荷では，しかるべき負荷量に至った後にトレーサーを静注し，さらに 1～2 分間の運動の継続が必要です．したがって，運動終点を予見して，その 1～2 分前にトレーサーを静注することになるので，検者にも相応の経験が必要になります．この際，運動終了時に負荷量不足であったり過負荷にならないようにするためには，工夫が必要です．

　負荷量不足にならないためには，トレーサーの静注と同時に負荷のステージを上げたり，通常の 50～60 回転のペダルの回転数にこだわらず，より高い回転数での負荷を行うといった工夫も必要です．また，過負荷を防ぐためには，ステージの途中でも負荷量を下げたり，トレーサー静注後の運動を早めに切り上げるといった判断も必要です．あくまでも患者さんの状態をみながら安全性を重視して，臨機応変に対応することが重要です．

　重症例ではゼロ W の負荷量でも十分なことがあります．ただし，ゼロ W とはいうものの，下肢自身が荷重になることやエルゴメータの内部抵抗などで数 W の負荷がかかっています．この荷重をうまく利用することで，ごく軽い負荷をかけることができることを忘れてはいけません．

Q66 心房細動の患者さんへの運動負荷試験の意義は何ですか ★★

A ST部分に関しては偽陽性所見が多く，また負荷への過剰な心拍応答からすぐに目標心拍数に到達してしまい，運動耐容能の評価も難しく，運動負荷試験心電図の意義は相対的に乏しいと思われます．

解 説 心房細動の患者さんでは，従来からジギタリス内服例が多いこと，高血圧や弁膜症などの合併基礎疾患が左室肥大が多いことなどから，ST部分に関しては偽陽性所見が多く，運動負荷心電図だけから虚血性心疾患の有無を判定することは難しいように思っています．

また，運動負荷への心拍応答が過剰ですぐに目標心拍数に到達するので，運動耐容能の評価にも限界があります．このことから，負荷終点を目標心拍数ではなくBorg指数の17（かなりきつい）程度の運動強度に設定することもあります．

虚血所見がなく十分な運動耐容能があるとき，すなわち虚血陰性を評価するときには問題ないのですが，陽性所見や運動耐容能例の評価には限界があります．運動負荷試験心電図の意義は相対的に乏しいと思われます．

Q67 洞機能不全や房室ブロックの患者さんへの運動負荷試験の意義は何ですか ★★

A 安静時の洞徐脈の患者さんに運動負荷を行うことにより，病的な洞機能不全か否かの鑑別に役立つことがあります．また，安静時の後天性完全房室ブロックは運動負荷試験の相対的禁忌ですが，先天性の完全房室ブロックは，ほかに合併心奇形がなければ試験の実施は可能です．

解 説 いわゆるスポーツ心臓では，安静時に徐脈を呈することが知られていますが，これは運動負荷による心拍応答は正常で，最大心拍数も正常です．しかし病的な洞機能不全の患者さんでは，運動に対する心拍数が

第6章 運動負荷試験をさらに深く学びたい人のために　Q68

120拍/分以上には増加しないとの報告があります．すなわち運動負荷により，健常なスポーツ心臓を病的心から鑑別することが可能です．

安静時の後天性完全房室ブロックは運動負荷試験の相対的禁忌と考えられます．一方，先天性の完全房室ブロックは，ほかに血行動態に影響を与えるような合併心奇形がなければ試験の実施は可能で，日常生活での許容運動量の推定や場合によってはペースメーカー植込み判断材料になります（Fletcher GF et al：Circulation **104**：1694, 2001）．

Q68 QT延長症候群やBrugada型心電図の患者さんへの運動負荷試験の意義は何ですか

A QT延長症候群の患者さんの運動による失神，突然死を予測するうえで，運動負荷試験は有用な検査と位置づけられており，Brugada症候群でも負荷後の心電図変化が特有の波形を強調して，診断の一助となるようです．

解 説　日本循環器学会「遺伝性不整脈の診療に関するガイドライン（2017年改訂版）」では，QT延長症候群（LQTS）の患者さんへの運動による失神，突然死を予測するうえで，運動負荷試験は有用な検査と位置づけられています．先天性LQTSでは心拍数増加に対するQT短縮が不十分であり，回復期後期で有意なQTc延長が認められます．先天性LQTSの臨床診断に用いられるSchwartzのリスクスコアは2012年に改訂され，新たに「運動負荷試験回復期4分におけるQTc≧480 msec」を診断基準に加えています（Schwartz PJ：Circ Arrhythm Electrophysiol **5**：868, 2012）．また，安静時心電図でQT延長を認め，運動に対する反応により治療方針を決定する必要のある患者，および運動中に原因不明の失神を認める患者は運動負荷試験の好適応と考えられています．しかし，明らかなQT延長を認め，失神の既往や心室頻拍などが記録されていれば，あえて運動負荷を行う必要はないでしょう（豊原啓子：日本小児循環器学会雑誌 **33**：120, 2017）．

Brugada型心電図の波形には大きくcoved型とsaddle-back型の2型があります（**図47**）．coved型は「渓谷」や「弓形に曲げる」という意味があり，右脚ブロックのR′波形の後からST部がやや上方に凸

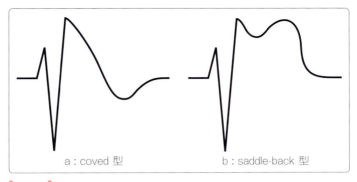

図47
a：coved 型．cove は，「弓形に曲げる」という意味．ST 上昇を示す部分が，上方に凸の傾向を示しながら急峻に斜めに下降し，陰性 T 波に移行する型で，心室細動の危険性がより高いと考えられている．
b：saddle-back 型．馬の鞍のように中央が少し陥凹した形の ST 上昇で，失神の病歴がなく，心室遅延電位を認めない例での予後は良好である．

の傾向を示しながら急峻に斜めに下降し，陰性 T 波に移行する型で，心室細動の危険性がより高いと考えられています．saddle-back 型は，馬の鞍のように中央が少し陥凹した形の ST 上昇で，失神の病歴がなく，心室遅延電位を認めない例での予後は悪くありません．

　Brugada 型心電図患者へのトレッドミル負荷試験では，37％に運動終了後の回復期に V_1〜V_3 誘導での 0.05 mV 以上の ST 上昇が認められ，認めなかった症例に比べ心室細動の発生率が有意に高いことが報告されています（Makimoto H：J Am Coll Cardiol **56**：1576, 2010）．運動負荷試験では交感神経が刺激されて ST 上昇の程度や波形変化が軽減し，coved 型から saddle-back 型に変化することもしばしば認められます．

　Brugada 型心電図が疑われるものの，特徴的な心電図所見が得られない場合には運動負荷試験よりもむしろ薬物負荷が好まれます．Vaughan-Williams 分類 IA および IC 群の Na^+ チャネル遮断薬（ピルシカイニド，プロカインアミド）による薬剤負荷が用いられ，負荷後に ST 上昇の程度や波形変化が増強し，coved 型の ST 上昇（J 点が 0.2 mV 以上）に移行した場合に陽性と判定されます（豊原啓子：日本小児循環器学会雑誌 **33**：120, 2017）．

第6章 運動負荷試験をさらに深く学びたい人のために

 冠攣縮性狭心症患者さんへの運動負荷試験の意義は何ですか ★★

A 通常の運動負荷試験では誘発率が低く（特に右冠動脈），walk-through 現象や心拍応答の低下など特徴的な反応がみられることがあります．誘発率を上げるために，過換気負荷と運動負荷を組み合わせるなどの工夫もなされていますが，十分なエビデンスはなさそうです．

解説 冠攣縮性狭心症の発作が日常の労作でも誘発されることがあります．このような運動で誘発される冠攣縮の責任冠動脈は左冠動脈に多いことはよく知られています（深見健一：呼吸と循環 **29**：1213, 1981）．実際の運動負荷試験でも左冠動脈のほうが誘発率は高い傾向にあります．さらに，負荷終了後に ST 上昇を認めたり，負荷中に生じた狭心痛と ST 上昇が，負荷の継続とともに一時消失し，再び出現するいわゆる walk-through 現象が認められることもあります（川久保清：運動負荷心電図，医学書院，p93, 2000）．また，冠攣縮性狭心症の患者さんは運動負荷に対する心拍数の反応が低下しているとされています（友淵佳明：最新医学 **41**：407, 1986）．これは Q6 で述べた chronotropic incompetence（Ellestad MH：Circulation **51**：363, 1975）とは異なり，運動負荷の初期から心拍応答が低下している点が特徴とされています．

本来，冠攣縮性狭心症は臨床的に労作による閾値がないことが特徴です．また，疾患の活動度によっても誘発率は影響されます．したがって，通常の運動負荷試験では誘発率が低いことが知られています．しかし，運動負荷により冠攣縮が誘発される例とされない例との差については明らかではありません（横山 亮：心臓 **43**：1484, 2011）．負荷試験に際しては Ca 拮抗薬や硝酸薬など冠拡張作用を有する薬剤を休薬することが感度を上げるポイントとされています［冠動脈病変の非侵襲的診断法に関するガイドライン（2009）］．末田らは，1分間に約 24 回の過換気負荷を 5 分間行い，その後に Bruce 法を 1 分ごとに 1 ステージずつ漸増する運動負荷を組み合わせる負荷プロトコルを考案しました（Sueda S：Circulation **92**：I-211, 1995）．しかも午前 9〜11 時に施行することにより，活動性の低下した冠攣縮性狭心症でも，器質的有意狭窄合併例では 88％に，器質的有意狭窄非合併例でも 54％に，負荷陽性例を認めるとしています（末田章三：呼吸と循環 **49**：899, 2001）．ただし，

「冠攣縮性狭心症と冠微小循環障害の診断と治療（2023年JCS/CVIT/JCCガイドラインフォーカスアップデート版）」では，過換気負荷もしくは運動負荷と組み合わせた心筋シンチグラフィの推奨度については，エビデンスの蓄積が十分でないとのコメントがあります．

実際の検査としては，冠攣縮性狭心症が疑われる症例に運動負荷試験を施行して，虚血発作が誘発されて確定診断することを期待するよりも，運動負荷によりST低下が認められるか否かにより，器質的な有意冠動脈狭窄の有無を推測することが多いようです．

Q70 弁膜疾患患者さんへの運動負荷試験の意義は何ですか

A 基本的には心電図変化よりも運動耐容能の評価です．運動負荷試験で誘発される息切れなどの症状から運動耐容能を推測したり，内科的あるいは外科的治療の効果などを評価します．また，僧帽弁逸脱症は狭心症様胸痛やST変化の偽陽性を呈する代表的疾患で，弁膜疾患は冠動脈病変を検出するにはあまりよい適応がないと考えます．

解説 弁膜症に合併する冠動脈病変を検出するには，あまりよい適応がないと考えます．これは，大動脈弁狭窄症，大動脈弁逆流症，僧帽弁逆流症などでは合併する左室肥大のために偽陽性を呈する可能性があります．左室肥大を合併しないとされている僧帽弁狭窄症でも，心房細動合併例やジギタリス内服例，また洞調律や心房細動を問わず負荷終了時に高い心拍数を獲得した例では，偽陽性を呈する傾向が高いようです〔千葉育雄：心臓 **32**（Suppl 2）：3, 2000〕．

運動耐容能の低下の程度をみるために，また内科的・外科的治療の効果をみるために運動負荷試験が用いられることがあります（Fletcher GF：Circulation **104**：1694, 2001）．この意味では，7章以下に述べる呼気ガス分析を併用した心肺運動負荷試験を施行し，嫌気性代謝閾値や最高酸素摂取量から評価すべきと考えます．

ほとんどのガイドラインが失神や心停止の危険性を理由に，中等症から重度の大動脈弁狭窄症への運動負荷を相対禁忌以上に位置づけています．しかし，なかには，症状，毎分の血圧変化，心拍数の減少，心室・

第6章 運動負荷試験をさらに深く学びたい人のために　　Q71

上室性の不整脈に注意すれば，比較的安全に行えるとする報告もあります（Fletcher GF，前掲）．筆者は，大動脈弁狭窄症への運動負荷試験の適応は，運動負荷試験結果から得られる情報量とリスクの兼ね合いで決定すべきであると考えています．しかし，いわゆる三大徴候（失神，狭心症，心不全）を認める例や，無症候であっても手術適応とされる左室‒大動脈の平均圧較差が 50 mmHg 以上の大動脈弁狭窄例では，もはや運動負荷試験の適応がないと考えています．

また，僧帽弁逸脱症は狭心症様胸痛や ST の偽陽性を呈する代表的疾患の1つです．本症例の 25％に ST の偽陽性を認めるとの報告もあり［Froelicher V ほか（村松準監訳）：運動負荷試験ハンドブック，メディカルサイエンスインターナショナル社，p122, 1997］．ST 偽陽性の成因には，乳頭筋の局所的虚血や左前下行枝の圧迫などの機序も考えられていますが，必ずしも明らかではありません．また，胸痛の出現と ST 変化も並行して出現するとも限らず（Ellestad MH：Stress Testing, 4th ed, FA Davis Company, p400, 1996），虚血以外の要素はやはり否定できません．僧帽弁逸脱症に合併する冠動脈病変を検出するには，運動負荷試験はあまりよい適応がないと考えます．逆に，若年者の運動負荷試験で，虚血性心疾患では説明できない胸痛や ST 変化がみられた場合には，本症を念頭に置き，慎重な聴診や心エコー図による検索が必要になります．また，本症の 1.2％に突然死があるとのことから，Holter 心電図などで不整脈に関する精査を勧める報告もあります．

Q71 肥大型心筋症患者さんへの運動負荷試験の意義は何ですか

A 重症の閉塞性肥大型心筋症への運動負荷試験は禁忌と考えます．それ以外には，運動耐容能の評価や不整脈の誘発などが考えられます．

解説　重症の閉塞性肥大型心筋症への運動負荷試験は，大動脈弁狭窄症の場合と同様に禁忌と考えます．また，非閉塞性の肥大型心筋症の場合でも，左室肥大の合併があるので，心電図の ST 変化から冠動脈疾患を検出するにはあまりよい適応がありません．

さらに，運動による T 波の変化も陽転したり，さらに深くなったり

とその変化の様子もいろいろです．また，T 波が深くなる場合には，ST 部分の低下を伴うことが多く，心電図の ST 基準上は陽性になることがほとんどです．このときに，回復期早期に ST 変化が消失するなどの「偽陽性パターン」から虚血が否定的であれば，その旨をコメントします．

通常は，運動耐容能の評価や不整脈の誘発などを目的に，負荷試験を依頼されることが多いようです．

Q72 小児への運動負荷試験の意義は何ですか

A 小児への運動負荷試験の目的は，不整脈の評価，川崎病の経過観察，先天性心疾患やその術後の運動耐容能評価などが主なものです．

解説 筆者の経験では，小児への運動負荷試験として最も依頼頻度の高いものは，**不整脈の評価**です．多くは，学校検診で指摘された安静時の期外収縮および I ないし II 度の房室ブロックです．

小児では生活指導上，体育やスポーツの制限を念頭に置く必要があります．しかし，実際のスポーツの現場では，通常の負荷プロトコルのように 3 分ごとに定常状態を作りながら負荷量が漸増するわけではありません．また，一般に小児は運動耐容能も高いので，通常の Bruce 法では運動負荷時間がいたずらに長くなりかねません．**むしろ定常状態を作らないことと，負荷時間を短縮することを目的に，期外収縮であれ房室ブロックであれ，Bruce 法を 2 分ごとに漸増**しています．

次いで依頼が多いのは，川崎病の経過観察です．これは，虚血の検出を主目的とするため，Bruce 法を通常通り 3 分ごとに漸増していきます．ただし，**成人の虚血性心疾患に比べて胸痛や有意な ST 変化を示しにくく，運動負荷試験の好適応ではありません**（富田　栄：日小児会誌 **90**：1104, 1986）．小児専用の ST 診断基準も提唱されていますが，いずれにせよ診断精度は高くないようです．

先天性心疾患では，Fallot 四徴症や大血管転位（特に術後）の依頼が多いようです．運動耐容能の回復状況や運動誘発性不整脈の出現をみる目的で施行されることが多いようです．

第6章 運動負荷試験をさらに深く学びたい人のために　Q73

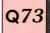 **Q73 心臓手術以外の術前検査としての運動負荷試験の意義は何ですか** ★★★

A 心臓手術以外の術前検査としての運動負荷試験の有用性には議論のあるところです．しかし，実際には術前検査としての依頼は少なくありません．負荷試験により「低リスクであることを確認する」意味合いで，運動負荷試験を実施することは1つの選択肢と考えます．

解説　Hertzerは，1970～1988年に報告された数千例の血管手術を検討した結果，周術期死亡の半数は心臓合併症によること，術前に典型的な虚血性心疾患の所見を示す場合には致死性イベントがほぼ5倍になることを報告しました（Hertzer NR：Ann Vasc Surg **1**：616, 1987）．

　ACC/AHAのガイドラインでは，非心臓手術の心臓への手術リスクを分類し，内視鏡手術や体表の手術および白内障などの手術を低リスク，胸腔内と腹腔内および頭頸部と整形外科手術などを中等度リスク，大動脈，末梢の血管手術や特に高齢者の緊急手術および長時間を要し大量の失血や体液シフトが予測される手術を高リスクと評価しています（Eagle K：Circulation **93**：1278, 1996）．そして，軽症狭心症例や心筋梗塞症の既往がある例および心不全歴のある例で，これらの疾病により日常生活活動が4 METs以下に制限されている場合には，運動負荷試験の適応があり，また4 METs以上の生活が保たれていても，上記の手術リスクが高リスクであれば運動負荷試験の適応があるとしています．単なる心電図異常などでは，日常生活活動が4 METs以下に制限されており，手術リスクが高リスクの場合にのみ運動負荷試験の適応があるとしています．

　心臓手術以外の術前検査としての運動負荷試験が，安静時心電図以上には手術症例の転帰を予測しないとする考えがあります（Carliner N：Am J Cardiol **56**：51, 1985；Carliner N：Can J Cardiol **2**：134, 1986）．術前の心精査の観点からいうと，患者さんが受ける手術が内視鏡手術や白内障手術のような低侵襲度の手術か，高齢者の緊急手術や長時間を要し大量の失血や体液シフトが予測されるような高侵襲度の手術であるのかが大きな問題です．本当に術前の虚血評価が必要か否かを考えます．

　日本循環器学会の「非心臓手術における合併心疾患の評価と管理に関するガイドライン（2022年改訂版）」では，運動負荷心電図，負荷心筋

血流シンチグラム，負荷心エコー図を施行することで，術前リスク評価の精度を向上させることを明確に示した研究は現時点では存在せず，そのルーチンでの施行は推奨されないとされています．しかし，「運動負荷心電図が陰性ならリスクが低いが，陽性でもリスクは必ずしも高くないこと」，「運動負荷試験により運動耐容能が高いと心血管イベントは低下するが，運動耐容能が低くても必ずしもイベントが起こるとは言えない」ことも併記されています．したがって，運動負荷心電図が陰性，または運動耐容能が高ければ心血管イベントリスクは低いと考えることもできます．実際，「2022 年 JCS ガイドラインフォーカスアップデート版 安定冠動脈疾患の診断と治療」では，「運動負荷心電図は検査前確率が低い患者において，運動誘発性の虚血性変化がないことを確認する目的で考慮してもよい」とのコメントもあります．

実臨床では，術前に安静時心電図に異常所見（ミネソタコードで正常でない場合や麻酔科医からの指摘など）を認めたり，安静時心電図に異常がなくても過去に虚血性心疾患や心不全といった「循環器系疾患の診断名」が病歴にある場合には，循環器専門医に紹介されることが多いと思われます．このような場合，術前リスク評価のために運動負荷試験を推奨する明確なエビデンスはないものの，依頼元の診療科との関係などにも配慮して，「心電図での虚血陰性」，「Bruce プロトコルのステージ 2 以上の比較的高い運動耐容能」を確認し，「低リスクであることを確認する」意味合いで，運動負荷試験を実施することも 1 つの選択肢と考えています．

Q74 末梢動脈疾患への運動負荷試験の意義は何ですか

A 大きく 2 つの意味があります．まずは末梢動脈疾患の患者さんには高頻度で虚血性心疾患の合併を認めるので，心筋虚血検出のためのスクリーニング的な目的です．次に，末梢動脈疾患の確定診断と重症度評価を目的に実施します．

解説 動脈硬化症は全身性の疾患ですので，下肢動脈にその症状や所見があれば，冠動脈にも同様の所見があると考えねばなりません．下肢動脈の

第6章 運動負荷試験をさらに深く学びたい人のために　Q74

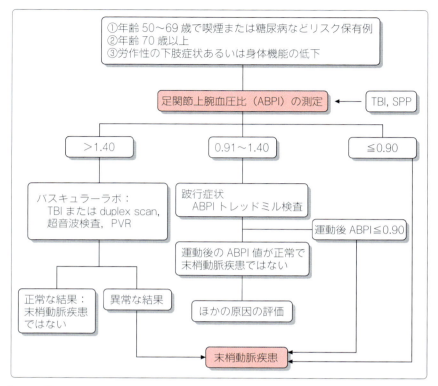

図48 下肢血圧と上腕血圧（左右の高い方の値）との比＝ABPI（ankle-brachial pressure index, またはABI）をガイドとした末梢動脈疾患の診断アルゴリズム

TBI（toe brachial pressure index）：足趾上腕血圧比
SPP（skin perfusion pressure）：皮膚灌流圧
PVR（pulse volume record）：容積脈波記録

（Hiatt WR：N Engl J Med **344**：1608, 2001 を参考に作成）

　　間欠性跛行に相当するものが，冠動脈での労作性狭心症と言い換えることもできます．したがって，末梢動脈疾患の患者さんには30〜50%という高頻度に虚血性心疾患の合併を認めるので（日本循環器学会「心血管疾患におけるリハビリテーションに関するガイドライン（2012年改訂版）」），その検出目的に運動負荷試験が用いられます．

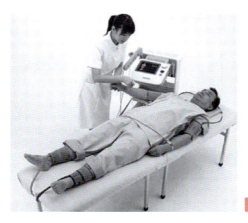

図49 血圧脈波測定装置

　また，末梢動脈疾患の主症状は歩行時に出現する下肢痛や間欠性跛行なので，確定診断や重症度評価のためには運動負荷試験を行うことが推奨されています．「足関節血圧と上腕血圧（左右の高い方の値）との比＝ABPI（ankle-brachial pressure index，またはABI）」をガイドとした診断アルゴリズムを図48に示しますが（Hiatt WR：N Engl J Med 344：1608, 2001），ここでも運動負荷試験の重要性は明らかです．

　運動負荷試験には，①足踏み負荷試験として，立位で数分間足踏みを行いABPIの変化をみる方法と，②トレッドミル負荷試験があります．トレッドミル負荷試験はGardner法として，速度は3.2 km/hrで固定し，傾きを0％から2分ごとに2％ずつ漸増する方法があります．しかし，日本人にはやや速度が速いので，速度は2.4 km/hrで固定し，傾きも12％で固定したうえで，5分間負荷する方法が推奨されています．いずれにせよ，負荷により間欠性跛行が誘発されるか否か，また，負荷直後にABPIを測定して安静時と比較して，低下の有無や低下率を求めることで，下肢虚血の有無や程度を評価します．また，運動時に両側の腓腹筋にプローブを装着し，近赤外線分光法を用いて下肢虚血の出現を評価する試みもあります．なお，上下肢の血圧測定を同時に測定できるだけでなく，脈波伝搬速度も同時に測定可能な血圧脈波測定装置も市販されています（図49）．

第6章 運動負荷試験をさらに深く学びたい人のために　Q75

/ MEMO
⑮ 古くて新しい四肢の血圧測定：ABPI（ABI）

　末梢動脈疾患を評価する簡便な客観的指標として，足関節部血圧（ankle pressure：AP）があります．AP は通常の上腕で血圧を測定する血圧計のマンシェットを足関節（下腿下端）に巻いて，触診法，ドプラ法などで測定します．AP の絶対値としては 40～50 mmHg が阻血性潰瘍の治療の際に参考にされますが，数値は高血圧の合併や個々の状態，環境の違いなどで変動します．そこで，より客観的な指標として汎用されているのが，「AP と上腕血圧（左右の高い方の値）との比＝ABPI（ankle-brachial pressure index，または ABI）」です．通常，下肢血圧は上肢血圧より高いので，ABPI は，「0.9～1.3 が正常」で，0.9 未満および 1.3 以上は異常です．虚血が重症化すると ABPI はより低下し，ABPI が 0.6～0.3 前後は中等症から重症，0.3 以下は極めて重症です．また，糖尿病合併例の一部で動脈の石灰化が高度となり ABPI が異常高値（1.3 以上）を示す場合があります．

　なお，大動脈逆流の冠名徴候の 1 つに Hill 徴候があり，これは下肢（膝窩）血圧が上腕血圧よりも異常に高いとするものでした．本来，下肢血圧は上肢血圧より高いのですが，本徴候では 60 mmHg 以上の高値をもって異常としています．

Q75 見かけ上健常者のスクリーニングや高齢者を含む生活習慣病の患者さんへの運動指導前の負荷試験の意義は何ですか

A 生活習慣病の患者さんでは無症候で見かけ上健康であっても，心肥大や虚血性心疾患を合併している可能性があります．したがって，事前に得られたデータに基づいて適切な患者選択を行い，適正な運動処方を作成することが重要です．これには，基本的診療情報や安静時の諸検査および運動負荷試験が一助になります．

解説　運動療法の対象となる生活習慣病患者さんは，基本的には中等度以下の重症度で心血管病のない患者さんですが，散歩などの軽い運動から水泳などのより運動強度の強い運動までが，患者さんの自己管理下で行われているのが実状です．

140

一方で，生活習慣病の患者さんの中には，無症状でありながらも心肥大や虚血性心疾患を合併する可能性があり，それらは運動中の突然死の原因となりうることが知られています．特に，運動習慣の乏しかった生活習慣病の患者さんが運動療法を安全かつ有効に行うためには，事前にメディカルチェックを受けて，運動による心血管系事故を予防する必要があると考えます．

本来であれば，運動療法を実施する患者さん全員にしかるべき運動負荷試験などが必要かもしれませんが，施設側の問題や医療資源の観点からも現実的ではありません．しかも，運動中の急性発症の急性冠症候群は，冠動脈のプラークの破綻によるもので，運動負荷試験を含めてプラークの破綻の事前予測は困難との立場から，スクリーニングとしての負荷試験を勧告しないという報告もあります（Ciampricotti R：Am Heart J **120**：1267, 1990）．

したがって，運動療法を安全かつ効果的に実施するためには，病歴や身体所見および医学的検査から得られたデータに基づいて適切に患者さんを絞り込み，運動負荷試験が必要な患者さんには，心血管疾患の重症度や心血管疾患以外の合併症を評価することによってリスクの層別化を行い，適正な運動処方を作成することが重要です．メディカルチェックの最も重要な目的は，運動に関連した心血管系事故の予防であることはいうまでもありません．しかし，運動の効果には直接的な効果だけでなく，ストレスの解消や心理的な健康感の回復・促進および ADL や QOL の維持・拡大などの側面もあり，過度に運動の制限をするべきではないと考えています．そこで適切なメディカルチェックを行うことで，より広い範囲の生活習慣病の患者さんに安全かつ有効な運動療法が行われ，肉体的にも，精神的にも，社会的にもよりよい方向に向かえるものと考えます．

生活習慣病の患者さんのメディカルチェックについては，日本医師会編集の「運動療法処方せん作成マニュアル」があります．日本循環器学会「心血管疾患におけるリハビリテーションに関するガイドライン（2012年改訂版）」でも，同マニュアルを引用しています．これは，メディカルチェックの基本的診療情報として，自覚症状，既往歴，家族歴，生活習慣といった問診項目，および身体所見としての血圧・脈拍測定と心電図検査を必要な診療情報としています．**表16，17** にメディカルチェックとして必要な基本的診療情報と運動負荷試験が推奨される状況を示します．また，Q9 の表6（p19）に運動負荷試験の禁忌を示しています．当然ですが，ここに記載された運動負荷試験の禁忌となる病態は，運動

第6章　運動負荷試験をさらに深く学びたい人のために　　Q75

表16 運動療法に必要な基本的診療情報

基本的診療情報	運動負荷試験の必要性	その他の対応
自覚症状		
胸痛・胸部不快感，動悸，息切れ	あり	
めまい，失神，間欠性跛行	あり	
脊椎症状，関節症状		整形外科的精査・指導
既往歴		
心疾患	あり	
整形外科的疾患		整形外科的精査・指導
生活習慣病の合併		
高血圧	表17「高血圧」参照	重症度評価
糖尿病	表17「糖尿病」参照	重症度評価
高脂血症	表17「脂質異常症」参照	重症度評価
肥満	表17「肥満」参照	重症度評価
家族歴*		
1親等以内の心筋梗塞症・突然死	あり	
生活習慣		
運動・食事・喫煙・飲酒		生活指導
安静時心電図		
心筋梗塞症	あり	
ST・T異常	あり	
心室性不整脈	あり	
その他の重要な所見	あり	

* 特に55歳未満で心筋梗塞症や冠動脈の血行再建術を受けたり，突然死をした父親や1親等の男性の係累または65歳未満の母親や1親等の女性の係累など比較的若年発症者の家族歴が重要.

　　療法の禁忌でもあります.
　　なお，高齢者ではすでに骨関節疾患などの整形外科的な合併症を併発している場合もあり，運動療法の開始にあたっては内科的なメディカルチェックだけでなく，整形外科などの専門的立場からもチェックを行い，運動療法の可否を評価しておく必要もあるでしょう.　また，高齢者に対する運動負荷試験では，転倒などの危険が伴うため慎重に行う必要があります.　トレッドミルでは負荷量の調節を速度ではなく傾斜によって行うなどの工夫が必要です.　また，メディカルチェックの枠を超えることになりますが，高齢者の運動療法に関しては転倒や骨折のリスクを避けるためにも，実際に運動する場所を確認して凹凸の多い場所や段差のあるところおよび滑りやすい場所を避けることも重要です.

表17 生活習慣病への運動療法適応判定基準

疾　患	適　応	条件付き適応	禁　忌
高血圧	140〜159/90〜94 mmHg	160〜179/95〜99 mmHg または 治療中かつ禁忌の値ではない 男性40歳，女性50歳以上はできるだけ運動負荷試験を行う．運動負荷試験ができない場合は，ウォーキング程度の処方とする	180/100 mmHg 以上 胸部X線所見：心胸郭比が55％以上 心電図所見：重症不整脈，虚血性変化などが認められるもの（運動負荷試験で安全性が確認された場合は除く） 眼底：Ⅱb以上の高血圧性変化が認められるもの 尿蛋白：100 mg/dL 以上のもの
糖尿病	空腹時血糖： 　　　110〜139 mg/dL	空腹時血糖： 　　　140〜249 mg/dL または 治療中かつ禁忌の値ではない 男性40歳，女性50歳以上はできるだけ運動負荷試験を行う．運動負荷試験ができない場合は，ウォーキング程度の処方とする	空腹時血糖： 　　　250 mg/dL 以上 尿ケトン体（＋） 糖尿病網膜症（＋）
脂質異常症	TC：220〜249 mg/dL （TC：総コレステロール） または TG：150〜299 mg/dL （TG：トリグリセライド）	TC：250 mg/dL 以上 または TG：300 mg/dL 以上 または 治療中 男性40歳，女性50歳以上はできるだけ運動負荷試験を行う．運動負荷試験ができない場合は，ウォーキング程度の処方とする	
肥満	BMI（Body Mass Index）： 　　　24.0〜29.9 [BMI＝体重（kg）/ 　　　（身長（m)）^{2}]	BMI：24.0〜29.9 かつ 下肢の関節障害 整形外科的精査と運動制限	BMI：30.0 以上

第6章 運動負荷試験をさらに深く学びたい人のために　　Q76

Q76 ガイドライン上での運動負荷試験の意義はどうなっていますか ★★★★

A 運動負荷試験は心筋虚血の検出により冠動脈に機能的狭窄があるかどうかを判定するものです．形態的評価である冠動脈造影とは相補的な意義をもち，運動可能な患者さんの場合には心筋虚血検出の最初のステップと位置づけています．しかし，検査前確率から対象患者を吟味する必要があり，虚血の検出から運動耐容能の評価に重点が置かれていく趨勢にもあります．

解説　海外の報告として，ESCガイドライン（2019 ESC Guidelines for the diagnosis and management of chronic coronary syndromes）では「運動負荷心電図検査施行は運動耐容能，心臓由来の症状，不整脈，そして血圧応答性を評価する目的で，また，一部の選択された患者ではイベントリスクを評価する目的で推奨されている」との記載があります．また，運動負荷心電図の診断能は，患者さんの検査前確率が極めて高い（≧80％），もしくは低い（≦19％）のときに妥当と考えられる（Knuuti J. Eur Heart J **39**：3322, 2018）との提言もあります．

日本循環器学会「慢性冠動脈疾患診断ガイドライン（2018年改訂版）」では，「非侵襲的検査法としては，簡便性，費用対効果にすぐれ，重症度，運動耐容能および予後を評価できる運動負荷心電図検査が広く用いられている．」との記述があります．同ガイドラインでは，安定狭心症の診断樹として**図50**を提唱しており，運動可能な患者さんの場合には心筋虚血検出の最初のステップと位置づけています．しかし同時に「運動負荷心電図検査は虚血責任血管や虚血部位の診断に関する感度，特異度が必ずしも高くはなく，運動負荷が施行できない場合や心電図で虚血診断が難しい場合には，負荷心筋血流イメージング法や負荷心エコー法を用いる．」とも記載されています．ただし，このガイドラインのアップデート版である「安定冠動脈疾患の診断と治療（2022年JCSガイドラインフォーカスアップデート版）」では，運動負荷試験には診断精度の問題やリスクがあることおよび医師の監視を要することなどから，「運動負荷心電図の主たる目的は，血行動態の不利益な反応性がないことや管理できる運動耐容能を有するか否かを確認することにある．」としています．

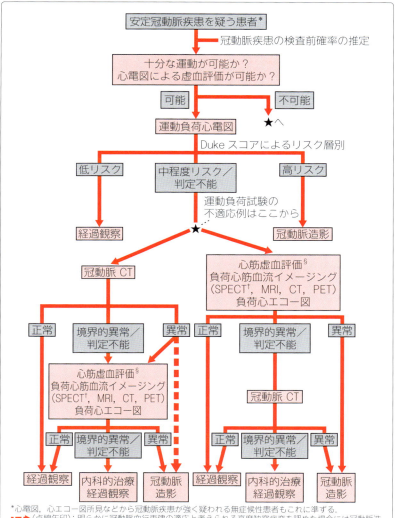

図 50 心筋虚血の診断アルゴリズム

[日本循環器学会：慢性冠動脈疾患診断ガイドライン（2018年改訂版）．http://www.j-circ.or.jp/cms/wp-content/uploads/2018/10/JCS2018_yamagishi_tamaki.pdf．2025年1月閲覧］

第6章　運動負荷試験をさらに深く学びたい人のために　Q76

　リスクや医師の監視を要することは致し方のない問題ですが，精度の問題に関しては Q54 で述べたように，十分な運動量の負荷，U 波など ST 以外の心電図指標の応用，および症状や血圧変化の活用と回復過程の注視など，すなわち偽陽性・偽陰性のパターンを十分に認識することで改善可能と考えています．

　本書で一貫して述べてきたように，非侵襲的な機能的心筋虚血の検出は本試験の基本的な役割と考えています．ただし，検査前確率から対象患者を吟味する必要があることと，「運動耐容能の評価」に重点が置かれていく趨勢は重要なポイントと考えます．心肺運動負荷試験の実際と運動耐容能の評価については次章で詳しく解説します．

第7章

心肺運動負荷試験を実施するにあたって

Q77〜Q114

この章では心肺運動負荷試験を実施する際に必要な運動生理学の知識や負荷のコツに関するQ&Aを取り上げます.

第 7 章　心肺運動負荷試験を実施するにあたって　　Q77

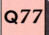　運動生理学に関する基礎知識はどこまで必要ですか　★★★

A　運動による生体の反応は，組織での酸素摂取の増加に対して心拍出量と換気量を増加させることが基本です．生体がどのような機序で心拍出量と換気量を増加させるかを知ることが大切です（**図 51**）．

解　説　　心拍出量の増加は，1 回拍出量の増加と心拍数の増加によってもたらされます．最大運動時には安静時の心拍出量の 5〜6 倍にもなります．運動開始早期には，1 回拍出量の増加によって心拍出量を増やします．これによる心拍出量の増加は安静時の 2 倍程度で，最大酸素摂取量の

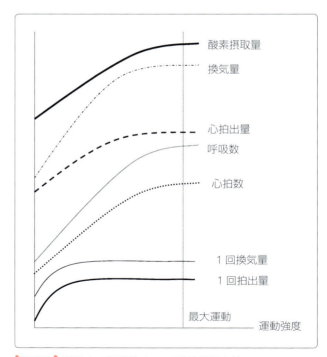

| 図 51 | 漸増する運動強度への呼吸循環応答

1/3程度の負荷量（おおむね心拍数で100前後）でプラトーに至ります．その後は主に心拍数の増加によって心拍出量を増やします．心拍数は運動強度（酸素摂取量）と平行し，安静時の2.5〜3.5倍程度に増加させることが可能です．1回拍出量の増加と心拍数の増加により心拍出量は安静時の5〜7倍程度に増加させることができます．この反応は自律神経の支配を受けており，低負荷量の間は副交感神経の遮断が起こり，嫌気性代謝閾値（AT）を超え始めるあたりから交感神経活性が亢進し始めます．

換気量の増加も心拍出量の増加と同様に，1回換気量の増加と呼吸数の増加によってもたらされます．運動早期は1回換気量の増加によって換気量を増やし，その後は呼吸数の増加によって換気量を増やす機序も，心拍出量の増加機序によく似ています．1回換気量が安静時の約0.5 L前後から3 L前後にまで増加することと，呼吸回数が安静時の10数回/minから40〜50回/minに増加することにより，最大運動時には安静時の換気量の15倍にもなります．

運動負荷試験に呼気ガス分析を併用した心肺運動負荷試験（CPX）は，運動耐容能を含めて心肺機能の多くの情報を提供してくれます．CPXでよく用いられる指標を理解するうえで，運動生理学の知識があるに越したことはありませんが，各指標を理解していくうちに運動生理学の知識も整理されていくことも事実です．以下のQ&Aをよく理解していくことで，運動生理学の知識も蓄積されていくでしょう．

Q78 酸素摂取量（$\dot{V}_{O_2}$），METs (metabolic equivalent units)，エネルギー代謝率 (relative metabolic rate：RMR)，二重積（rate-pressure product：RPP, double product：DP）とは何ですか．違いを教えてください

A $\dot{V}_{O_2}$は全身への外的負荷量を反映する指標で，METsは$\dot{V}_{O_2}$を3.5 mL/kg/minで除したものです．RMRは正味の消費代謝量と基礎代謝量の比で，二重積は心拍数と収縮期血圧の積で，心仕事量を反映します．

解説 $\dot{V}_{O_2}$は全身への外的負荷量を反映する指標で，運動耐容能の指標とし

第 7 章　心肺運動負荷試験を実施するにあたって　　Q78

て最も汎用されているものの 1 つです．下記の Fick の式からも明らか
なように，$\dot{V}o_2$ は 1 回拍出量と心拍数（すなわち心拍出量）と末梢での
酸素利用能（動静脈酸素較差）によって規定されます．CPX では，吸
気と呼気に含まれる酸素濃度の差から算出されます．

[Fick の式]
酸素摂取量＝ 1 回拍出量×心拍数×動静脈酸素較差
　　　　　＝心拍出量×動静脈酸素較差

METs は本来，安静坐位（ちなみに基礎代謝は安静坐位ではなく
安静臥位で測定）の単位体重あたりの酸素摂取量に対する当該酸素摂取
量の比でした（そのため単位はありません）．現在は安静坐位の酸素摂
取量を 3.5 mL/kg/min と考えて，当該酸素摂取量を単に 3.5 で除すこ
とで算出しています．ジョギングなどのある程度以上の速さの運動では，
速度を km/hr で表すと，その速度の値が METs になる（7 km/hr の速
歩ではおよそ 7 METs の強度）といわれており，運動強度を簡便に実
感できる利点もあります．

RMR は労働に費やした「正味」の消費代謝量と基礎代謝量の比で，
下記の式により表されます．

RMR ＝（労働時代謝量 − 安静時代謝量）/基礎代謝量

種々の身体活動やスポーツの身体活動強度を示すもので，体格，性別，
年齢が考慮されている基礎代謝量を基準としています．したがって，個
体差，日差などの影響を受けにくいことから，同一作業に従事する者の
労働量調査や労働所要量の算出に用いられてきました．

二重積は心拍数と収縮期血圧の積のことで，全身ではなく心臓の仕事
量や心筋酸素消費量を反映します．主に心臓核医学の分野の運動負荷で
用いられるミシガン基準には，運動負荷終点の 1 つに，二重積で 25,000
以上という項目があります．運動生理学的には，心筋酸素消費量はこの
あたりの負荷量で十分に増加したと考える目安の 1 つになるでしょう．

150

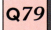

Q79 心肺運動負荷試験とは何ですか

A 呼気ガス分析を併用した運動負荷試験を心肺運動負荷試験（CPX：cardiopulmonary exercise test）といいます．**図52**に示すように多くの指標が得られますが，あまりに多いために心肺運動負荷試験をハードルの高いものにしています．各指標の意味はQ&Aの中で詳しく説明していきます．

解　説　今までの章で述べてきたトレッドミルを用いた運動負荷試験は，心電図変化から心筋虚血を評価することが主目的でした．しかし，運動負荷試験の目的には，運動中の呼吸循環応答を評価し，どの程度の運動が可能で，どの程度の運動までなら安全に行えるか，患者さんの運動耐容能を評価することも重要なポイントです．

すなわち，**CPXとは「呼気ガス分析を併用して行う運動負荷試験」**のことです．従前の「運動負荷試験」から得られる知見に加えて，「呼

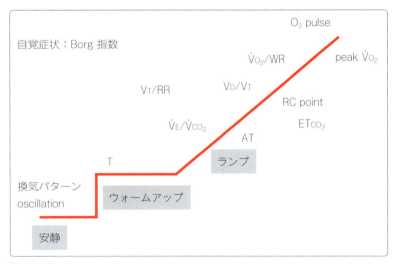

図52　心肺運動負荷試験で得られる諸指標

第7章　心肺運動負荷試験を実施するにあたって　　Q79

気ガス分析」により得られる知見を併せることで，心不全患者さんから
アスリートまで，心臓の最も重要な役割である酸素輸送の面から「運動
耐容能」に関する多くの情報が得られます．そして，心疾患患者の予後
予測因子や心移植患者の適応基準や，運動療法時の運動処方などにも用
いられています．**表18**に米国胸部疾患学会・胸部内科学会によって示
されたCPXの適応を掲げましたが，運動に関わる種々の病態において，
広範囲な領域で応用されていることがわかります．

　CPX中に分析される呼気ガスの主成分は酸素と二酸化炭素です．吸
気と呼気に含まれるこれらのガス濃度の差を，それぞれ酸素摂取量
（oxygen uptake：$\dot{V}O_2$）と二酸化炭素排出量（carbon dioxide output：
$\dot{V}CO_2$）とよびます．これらの分析結果から後述する多くの指標を得る
ことができ，「運動耐容能」の総合的な評価が可能になります．

　主な呼気ガスの収集・分析方法には，ダグラスバッグ法，ミキシング
チェンバー法，breath-by-breath法があります．ダグラスバッグ法
では患者さんはマスクをつけて排出される呼気をそれにつながるバッグ
（ダグラスバッグ）に収集して，その後に呼気ガスを測定します．ミキ
シングチェンバー法では，呼気ガスを10〜15Lくらいの容量のミキシ
ングチェンバーに集めて混合し，一定時間ごと（15秒から1分前後）
に測定部に導いて呼気ガス濃度を測定します．breath-by-breath法は
換気量とガス濃度を1呼吸ごと（breath-by-breath）に連続的に測定
する方法です．呼気ガス分析が連続的かつリアルタイムに行われるた
め，ランプ負荷と組み合わせることで，安静時から運動時まで連続的で
精密な呼気ガス濃度の評価が可能です．そのため，現在では，breath-
by-breath法が呼気ガス分析の主流になっています．**図53**に呼気ガ
ス分析とともに自転車エルゴメータによる負荷を実施しているCPXの
実際の様子を掲げ，CPX中の各指標を表す実際のディスプレイを**図54**
に示します．

　CPXは心臓の重要な役割である酸素輸送の面から運動中の心ポンプ
機能や総合的な運動耐容能に多くの情報を提供するのですが，逆に
図52に示すようにあまりに多くの指標が得られるために，CPXの実
施や理解をハードルの高いものにしている感があります．以下のQ&A
では，CPXのプロトコルや主だった指標について解説していきます．

Q79

表 18 CPX の適応

● 運動耐容能の評価
- 機能障害の判定（酸素摂取量）
- 運動制限因子と病態生理学的メカニズム

● 運動制限のある患者の鑑別診断
- 心疾患と肺疾患の共存する例での主たる制限因子の決定
- 安静時の検査所見と運動時の症状が一致しない場合
- 初回の心肺運動負荷試験で確定診断できなかった例が呼吸困難を訴えた場合

● 心血管疾患の評価
- 心機能分類と予後
- 心臓移植適応決定
- 運動処方と心臓と心臓リハビリテーションのための評価
- ペースメーカの評価

● 呼吸器疾患患者の評価
- 機能的障害の評価
- 慢性閉塞性肺疾患

● 他の運動制限決定因子の評価（潜在性心臓病など）
- 低酸素血症の評価と運動処方

● 標準的な肺機能検査で十分な治療効果が判定できないときの客観的評価
- 間質性肺炎
   初期のガス交換異常の所見
   全体的ガス交換の評価とモニタリング
   低酸素血症の評価と酸素処方
   主たる運動制限因子の決定
   薬物治療による副作用
- 肺血管疾患
- 囊胞性線維症
- 運動誘発性気管支攣縮

● 特定の臨床応用
- 手術前の評価
   肺切除手術
   高齢者での開腹手術
   肺気腫，肺切除術
- 呼吸リハビリテーションのための運動評価と処方
- 障害・損傷の評価
- 肺，心肺移植のための評価

153

第 7 章　心肺運動負荷試験を実施するにあたって　　　Q80

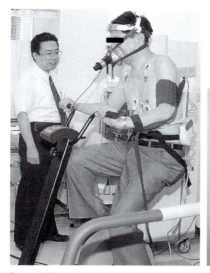

図 53　心肺運動負荷試験の様子

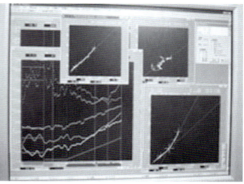

図 54　心肺運動負荷試験中のディスプレイ

Q80　心肺運動負荷試験（CPX）のプロトコルはどのようなものですか　★★★★

A　通常は負荷装置にはトレッドミルではなく自転車エルゴメータを用い，ランプ負荷という負荷プロトコルを用います．

解説　虚血検出目的になされる負荷プロトコルには，Bruce 法などに代表される多段階漸増負荷試験がよく用いられています．この方法は定常状態を設けるため（安全のためにはそれが重要）心筋虚血を安全に検出誘発する優れた方法です．しかしこの方法で CPX を実施すると，ステージが上がる際に呼気ガス分析の各指標の変化が急激であるため，換気指標の動態を検討するには適していません．

　一方 Whipp らにより提唱された直線的漸増負荷法（ランプ負荷法）は，負荷強度を少しずつ増やすことにより直線的に負荷強度を増加させる方法で，連続的多段階負荷法とも呼ばれることもあります（Whipp BJ：J

154

Appl Physiol：Respirat Environ Exercise Physiol **50**：217, 1981）［Q3 参照］.

　後に詳しく述べますが，CPX で得られる重要な指標である嫌気性代謝閾値（anaerobic threshold：AT）や呼吸性代償開始点（respiratory compensation point：RCP）を求めるには，換気の急激な上昇点を同定する必要があります．ランプ負荷法は，直線的に負荷強度が漸増して定常状態がないので，これらの指標を求める方法に適しています．したがって，負荷機器としては電気的に負荷量を直線的に漸増可能なエルゴメータが主になります．なお，トレッドミルであっても 1 ステージの時間と負荷漸増幅を短くすることでランプ負荷に近い負荷方法を実施することも可能です（上嶋健治：日臨生理会誌 **19**：519-523, 1989）.

　ランプ負荷プロトコルの実際として，筆者らは 10 W，3 分間のウォームアップに続き，15 W/min（1 W/4 sec）の割合で負荷量を漸増させるプロトコルを採用し，毎分 50～60 回のピッチでペダルを漕いでもらっています．（次頁，MEMO⑯参照）ちなみにこの「負荷量を漸増する割合」を「ramp slope」と呼びます（この場合は 15 W/min）．ランプ負荷を行う場合にはこの ramp slope を適切に設定する必要があります．slope が浅くて運動時間が長すぎる場合には，疲労のために相対的に到達運動量が低く，すなわち最高酸素摂取量（peak$\dot{V}O_2$）が低くなります．逆に slope が急峻で運動時間が短すぎると，実際の負荷量とそれに遅れて反応する生体の反応の差が大きくなりすぎて正確なデータが得られにくくなります．そのため運動時間が 8～12 分間で終了するようなプロトコルを選択することが重要です．筆者らは心不全の患者さんを対象にした場合には 15 W/min（1 W/4 sec）で，比較的健常な方を対象にした場合には 20～25 W/min で検査を実施していました.

第 7 章 心肺運動負荷試験を実施するにあたって　Q81

> /MEMO/
> **⑯ 自転車を漕ぐピッチ**
>
> 　通常，CPX 時には自転車エルゴメータを毎分 50～60 回のピッチで漕いでもらいますが，このピッチを一定にすることは必ずしも簡単ではありません．筆者らの施設では，電子メトロノームを用いて，毎分 100 回の信号音にテンポを合わせることで，毎分 50 回のピッチを維持してもらっています．このときに，信号音のテンポに合わせて「イチ・ニ，イチ・ニ」と声をかけることも重要です．

Q81 心肺運動負荷試験（CPX）で求められる運動生理学的指標の中で最低限理解すべき指標は何ですか

A 　CPX から運動生理学的指標を数多く得ることができますが，すでに解説した酸素摂取量（oxygen uptake：$\dot{V}O_2$）で表現される指標の中に最低限理解すべき重要な指標が含まれる他，$\dot{V}O_2$ 関連以外にも理解すべきいくつかの指標があります．

解説　CPX で求められる運動生理学的指標の中で最低限理解すべき指標としては，$\dot{V}O_2$ を用いた指標である最大酸素摂取量（maximal $\dot{V}O_2$：$\dot{V}O_2$ max），最高酸素摂取量（peak $\dot{V}O_2$），嫌気性代謝閾値（anaerobic threshold：AT），呼吸性代償開始点（respiratory compensation point：RCP）は必須でしょう（AT と RCP は概念的なものですが，$\dot{V}O_2$ で表現されることも多いのが実際です）．

　呼気終末二酸化炭素分圧（P_{ETCO_2}），二酸化炭素換気当量（$\dot{V}_E/\dot{V}CO_2$），ガス交換比（respiratory gas exchange ratio：RER）と呼吸商（respiratory quotient：RQ），酸素脈（O_2 pulse）τon（立ち上がり時定数）とτoff（立ち下がり時定数），死腔換気率：V_D（死腔量）/V_T（1 回換気量），TV（tidal volume：1 回換気量）/RR（respiratory rate：呼吸数），仕事率：$\dot{V}O_2$/WR（work rate）についても理解すべきです．

最大酸素摂取量とは何ですか ★★★★

A 体重1kgあたりに1分間に体内へ取り込むことができる最大の酸素量を最大酸素摂取量（maximal $\dot{V}O_2$：$\dot{V}O_2$max）といいます．

解説 最大酸素摂取量とは漸増負荷試験において定常状態（酸素摂取量や心拍数および血圧などがいわゆるプラトーに達した状態）に達する最大の酸素摂取量のことで，maximal $\dot{V}O_2$（$\dot{V}O_2$max）と呼ばれます．

言い換えれば，体重1kgあたりに1分間に体内へ取り込むことができる最大の酸素量のことで，総筋肉の大部分を使って動的運動を行う際に利用できる最大の酸素量になります．CPXでは運動量を漸増させてもそれ以上酸素摂取量が増加しない（厳密には負荷を増大させても1分間の酸素摂取量の増加が150 mL以内）酸素摂取量の限界値といわれています．

 最高酸素摂取量とは何ですか ★★★★

A 漸増負荷試験での酸素摂取量の最高値のことで，通常は運動終点での酸素摂取量の値を最高酸素摂取量（maximum $\dot{V}O_2$：peak $\dot{V}O_2$）と考えてよいでしょう．

解説 最高酸素摂取量（peak $\dot{V}O_2$）は最大酸素摂取量（maximal $\dot{V}O_2$：$\dot{V}O_2$max）に類似した用語ですので使い方には注意が必要です．「maximum $\dot{V}O_2$」とも表現されることもありますが，「maximal $\dot{V}O_2$」との混同を避けるために「peak $\dot{V}O_2$」と表記することが一般的です．

最大酸素摂取量は，漸増負荷試験において定常状態に達した最大の酸素摂取量のことでしたが，最高酸素摂取量は定常性を問題にせず，漸増負荷試験での酸素摂取量の最高値を意味します．通常は運動終点が何であれ（狭心痛や間欠性跛行など），運動終点での酸素摂取量が最高値を

第7章 心肺運動負荷試験を実施するにあたって　Q84

取るので，運動終点時の酸素摂取量と考えてもよいでしょう．

　日本人の peak $\dot{V}_{O_2}$ の標準値の予測式として，下記の式が提唱されています（日本循環器学会/日本心臓リハビリテーション学会合同ガイドライン心血管疾患におけるリハビリテーションに関するガイドライン 2021 年改訂版）．

$$\text{peak } \dot{V}_{O_2} = -0.272 \times 年齢 + 42.29 \quad （男性）$$
$$\text{peak } \dot{V}_{O_2} = -0.196 \times 年齢 + 35.38 \quad （女性）$$

Q84 最大酸素摂取量と最高酸素摂取量の違いは何ですか ★★★

A よく似た用語名ですが，臨床的な意味合いは違います．簡単には，最高酸素摂取量は最大酸素摂取量の代替指標との理解でよいでしょう（図 55）．

解説　繰り返しになりますが，最大酸素摂取量（maximal $\dot{V}_{O_2}$：$\dot{V}_{O_2}$max）は運動量を漸増させてもそれ以上酸素摂取量が増加しない限界値のこと

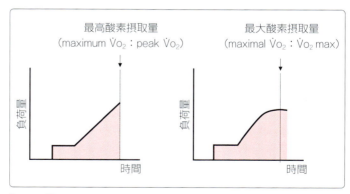

図 55　最高酸素摂取量（maximum $\dot{V}_{O_2}$：peak $\dot{V}_{O_2}$）と最大酸素摂取量（maximal $\dot{V}_{O_2}$：$\dot{V}_{O_2}$max）

表19 最高酸素摂取量と嫌気性代謝閾値からみた運動耐容能の Weber-Janicki 分類

クラス	重症度	最高酸素摂取量 (peak $\dot{V}_{O_2}$)	嫌気性代謝閾値 (AT)
A	無症状〜軽症	>20	>14
B	軽症〜中等症	16〜20	11〜14
C	中等症〜重症	10〜16	8〜11
D	重症	6〜10	5〜8
E	非常に重症	<6	<4

単位は mL/分/kg　　　　　　　　　　　　（Weber KT：Am J Cardiol **55**：22A-31A, 1985 より引用）

です．優れた運動耐容能の指標ですが，$\dot{V}_{O_2}$max を求めるためには，たとえ心疾患の患者さんであっても限界にまで負荷をかける必要があり，これにはリスクが伴います．また，$\dot{V}_{O_2}$ がプラトーに達せずに負荷試験が終了してしまい，$\dot{V}_{O_2}$max が求められないことがあります．

　一方，運動終点時の酸素摂取量である最高酸素摂取量（peak $\dot{V}_{O_2}$）は，患者さんを限界まで追い込む必要もなく，運動終点の理由が何であっても必ず求めることができます．そこで，臨床的には便宜的に peak $\dot{V}_{O_2}$ を $\dot{V}_{O_2}$max の代用として用いています．しかし，代用とはいっても peak $\dot{V}_{O_2}$ は，運動耐容能すなわち心不全の患者さんではその重症度を客観的に評価しうる指標で，現在心不全の患者さんの予後を推定する最も強力な指標といわれています．心臓移植の候補者選定の条件にも最高酸素摂取量が 14 mL/min/kg 未満という基準があります．

　$\dot{V}_{O_2}$max と peak $\dot{V}_{O_2}$ の違いを図55に示しました．筆者らは Weber と Janicki による「peak $\dot{V}_{O_2}$」と次に解説する「嫌気性代謝閾値（anaerobic threshold：AT）」から評価した重症度分類（**表19**）を用いて，患者さんの運動耐容能を評価としていました．

159

第 7 章 心肺運動負荷試験を実施するにあたって　　　　　　Q85

Q85 嫌気性代謝閾値（AT）とは何ですか　　★★★★

A 漸増する運動において，有酸素的エネルギー産生に無酸素的代謝によるエネルギー産生が加わるときの運動強度を嫌気性代謝閾値（anaerobic threshold：AT）といいます．実際には運動強度を漸増していく過程で，血中乳酸が急激に増え始めたり，呼気中の炭酸ガス濃度が増え始める運動強度を AT と呼んでいます．乳酸性閾値（lactate threshold：LT）あるいは換気性閾値（ventilatory threshold：VT）という呼び方をされることもあります．

解　説　運動量が漸増していくときに「有酸素的（好気的）エネルギー産生に無酸素的（嫌気性）代謝によるエネルギー産生が加わるときの運動強度」を嫌気性代謝閾値（AT）といい，運動耐容能の指標とされています．

　運動負荷量がさほど高くない場合には，好気性代謝が行われてエネルギーが産生されます．しかし，運動強度がある限度を超えると好気性代謝だけではエネルギー産生がまかないきれず，嫌気性代謝を利用したエネルギー産生が必要になります．この嫌気性代謝が開始されるポイントを検出することで AT を決定することができます．

　AT は「嫌気性代謝が始まる運動強度」といういささか概念的なものですが，通常この運動強度は「$\dot{V}_{O_2}$ の値」で示されます．同時に，AT は血中乳酸が増加し始めたり，呼気中の $\dot{V}_{CO_2}$ が増加して換気にドライブがかかり始める運動強度でもあるため，乳酸性閾値（lactate threshold：LT）や換気性閾値（ventilatory threshold：VT）と呼ばれることもあります．いずれにせよ，いったん嫌気性代謝が始まると，そのポイントを起点として種々の指標が急激に変動するため，「〜閾値」という表現がなされています．なお，Q84 でも述べたように，AT に関する正常値および重症度分類には Weber と Janicki によるものを用いていました．

　従来は，運動負荷試験によって血中の乳酸濃度が急上昇するポイントを求めていましたが，頻回の採血が必要になることや乳酸測定の煩雑さなどから広く用いられているわけではありませんでした．呼気ガス分析を用いることで AT 測定が非侵襲的に行えるようになったため CPX が普及し，さらには運動療法への応用が広まったと思われます．AT の測

定（決定）方法については，Q87 で解説します．

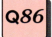

Q86 嫌気性代謝閾値（AT）の臨床的意義は何ですか

A AT は客観性，反復性（非侵襲性），安全性をもって評価可能である指標であり，運動療法においては「安全で有効な最大の運動強度」です．さらに，予後を推測する指標でもあることから，臨床的に重要かつ有意義な指標と考えられます．

解説 運動耐容能は心不全患者の強力な予後規定因子です．心不全患者さんの予後の推定や，治療介入後には定期的にその治療効果の判定を行うことが必要です．したがって，時には運動耐容能を繰り返し測定せねばなりません．その点，AT は CPX という非侵襲的な検査で評価が可能なため，反復して評価することが可能です．また，AT は客観性のある信頼された指標であるだけでなく，最大運動を課することなく求められるため，安全性という観点からも有用な指標です．

また，次章以降で解説する運動療法においては「運動強度は強く」，「運動時間は長い」ほうが運動療法効果は高くなります．しかし「運動強度の高い運動は長くは続けられない」というジレンマがあります．その点，AT レベル以下の運動では，全身的な代謝性変化であるアシドーシスが起こらないため，長時間の運動が可能になります．すなわち，AT は長時間継続できる最大の運動強度でもあります．

また，AT を超えた負荷強度から交感神経活性が亢進し始めるので，血圧の急峻な上昇や不整脈の出現などアクシデントのリスクが高まります．したがって「AT 時の運動強度を上限とした運動」は「長時間安全に行える最大の運動強度」を意味します．

このように，AT は「客観性，反復性（非侵襲性），安全性をもって評価可能である指標」であるとともに，「安全で有効な運動療法」に適した最大の運動強度です．しかも，予後を推測する指標でもあることから，臨床的に有意義な指標と考えられます．

ちなみに日本人の $\dot{V}O_2$ での AT の標準値の予測式として，以下の式が提唱されています（日本循環器学会/日本心臓リハビリテーション学

第7章 心肺運動負荷試験を実施するにあたって　Q87

会合同ガイドライン心血管疾患におけるリハビリテーションに関するガイドライン 2021 年改訂版).

$$AT = -0.100 \times 年齢 + 21.44 \quad (男性)$$
$$AT = -0.069 \times 年齢 + 19.35 \quad (女性)$$

Q87 AT はどのようにして求めますか

A CPX から AT を求める方法としては，①$\dot{V}_{CO_2}$ の $\dot{V}_{O_2}$ に対する上昇点（V-slope 法），②ガス交換比 R の急激な上昇点，③$\dot{V}_E$ の $\dot{V}_{O_2}$ に対する上昇点，④運動時換気応答 $\dot{V}_E/\dot{V}_{CO_2}$ が増加せずに $\dot{V}_E/\dot{V}_{O_2}$ が増加する点，⑤呼気終末炭酸ガス分圧 P_{ETCO_2} が変化せずに呼気終末酸素分圧 P_{ETO_2} が増加する点，などがあります．

解 説　前項 Q85 で述べたように，AT の出現は有酸素的エネルギー産生に無酸素的代謝によるエネルギー産生が加わると「血中乳酸が急激に増加すること」に起因します．生体はこの乳酸増加によるアシドーシスを代償せねばなりません．生体が急激なアシドーシスに代償するメカニズムは大きく 2 つあります．1 つは腎で尿を酸性にすることで，もう 1 つは過換気によってより多くの CO_2（炭「酸」ガス）を呼気に排出することです．運動時の呼吸困難感はこの過換気（息切れ）を自覚することにより生じますが，心不全患者では健常者に比べて低強度の負荷で過換気（息切れ）が起こるため，運動耐容能が低下するのです．

したがって漸増負荷中に換気の急激な上昇点をみつけることができれば，そこが AT に相当します．経時的に「換気量の変化」を観察して「換気の急激な上昇点」を探すことは無駄な作業ではありません．ただ，漸増負荷中には換気量そのものも漸増していくので，「換気の急激な上昇点」を明瞭に同定することは必ずしも容易ではありません．そこで，下記のように AT を求める方法として，①$\dot{V}_{CO_2}$ の $\dot{V}_{O_2}$ に対する上昇開始点（V-slope 法），②ガス交換比 R の急激な上昇開始点，③$\dot{V}_E$ の $\dot{V}_{O_2}$ に対する上昇開始点，④運動時換気応答 $\dot{V}_E/\dot{V}_{CO_2}$ が増加せずに $\dot{V}_E/\dot{V}_{O_2}$ が増加し始める点，⑤呼気終末炭酸ガス分圧 P_{ETCO_2} が変化せずに

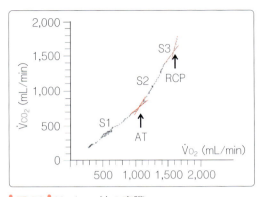

図 56 V-slope 法の実際
［伊東春樹：各種呼気ガス分析指標．心肺運動負荷テストと運動療法．谷口興一，伊東春樹（編），南江堂，p108，2004を参考に作成］

呼気終末酸素分圧 P_{ETO_2} が増加し始める点を求めるなど，種々の工夫がなされています．

いずれの方法も理論的には問題のない方法ですが，筆者の施設では，①の V-slope 法と②のガス交換比 RER の急激な上昇開始点，を併用しています．V-slope 法では図 56 のような方法で求めます．すなわち，$\dot{V}_{O_2}$ と $\dot{V}_{CO_2}$ をおのおの横軸と縦軸にプロットすると，大まかには比較的傾きの緩い直線 S1 と，傾きの急峻な S2 という 2 直線が得られ（その後の S3 については V-slope 法では考慮しません），その交点（変曲点）が AT に相当します．すなわち，負荷強度が低く好気性代謝だけでエネルギーがまかなえる間は，S1 で示すように，$\dot{V}_{O_2}$（酸素の摂取量＝負荷量）の増加にしたがって $\dot{V}_{CO_2}$（炭酸ガスの排泄）は直線的に増加します．次に，運動強度がある限度を超えると，嫌気性代謝を利用したエネルギー産生が必要となり，嫌気性代謝が始まります．この点（すなわち AT）から以降の運動強度では体内に生じた乳酸を緩衝するために過換気となり，今まで以上に多くの炭酸ガスを排出します．したがって，$\dot{V}_{O_2}$ の漸増の程度以上に $\dot{V}_{CO_2}$ の排泄の程度が増えるため，両者の関係はより急峻な傾きをもつ S2 にシフトし，この変曲点が AT を示すことになります．本法は理論的にも実際的にも精度よく AT を決定することができるため，AT を求める方法のスタンダードと考えます．実際には，呼気ガス分析装置のプログラムから，$\dot{V}_{O_2}$ と $\dot{V}_{CO_2}$ の関係は S1

第 7 章　心肺運動負荷試験を実施するにあたって　　　　　　Q88

と S2 の 2 直線に回帰され，AT は自動的に計算されます．このとき，ランプ負荷ではなく定常状態を作りながらの多段階漸増負荷であると，S1 および S2 の直線回帰がうまく行われません．これが CPX でランプ負荷が汎用される大きな理由です．また，後述する「RCP」を超えた負荷量の S3 に相当する直線部分のデータまで計算範囲に含めてしまうと，S2 の傾きを過大評価してしまいます．したがって，ATの算出にはRCPを超えたデータを含めてはいけません．

　V-slope 法は理論的にも実際的にも精度よく AT を決定できる優れた方法ですが，検査が終了してから求めることになるので，CPX の経過中に AT に到達したかどうかを知ることができません．その点，②のガス交換比 RER の急激な上昇開始点として AT を求める方法では，CPX の経過中に AT に到達したことを知りえます．RER は後に解説するように，AT までの負荷量ではわずかに漸増するもののあまり大きな変化がありません．したがって，RER が $\dot{V}_{CO_2}/\dot{V}_{O_2}$ で求められることから，RERの変化を経時的にディスプレイに表示させておけば，その上昇開始点（呼気の炭酸ガスが急峻に増加し始めるポイント）をATとして視覚的にとらえることができるので，検査中に AT を確認することができます．

　なお，③ $\dot{V}_E$ の $\dot{V}_{O_2}$ に対する上昇開始点も，基本的には V-slope 法と同じ概念ですが，換気そのものが緊張などの精神的な影響を受けて動揺することが多いので，$\dot{V}_{CO_2}$ を変化量の 1 つとする V-slope 法のほうが優れています．④と⑤は，上記の方法で AT が求めにくいときの補助的決定法と位置づけています．また，後に触れますが，ATの運動強度が自覚強度としてのBorg指数13（ややきつい）に相当することも広く知られています（上嶋健治：日臨生理会誌 **18**：111-115, 1988）．

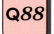 **AT が求められない場合には，どのような病態を考えますか**

A　AT が求められない主な理由は，①ウォーミングアップの状態ですでに AT を超えた負荷量に到達，②漸増負荷に入っても AT 以前に運動を中止，③動揺性呼吸（oscillatory ventilation）により V-slope 法での変曲点の同定が困難，などが考えられます．

解説 　Q87で述べたようないろいろな AT の決定方法を駆使しても，CPX 実施者の数%に AT が求められないことがあります．

　主な理由としては，まず，漸増負荷を開始する前の**ウォーミングアップの段階やランプ負荷開始直後で，すでに AT を超える負荷量**になっている場合です．重症心不全などでの著しい運動耐容能の低下が原因になります．

　次に，ウォーミングアップを終えてランプ負荷後であっても，息切れや下肢疲労および狭心痛などの自覚症状を原因として，**AT 以前に運動を中止**している場合です．努力不足もこの範疇に入るでしょう．

　最後に，**動揺性呼吸（oscillatory ventilation：OV）により V-slope 法で変曲点をうまく同定できない**場合が挙げられます．OV については，Q105 で詳述します．

Q89 AT が求められない場合には，どのように対応しますか

A 　運動耐容能が低い場合には，ウォーミングアップの負荷量や ramp slope を低く設定します．動揺性呼吸（oscillatory ventilation：OV）の場合には，複数の AT の決定方法から多数決的に最も妥当と考えられる値を AT の参考値として評価します．なお，信頼できる AT が求められない場合には，AT にこだわらず，別の指標で運動耐容能を評価することも一案と考えます．

解説 　ウォーミングアップの段階やランプ負荷開始直後に AT を超える負荷量になっているような，著しく**運動耐容の低下した患者さんの場合には，ウォーミングアップの負荷量や ramp slope を低く設定**します．ウォーミングアップの負荷量を 5〜10 W 程度と低くしたり，ramp slope を 10 W/min 以下に低く設定することで，ある程度の対応が可能です．

　OV が原因で AT がうまく決定できない場合には，筆者らは複数の AT の決定方法から多数決的に**最も妥当と考えられる値を AT の代用値**として評価していました．ただしこのような場合には，求めた AT は参考値であるという注釈をつけておくべきと考えます．

第7章 心肺運動負荷試験を実施するにあたって　　Q90

また，いずれの場合でも信頼できる AT が求められないときには，AT に固執せずに AT 以下の負荷量でも求められる $\dot{V}_E/\dot{V}_{CO_2}$ や τ on なども含めて，別の指標で運動耐容能を評価することも考えます．別の指標についても後に詳述していきます．

Q90 呼吸性代償開始点（RCP）とは何ですか ★★★★

A 運動強度が AT を超えてさらに漸増されていくと，それに見合うだけ換気量も漸増しますが，それだけではアシドーシスへの代償が不十分になり，さらに換気が亢進し始める閾値が出現します．この閾値を呼吸性代償開始点（respiratory compensation point：RCP）と呼びます．

解説 　AT を超えると換気にドライブがかかり，$\dot{V}_{O_2}$ の増加よりも $\dot{V}_{CO_2}$ の増加が不釣り合いに大きくなること，そのことを利用して AT（**図 56** の S1 と S2 の変曲点）を求める方法が V-slope 法であることはすでに述べました．AT を超えてさらに負荷量が大きくなっても，過換気により重炭酸イオンは保たれたままアシドーシスは代償されます（等炭酸緩衝）が，ある閾値を超えると血中の重炭酸イオンも不足し始め，さらに換気を亢進させないと代償が不十分になってしまいます．この運動強度を RCP といい，**図 56** にみられる S2 と S3 の 2 直線がなす変曲点が相当します．$\dot{V}_{O_2}$ と $\dot{V}_{CO_2}$ の関係から RCP を求めることも可能ですが，RCP 以降はかなりの強度の負荷量になっており，呼吸が乱れることや RCP 以降の時間が短いことなどから勾配の増加が明確に同定できる症例は多くありません．RCP 以降は $\dot{V}_{CO_2}$ の増加度には変化がないとする記載も見受けますが，**図 56** からもわかるように，筆者は RCP と変曲点として $\dot{V}_{CO_2}$ の増加度は増すと考えています．

いずれにせよ，RCP 以降はさらなる過換気により血中二酸化炭素分圧（P_{aCO_2}）および呼気終末二酸化炭素分圧（P_{ETCO_2}）が低下し始めるので，実際には P_{ETCO_2} が低下し始める直前の最高値をとる点を RCP として同定しています．正常人では酸素摂取量にしておおむね 20 mL/min/kg 前後といわれています．

なお，RCPは最高酸素摂取量のおよそ80％前後の酸素摂取量に相当し，RCP出現後は短時間のうちアシドーシスが進行するので，運動負荷強度が生理学的な限界に近づきつつある所見として用いることができます．さらに，RCPの運動強度が自覚強度としてのBorg指数17（かなりきつい）に相当にすることも知られています（上嶋健治：日臨生理会誌 18：111, 1988）．トレッドミル負荷試験で，息切れなどの自覚症状がBorg指数17に至れば運動負荷試験を中止してもやむなしと判断した理由もここにあります．この項で触れた「呼気終末二酸化炭素分圧（P_{ETCO_2}）」については，Q91，92で解説します．

Q91 呼気終末二酸化炭素分圧（P_{ETCO_2}）とは何ですか ★★★

A 呼気に含まれる二酸化炭素の濃度を持続的に測定すると，吸気が開始する直前の呼気終末時に一番高い濃度を示し，このときの二酸化炭素分圧を呼気終末二酸化炭素分圧（P_{ETCO_2}）と呼びます．

解説 呼気ガス分析では文字通り呼気の成分を分析します．呼気に含まれる二酸化炭素の濃度を持続的に測定すると（**図57**），呼気の初めには死

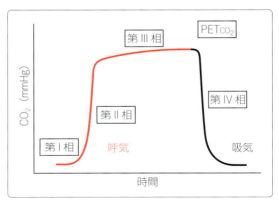

図57 呼気に含まれる二酸化炭素分圧の経過

第7章 心肺運動負荷試験を実施するにあたって　　Q92

腔のガスが呼出されるため CO_2 はほとんど含まれていませんが，呼出が進むと呼気中の CO_2 が急激に増加します．さらに呼出が進むと CO_2 の含量は緩やかな上昇を続け，吸気が開始する直前（呼気終末）に CO_2 の含量は最大となります．このとき（呼気終末）の二酸化炭素分圧が P_{ETCO_2} です（図57）．

正常値は健常若年男性（18～39歳）で 47.1±3.6 mmHg，健常高齢男性（70～80歳）で 40.1±5.2 mmHg という報告があります（及川恵子：第6回運動心臓病研究会，2003）．

Q92 呼気終末二酸化炭素分圧（P_{ETCO_2}）の臨床的意義は何ですか

A P_{ETCO_2} は換気血流不均衡を反映するとともに，有効肺血流量（心拍出量）を反映する指標でもあります．

解説　図58は呼吸循環生理の視点で換気と血流の関係を見たものです．換気も血流も十分に保たれた肺胞の P_{ETCO_2} は，図58のAのように肺動脈血中の二酸化炭素分圧を反映した値を取り，理論上は P_{ETCO_2} と P_{aCO_2} は 40 mmHg 前後で等しくなります．しかし，Bのように換気は十分にあっても血流のない肺胞が存在すると，その肺胞の P_{ETCO_2} はほとんど0となってしまい，肺全体としての P_{ETCO_2} は低下します．したがって，P_{ETCO_2} は換気血流不均衡を反映する指標であり，運動中の換気血流不均衡が大きいほど低値をとります．心不全時には心拍出量が低下し，それに伴い有効肺血流量も低下するので P_{ETCO_2} は低下します．RCPでの P_{ETCO_2} は運動中の換気血流不均衡と有効肺血流量（≒心拍出量）を反映する重要な指標です．

健常者であっても，安静坐位の状況では肺血流量は重力の影響で下肺野ほど多く，上肺野ほど少なくなっています．一方，換気は上肺野ほど十分に行われ，下肺野ほど少なくなっています．したがって安静時にはわずかですが，換気血流不均衡が存在するため，P_{ETCO_2} も相対的に低値を示します．しかし，運動が始まると，心拍出量が増加して血流が肺全体を灌流するとともに，換気の亢進により肺胞も徐々に拡がることで，換気血流不均衡が改善して P_{ETCO_2} は徐々に上昇します．その後，運動

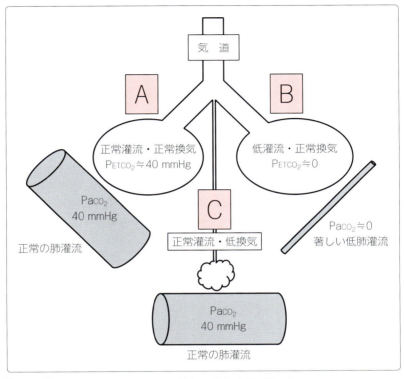

図 58 換気と血流からみた正常換気と換気血流不均衡
A は正常灌流・正常換気，B は低灌流・正常換気，C は正常灌流・低換気を示す．
(上嶋健治：今日から始めよう！運動負荷試験，克誠堂出版，p107，2023 より引用)

　強度が増して AT を超えても，等二酸化炭素性緩衝の相の間は P_{ETCO_2} の値は変わりません．しかし，さらに運動強度が増すと血中の重炭酸イオンも不足し始めるため代償が不十分になり，さらに換気が亢進し始めます．この呼吸性代償によって Pa_{CO_2} が下がり始め，それに伴い P_{ETCO_2} も低下し始める運動強度が RCP であることは Q90 で述べた通りです．

　なお，換気血流不均衡には**図 58** の C のように正常灌流で低換気の状態も考えられますが，これは呼吸器疾患患者にみられるパターンです．循環器領域での CPX の対象者は心不全患者が多いため，ここでは換気血流不均衡の原因としては主に**図 58** の B の病態を中心に考えておいてよいでしょう．

第 7 章 心肺運動負荷試験を実施するにあたって

Q93 $\dot{V}_E/\dot{V}_{CO_2}$ とは何ですか

★★★★

A $\dot{V}_E$（分時換気量）/$\dot{V}_{CO_2}$（二酸化炭素排出量）は二酸化炭素換気当量とも呼ばれ，一定量の二酸化炭素を呼出するのに必要な換気量のことです．

解説 血中二酸化炭素濃度は換気をコントロールする大きな要因です．一定量の二酸化炭素を呼出するのに必要な換気量（$\dot{V}_E$（分時換気量）/$\dot{V}_{CO_2}$（二酸化炭素排出量）は二酸化炭素換気当量）を指標として，運動時の換気の変化を検討することで多くの情報が得られます．

運動時の $\dot{V}_E/\dot{V}_{CO_2}$ の値を経時的に見ていくと，負荷強度の増加に伴って呼吸が深くなり，ガス交換に参加する肺胞の数が増加します．同時に，肺血流量も増加するため，安静時の換気血流不均衡が軽減して換気効率が改善します（Q92 参照）．したがって，$\dot{V}_E/\dot{V}_{CO_2}$ は AT までのランプ負荷中には徐々に低下していきますが，AT に達すると CO_2 産生増加に伴って換気が亢進し始めます．ただし，AT から RCP までは，$\dot{V}_{CO_2}$ 増加割合と $\dot{V}_E$ の増加割合は均衡しているため，$\dot{V}_E/\dot{V}_{CO_2}$ はほぼ一定のまま推移します（等二酸化炭素性緩衝）．その後，RCP を超えるとさらに換気が亢進するため，$\dot{V}_E/\dot{V}_{CO_2}$ は上昇に転じ，$\dot{V}_E/\dot{V}_{CO_2}$ は RCP で最低値（minimum $\dot{V}_E/\dot{V}_{CO_2}$）をとります．この minimum $\dot{V}_E/\dot{V}_{CO_2}$ の平均は，男性で 26.5 ± 3.4，女性で 27.7 ± 3.0 といわれており，また，高齢になるほど高値になります（Ashikaga K：J Cardiol **7**：57, 2021）．

図 59 に示すように，換気応答を $\dot{V}_{CO_2}$ と $\dot{V}_E$ の関係をプロットしたグラフの傾きである $\dot{V}_E/\dot{V}_{CO_2}$ slope でみると，健常者ではその傾きが小さく，心不全の患者さんでは大きくなっており，一定量の二酸化炭素を排出するための換気量が，心不全の患者さんでは健常者に比べて大きくなっています．これが，心不全の患者さんの息切れにつながるものと考えられます．

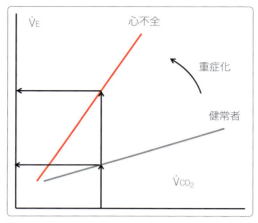

図 59 運動時換気応答（$\dot{V}_E/\dot{V}_{CO_2}$ slope）

Q94 $\dot{V}_E/\dot{V}_{CO_2}$ の臨床的意義は何ですか

A $\dot{V}_E/\dot{V}_{CO_2}$ slope は最大負荷量に達しなくても得られるため，簡便かつ安全に運動耐容能を推測しうる指標です．また，有効肺血流量や心不全の重症度を反映し，peak $\dot{V}_{O_2}$ と有意な負の相関を示すことから，生命予後規定因子としても有用です．

解説 血中二酸化炭素濃度は換気をコントロールする大きな要因なので，RCP までの負荷量では健常者であれ心不全の患者さんであれ，$\dot{V}_E$ と $\dot{V}_{CO_2}$ は良好な直線関係を示します．したがって，通常は $\dot{V}_E/\dot{V}_{CO_2}$ slope として，その傾きの大きさが重要になり，正常では 30 未満の範囲内にあります．

日本人の $\dot{V}_E/\dot{V}_{CO_2}$ slope の標準値の予測式として，下記の式が提唱されています（日本循環器学会/日本心臓リハビリテーション学会合同ガイドライン　心血管疾患におけるリハビリテーションに関するガイドライン 2021 年改訂版）．

$\dot{V}_E/\dot{V}_{CO_2}$ slope = 0.080 × 年齢 + 22.17（男性）
$\dot{V}_E/\dot{V}_{CO_2}$ slope = 0.055 × 年齢 + 24.02（女性）

　また，$\dot{V}_E/\dot{V}_{CO_2}$ slope は最大負荷量や AT に達しなくても得られるため，簡便かつ安全に求められること，同時に再現性も良好で理論的にも息切れなどの症状に対応することから，運動耐容能の優れた指標と考えられます．

　$\dot{V}_E/\dot{V}_{CO_2}$ には，心不全に伴う肺の死腔換気率（生理学的死腔量/1回換気量）の上昇や換気のパターンなどが影響を及ぼします．生理学的死腔量は有効肺血流量が少なくなれば大きくなるため，$\dot{V}_E/\dot{V}_{CO_2}$ は有効肺血流量（≒心拍出量）を反映します．また，心不全の患者さん特有の速くて浅い呼吸（rapid and shallow breathing）も $\dot{V}_E/\dot{V}_{CO_2}$ を大きくするため，心不全の重症度を反映する指標になります．さらに，peak $\dot{V}_{O_2}$ との有意な負の相関も示されており，生命予後規定因子としても有用です．

　なお，日本人の minimum $\dot{V}_E/\dot{V}_{CO_2}$ の標準値の予測式として，下記の式が提唱されています（同上）．

minimum $\dot{V}_E/\dot{V}_{CO_2}$ = 0.118 × 年齢 + 21.03（男性）
minimum $\dot{V}_E/\dot{V}_{CO_2}$ = 0.055 × 年齢 + 25.27（女性）

Q95 ガス交換比（respiratory gas exchange ratio：RER）とは何ですか ★★★

A　$\dot{V}_{CO_2}$（二酸化炭素排出量）/$\dot{V}_{O_2}$（酸素摂取量）はガス交換比とも呼ばれます．外呼吸によるガス交換の指標の1つです．

解説　気道内に取り込まれた吸気によって，肺胞および細胞内にて体内に酸素を取り込み，不要な二酸化炭素を呼気として排出するガス交換が「呼吸」です．呼吸には図60に示したように，外呼吸と内呼吸があり，換気により肺から酸素を取り入れ二酸化炭素を排出することを外呼吸（肺胞と血液の間での現象），体内の臓器（細胞）レベルで血液から酸素を取り入れて二酸化炭素を放出することを内呼吸（血液と細胞間での現象）と呼びます．

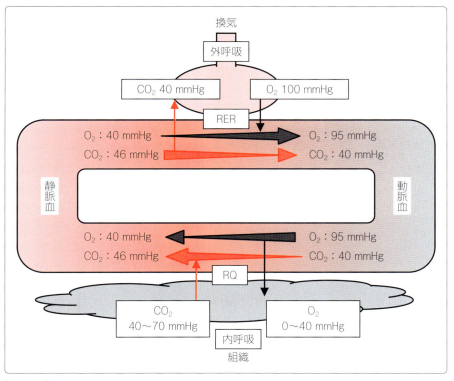

図60 外呼吸と内呼吸の模式図
（上嶋健治：今日から始めよう！運動負荷試験．克誠堂出版，p111，2023より引用）

　CPX指標の1つであるガス交換比，$\dot{V}_{CO_2}$（二酸化炭素排出量）/$\dot{V}_{O_2}$（酸素摂取量：respiratory gas exchange ratio：RER）は呼気ガス中の$\dot{V}_{CO_2}$を酸素摂取量$\dot{V}_{O_2}$で除したもので，外呼吸によるガス交換の指標の1つです．

　安静時のRERは0.85前後ですが，脂質のみを摂取している場合は0.70前後，炭水化物のみだと1.0前後と食事内容の影響を受けます．従来より，「安静時はブドウ糖がエネルギー基質の主体であるため，ある程度の運動強度に達しないと中性脂肪は燃焼しない」といった話を耳にしてきました．しかし，安静時のRERは通常1を下回っているため，安静時から脂質もエネルギー基質として利用されていることが明らかです．

第7章 心肺運動負荷試験を実施するにあたって　　　　　　　Q96

したがって，**安静時でも脂質は燃焼しているので，低強度の運動であってもそれなりの脂肪燃焼効果が期待**できます．

> MEMO ⑰ **ガス交換比（respiratory gas exchange ratio：RER）と呼吸商（respiratory quotient：RQ）**
>
> すでに述べたように RER は「呼気ガス」中の $\dot{V}_{CO_2}$ を酸素摂取量 $\dot{V}_{O_2}$ で除したもので，「外呼吸」によるガス交換の指標の1つです．一方，RQ も同様に，CO_2 生産量を O_2 消費量で除したものですが，この指標は細胞レベルでの O_2 と CO_2 の交換を意識したもので，これは「内呼吸」によるガス交換の指標と考えます．通常の CPX で求められるものは，「呼気ガス」分析によるものなので，呼吸商ではなくガス交換比と表記されるべきでしょう．

Q96 ガス交換比（respiratory gas exchange ratio：RER）の臨床的意義は何ですか ★★★

A ガス交換比（RER）は AT 以下ではほぼ定常状態で経過し，AT 以上になれば増加し始めます．CPX 実施中に AT に到達したことが目視できる有用な指標です．

解説　運動開始のごく初期には $\dot{V}_{O_2}$ は急峻に増加しますが，$\dot{V}_{CO_2}$ も同じ比率で増加するため RER は変化しません．その後，$\dot{V}_{O_2}$ は徐々に増加するものの，末梢組織での CO_2 の溶存性は O_2 より高く，$\dot{V}_{CO_2}$ は $\dot{V}_{O_2}$ に比べていったん低下するため **RER も一過性に低下**します．その後，負荷量が AT 以下であれば，ほぼ定常状態で経過し，AT 以上になれば換気が亢進して $\dot{V}_{CO_2}$ が上昇するため，RER は徐々に上昇します．したがって，**CPX 実施中に RER をディスプレに表示させておくと，RER が増加し始める点が AT に相当します．RER は CPX 実施中に AT に到達したことが目視できる有用な指標**です．

また，**RER が 1.15 以上になれば，十分な負荷に到達したものと考えて**よいでしょう．

174

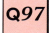 **酸素脈とは何ですか**

A 酸素脈（O₂ pulse）とは1分間の酸素摂取量を心拍数で割った値のことで，1心拍あたりの酸素運搬能力を示す指標です．

解　説　酸素脈（O₂ pulse）は1分間の酸素摂取量を心拍数で割ることから，1心拍あたりの酸素運搬能力を示す指標です．Fick の式から，酸素摂取量は下記のごとく表されます．

$$\dot{V}_{O_2} = CO(心拍出量) \times C(a-v)O_2 (動静脈酸素含有量較差)$$

ここで，CO は SV（1回拍出量）と HR（心拍数）の積でもあることから，上の式は，次のようにも示されます．

$$\dot{V}_{O_2} = SV \times HR \times C(a-v)O_2$$

この式の両辺を HR で割ると，下記の式で表すことができるので，酸素脈は1回拍出量の指標になります．

$$\dot{V}_{O_2}/HR = SV \times C(a-v)O_2$$
$$O_2\ pulse = SV \times C(a-v)O_2$$

通常，SV は AT 付近でピークに達して以降はプラトーとなりますが，C(a-v)O₂ は引き続き負荷強度に応じて直線的に増加するため，酸素脈は AT 付近で変曲点をもって，やや増加度を低下させながらも連続的に増加します．

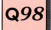 **酸素脈の臨床的意義は何ですか**

A 酸素脈（O₂ pulse）は1心拍あたりの酸素運搬能力を示す指標ですが，「運動中」の1回拍出量の指標として用いることができます．

解説 酸素脈（O_2 pulse）は1心拍あたりの酸素運搬能力を示す指標であり，1回拍出量の指標になります．運動負荷中に心筋虚血が誘発された場合には，増加度の鈍化が観察されることもあります．

個人の運動能力などの影響で，$C(a-v)O_2$ は変化しますが，最大負荷時の $C(a-v)O_2$ にはほとんど個人差がないため，最大運動時の酸素脈は最大1回拍出量を反映します．正常値は10以上と考えられています．

心拍出量の測定方法として汎用されているSwan-Ganzカテーテルを用いた熱希釈法による測定は，基本的には安静時の定常状態での測定を前提としています．したがって，実際に運動中の1回心拍出量を実測することは難しく，最大運動時の酸素脈は最大1回拍出量を反映する酸素脈はその意味でも有用な指標です．個人的にはもう少し臨床応用されるべき指標という印象を持っています．

Q99 立ち上がり時定数（τ on）および立ち下がり時定数（τ off）とは何ですか

A τ on は運動開始時の酸素摂取量の上昇の程度を表現する指標で，τ off は運動終了時の酸素摂取量の減衰の程度を表現する指標です．τ on は運動開始直後にどの程度速やかに心拍出量が増加するか，τ off は運動終了直後にどの程度速やかに心拍出量が元に復するかを示します．

解説 一段階負荷開始後の $\dot{V}_{O_2}$ の応答は，**図61**のように第Ⅰ相，第Ⅱ相，第Ⅲ相に分類されます［Wasserman K：Am Rev Dis **129**（Suppl）：S21, 1984］．

第Ⅰ相は安静時の静脈血が末梢から肺に戻るまでの時期に相当し，$\dot{V}_{O_2}$ は急峻に増加します．

第Ⅱ相は第Ⅰ相に続いて，定常状態に達するまでの間の呼吸・血行動態の変化を反映する相で，$\dot{V}_{O_2}$ は指数関数的に増加します．この過程を指数回帰することで応答速度としての時定数（τ on）が求められます．この相では動静脈酸素含有量格差がほとんど変化しないため，心拍出量と動静脈酸素較差の積である $\dot{V}_{O_2}$ の増加は心拍出量の増加を反映します．しかも運動初期の心拍出量の増加は心拍数の増加ではなく，1回拍

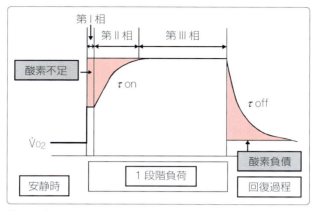

図61 一段階負荷開始後の $\dot{V}_{O_2}$ の応答と各相および τ on と τ off

出量の増加によるため，τ on は「1回拍出量の増加の程度」を反映します．

　第Ⅱ相では，負荷量がAT以下であれば $\dot{V}_{O_2}$ は3分以内に第Ⅲ相の定常状態に達しますが，負荷量がAT以上であれば定常状態に達せず，徐々に増加を続けます．

　定常状態に達した第Ⅲ相後に運動を終了すると $\dot{V}_{O_2}$ は指数関数的に減衰します．この過程を指数回帰することで時定数（τ off）が求められます．このときの立ち下がり時定数（τ off）は，負荷終了後も心拍出量の多い状態が続くほど延長します．言い換えると，図61に示す酸素不足が大きいほど酸素負債が大きくなり，その返済に時間がかかる結果 τ off が延長することになります．

　ただし，実際の臨床検査として，1段階負荷テストだけを行うことはほとんどないので，筆者らは，通常のCPXで行う3分間のウォーミングアップ時に τ on を求めています．したがって，実際に τ off を求める機会はほとんどありません．

第 7 章　心肺運動負荷試験を実施するにあたって　　　　　　　Q100

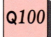 立ち上がり時定数（τ on）の臨床的意義は何ですか ★★

A　τ on は時定数（τ on）は心拍数の影響をほとんど受けず，1 回拍出量の増加を反映するため，酸素摂取量などの心拍数の影響を受ける指標では評価が難しい病態の検討に相応しいと考えています．

解　説　τ on は「1 回拍出量の増加の程度」を反映することはすでに述べたとおりですが，τ on は負荷強度の影響を受けるため，強度が大きくなるほど時定数は延長します．正常例では 20 W の一段階負荷では約 20～40 秒とされており，80 秒以上であれば予後不良といわれています．

　また，心不全の治療に β 遮断薬が広く用いられるようになり，心不全の患者さんの QOL や生命予後が改善しました．しかし，β 遮断薬により自覚症状が改善しても，CPX で得られる指標，特に酸素摂取量で表現される AT や peak $\dot{V}O_2$ は CPX の指標としては大きく改善しません．それは，酸素摂取量が心拍数の影響を受けるからです（Q78 参照）．すなわち，β 遮断薬内服患者さんでは心拍数の増加が抑制されるので，自覚症状などの改善を酸素摂取量が関連する指標で評価することは適当で

MEMO ⑱　peak $\dot{V}O_2$ に影響を与える薬剤とドーピング

　β 遮断薬は心拍数を低下させることにより有意に peak $\dot{V}O_2$ を低下させます．したがってアンフェタミンやエフェドリンなどの交感神経興奮薬は peak $\dot{V}O_2$ を増加させるように思えますが，実際には有意な増加はないとされています．しかし，1972 年，ミュンヘンオリンピックで米国のリック・デモントは競泳男子 400 m 自由形で優勝したものの，検査でエフェドリンが検出されてメダル剥奪となっています．持病の喘息治療上欠かせず，不正の意図はないと訴えましたが，IOC はこれを退け，ドーピング検査による金メダル剥奪の最初の例となりました．また，2012 年 8 月，全米反ドーピング機関はかの有名なランス・アームストロング（人類史上最高の peak $\dot{V}O_2$ を記録したと聞いたことがありますが…）に対して，エリスロポエチンなどの不正使用により，ツール・ド・フランスの 7 連覇を含む 1998 年 8 月以降の全タイトルの剥奪と自転車競技からの永久追放の処分を科しています．

はありません．筆者らはβ遮断薬による治療を受けた心不全の患者さんの運動耐容能の変化をτonで評価したところ，β遮断薬の効果を評価することができました（Taniguchi Y：Chest **124**：954, 2003）．これは，τonが心拍数の影響をほとんど受けず，1回拍出量の増加に関わることによるものと考えています．

Q101 V_D（死腔量）/V_T（1回換気量）で求められる死腔換気率とは何ですか

A 1回換気量に対する生理学的死腔の比率のことを死腔換気率（V_D/V_T）と呼び，この値が大きいほど換気効率が悪いことを意味します．

解説 口や鼻から吸入した空気は，肺胞に至るまでに気管を含めて多くの気管支を通って肺胞に供給されます．この空気の通路を「気道」といいます．吸気の開始時は，気道内には1呼吸前の呼気ガスで満たされているので，気道の容量以上の空気を吸入して初めて新鮮な空気が肺胞に到達します．

気道は，口や鼻と肺胞を結ぶ重要な経路ですが，肺胞での有効なガス交換にとっては無駄な空間です．これを解剖学的死腔といいます．

肺胞に達した新鮮な空気もその肺胞に血流がないと有効なガス交換ができないことはすでに述べましたが（図58），この換気血流不均衡による無効なガス交換によっても死腔が形成されます．これを肺胞死腔といいます．「肺胞死腔」と先の「解剖学的死腔」を合わせて「生理学的死腔」といいます．

排泄することのできるCO_2の量は，肺胞内CO_2濃度×肺胞換気量（1回換気量－死腔量）になるので，死腔が増えると有効肺胞換気量が減り，効率の悪い呼吸になります．

ここで，生理学的死腔量/1回換気量で算出される，V_D（死腔量）/V_T（1回換気量）について見てみると，この値が大きいほど換気効率が悪いことを示すことは明らかです．心不全になると有効肺血流量が低下して生理的な死腔が増加するのでV_D/V_Tが上昇します．

健常者でも解剖学的死腔が3 mL/kgほどあるため，死腔換気率は0.3程度となります．心不全患者ではもう少し高い値ですが，いずれも運動

第7章 心肺運動負荷試験を実施するにあたって　Q103

により低下します．

Q102 $\dot{V}_{O_2}$/WR（仕事率）とは何ですか

A 1Wの仕事量の増加に対する酸素摂取量の増加の程度を表す指標で，増加した仕事に対する末梢運動筋への酸素輸送の増加度を示します．

解説　$\dot{V}_{O_2}$/WR（仕事率）はランプ負荷試験でのみ得られる指標であり，末梢の運動筋への酸素輸送の増加度を示します．通常はランプ負荷開始後60～90秒後（時定数の3～5倍）からATを少し超える負荷量までの$\dot{V}_{O_2}$を一次回帰して求めます．正常値は年齢や性別の影響を受けることはほとんどなく，10～20 W/min の ramp slope であれば，10 mL/min/W 前後といわれています．また，ramp slope が変わると，当然この値も変化しますので，異なるプロトコル間での $\dot{V}_{O_2}$/WR の比較はできません．

運動中の心拍出量の増加の程度に依存するため，心不全などの心拍出量の増加不良時には低下します．しかし，生体の代償機能や薬剤の効果などで，運動中の血流再配分が改善されて，増加した心拍出量が優先的に活動筋に分配されると，その値は低下します．したがって，これらの薬効が見かけ上心不全を悪化させたようにもみえるので，注意が必要です．このような本指標の限界から，筆者はルーチンに求める指標とはしていません．

Q103 TV（tidal volume：1回換気量）/RR（respiratory rate：呼吸数）とは何ですか

A 運動による1回換気量と呼吸数の関係を示す指標です．両者の関係をみることで，心不全の病態や重症度が推測可能です．

解説 TV/RRは運動による1回換気量と呼吸数の関係を示す指標です．正常では，運動初期には1回換気量の増加により，その後は呼吸数の増加により換気が亢進します．したがって，1回換気量と呼吸数をプロットすると，**図62**のような関係になります．すなわち，健常者では運動開始に伴い1回換気量は急峻に立ち上がり，やがて緩やかに上昇しながらプラトーに向かい，同時に呼吸数が増加し換気量を増加させます．

一方，心不全患者さんでは肺うっ血により肺のコンプライアンスが低下して硬くなることと，呼吸筋力の低下から呼吸が浅くなり，1回換気量が低下しています．したがって，一定の換気量を確保するには呼吸数を増やさざるを得ません．これは，心不全患者さんの血液循環を考えるときに，1回拍出量が低下しているため，頻脈になることと同じような考え方で説明できるでしょう．

このように，運動によっても1回換気量の増加はわずかであり，呼吸数が増加することで換気量を増加させるものの，重症心不全であれば1回換気量はあまり増えず，呼吸数が増加するとむしろ低下することさえあります．

したがって，心不全患者では健常者に比べて，TV-RR曲線は右下にシフトするとともに，扁平になります（Akaishi S：J Cardiol **52**：195, 2008）．この曲線の形態からだけでも，心不全の病態や重症度が推測可能です．同時に，この指標は最大負荷に至ることがなくても安全に測定が可能なため，もう少し臨床応用されてもよいかと考えています．

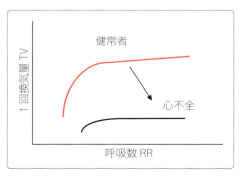

図62 健常者と心不全の患者さんの運動時1回換気量/呼吸数（TV/RR）

（上嶋健治：今日から始めよう！運動負荷試験，克誠堂出版，p115, 2023 より引用）

第7章 心肺運動負荷試験を実施するにあたって　　　　　　　　Q104

Q104 V-slope法における2直線，S1とS2の傾きに臨床的意義はありますか

A S2の傾きはアシドーシスの緩衝能力などを反映する所見と考えられ，たとえATが同じであってもpeak $\dot{V}O_2$に差を生じるなど運動耐容能の違いを示唆する所見と考えます．

解説 V-slope法でATを求めたときに，エネルギー基質がすべてブドウ糖であればAT以下の運動量では$\dot{V}O_2$と$\dot{V}CO_2$はともに1:1の割合で増加するため，S1の傾きに個人差はありません．しかし，AT以上の負荷量になるとS2の傾きは個人差が出てきます．図63の2つの回帰直線は，S1が同じ傾きで同じATを示しますが，S2の傾きが異なることから臨床的意義は同じではありません．

Dr. Wassermanからの私信では，図63-Aと図63-BではATを超えてからの換気の亢進程度が異なり，これは負荷量に対する酸素摂取量の反応性の違い，ATを超えてからのアシドーシスの緩衝能力の違いを意味するとのことでした．ATとpeak $\dot{V}O_2$の関係は固定されたものではなく，心臓の状態が悪化するほどATに比べてpeak $\dot{V}O_2$の減少が大きくなるとしています．

Q84・Q85・表19でWeber-Janickiの心不全分類について言及しましたが，この心不全の重症度分類では，peak $\dot{V}O_2$による分類とATに

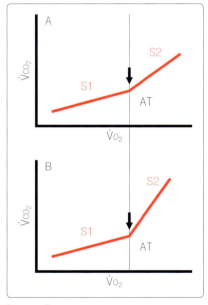

図63 V-slope法では同じATを示すが，異なるS1とS2を示す2つのパターン

よる分類が必ずしも一致するとは限りません．結果は「WJ 分類：peak $\dot{V}_{O_2}$ は B，AT は C」のように記載していましたが，これこそ「AT と peak $\dot{V}_{O_2}$ の関係は固定されたものではない」ということを反映しています．

V-slope 法で求められた AT が同じであっても臨床的な運動耐容能の意味合いが異なる場合があると考えられます．S2 の傾きや，S2/S1 といった指標は新たな運動耐容能の指標になる可能性があるかもしれません．

Q105 動揺性呼吸（oscillatory ventilation：OV）とは何ですか

A 過換気と低換気を周期的に繰り返す状態で，比較的重症な心不全を示唆する徴候と考えられています．

解説 心不全患者さんの呼吸パターンの特徴として「速くて浅い呼吸（rapid and shallow breathing）」について触れましたが，それ以外にも心不全患者さんには，周期的に無呼吸と過呼吸を繰り返す Cheyne-Stokes 呼吸が認められます．心不全患者さんが中枢性の睡眠時無呼吸を呈することはよく知られていますが，覚醒時に CPX を実施しているときでも，VE の経過を観察していると低換気と過換気を繰り返す動揺性呼吸（oscillatory ventilation：OV）に遭遇します．

この機序に関しては次のように考えています．一般的に，ネガティブ・フィードバック系の中で，「受容体の感受性亢進」と「情報伝達の遅延」がある場合には，システムとして過修正を起こす傾向にあります．代表的な事例として，飲酒による蛇行運転があります．車の運転も微妙なネガティブ・フィードバック機構によってハンドル操作がなされて，直進走行を保っています．しかし，飲酒運転の朦朧状態では，たとえば右に蛇行しても「情報伝達の遅延」があるため，蛇行に気づくことが遅れます．しかし，気づくや否や突然の覚醒による「受容体の感受性亢進」のため，必要以上にハンドルを大きく左に切ることになります．その後，左に蛇行しても，やはり「情報伝達の遅延」と「受容体の感受性亢進」のため必要以上にハンドルを大きく右に切る……ということを繰り返して，蛇行運転が続きます．換気の調節にも，動脈体の末梢化学受

第 7 章 心肺運動負荷試験を実施するにあたって　　Q105

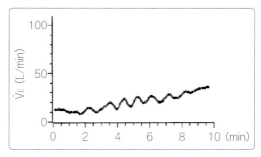

図 64　心肺運動負荷試験中に認められた動揺性呼吸の 1 例

容器や中枢の化学受容器に，肺でガス交換を終えた血液の O_2 濃度や CO_2 濃度などの情報が伝達される情報伝達系の中でネガティブ・フィードバックが働いています．心不全では慢性的な低酸素血症を認め，交感神経が活性化して呼吸中枢の「感受性を亢進」をきたしています．一方，血液ガスの情報は低心出量のため，受容体に到達するまでに「伝達の遅延」があります．その結果として換気は過修正されて，過換気と低換気が繰り返されることになります．

OV には図 64 のように負荷量の漸増に伴って OV が出現する場合と，安静時に OV を認めるものの，負荷によりそれが消失する 2 つの場合があります．頻度は後者のほうが圧倒的に高いのですが，運動に伴って OV が出現する場合には AT の決定に難渋します．このような場合には，すでに述べたように，いくつかの AT の決定法を試して最も妥当と考えられる値を AT と評価します．

OV を呈する心不全の患者さんは，そうでない患者さんに比べて安静時の左室駆出分画が低値であることが報告されています［山崎琢也：心臓 **31**（Suppl 2）：65, 1999；Koike A：Chest **123**：372, 2003］．筆者もこのような換気異常を呈する患者さんは，peak $\dot{V}_{O_2}$ が低値であり，換気効率の指標である V_D/V_T が高値を呈することから，より重症の心不全状態にあると考えています（上嶋健治：臨床運動療研究会誌 **8**：6, 2006）．

また，弁膜症の患者さんなどでは開心術による血行動態の改善により長期的には心不全に伴う換気異常が改善して，OV も軽快すること（Ueshima K：Clin Cardiol **33**：E2, 2010）や，心筋梗塞の患者さんの OV も運動療法によって改善されること（高橋嘉代：心臓リハ **11**：127, 2006）が報告されています．

Q106 心肺運動負荷試験中に自覚症状をどのように評価しますか ★★★

A CPX の間は会話ができないので，Borg 指数の 13，17，20 に至ればそのタイミングを手（指）で教えてもらうようにしています．

解説 CPX にかかわらず，運動負荷試験中に自覚症状の程度を把握することは重要なことです．しかし，CPX 中の会話は適当でないので，筆者は**図 65** のようなイラストを作り，常に患者さんからみえる位置の譜面台に置いています．

まず，CPX を始める前に，Borg 指数の説明をします（**図 66**）．特に，「13 のややきつい」，「17 のかなりきつい」，「20 のもうだめ」には

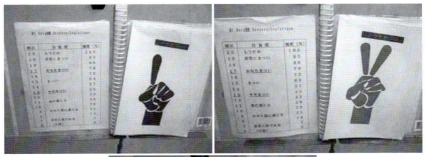

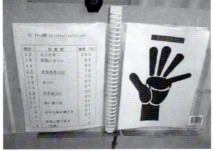

| 図 65 | 心肺運動負荷試験中に患者さんの前に置いている Borg 指数の表とイラスト
負荷の進行に合わせて頁をめくっていく．

第7章　心肺運動負荷試験を実施するにあたって　Q106

標示	自覚度	強度（%）
20	もうだめ	100
19	非常にきつい	95
18		
17	かなりきつい	85
16		
15	きつい	70
14		
13	ややきつい	55
12		
11	楽に感じる	40
10		
9	かなり楽に感じる	20
8		
7	非常に楽である	5
6	安静	0

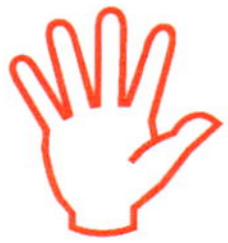

B-20
もうだめ

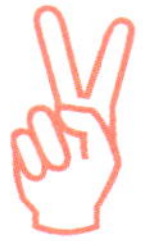

B-17
かなりきつい

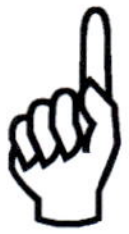

B-13
ややきつい

図66 患者さんへの説明用の Borg 指数の表とイラスト

十分な説明を加えます．そして，①検査の間は会話をすると呼吸状態が
変わってしまい，正確なデータを収集できないため会話はできないこと，
②ペダルを一定のテンポで漕いでもらうこと，③負荷はごく軽いウォー
ミングアップから始まり，それが3分間続くこと，④引き続いてペダル
が徐々に重たくなっていくこと，⑤その過程で，自覚強度が Borg 指数
13 の「ややきつい」に至れば「人差し指を1本」，Borg 指数 17 の「か
なりきつい」に至れば「人差し指と中指を2本」出してもらい，20 の
「もうだめ」に至れば「片手を上げて」もらうように説明します．もち
ろん，胸痛や動悸など緊急の事態を自覚すれば検査中でも声を出しても

らってもかまわないことも併せて説明します.

　CPX でも目標心拍数や心電図・血圧変化などで運動終点を迎えず,呼吸困難や下肢疲労で終了する場合には,すでに述べたように Borg 指数 17（かなりきつい）までの自覚強度に到達していることを一応の目安としています. ただし,CPX の客観的な指標で「余力がある」と判断した場合には,Borg 指数 19〜20（もうだめ）までの負荷を考慮します. なお,すでに述べたように,RCP を超えること,またガス交換比でおおむね 1.15 を超えれば,十分な負荷量と考えてよいと思います.

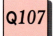 **心肺運動負荷試験の指標と自覚症状に関係はありますか**

A　AT と RCP が,おのおの Borg 指数の 13（ややきつい）と 17（かなりきつい）に関連するといわれています.

解説　心肺運動負荷試験の指標と自覚症状は密接に関係し,これは「漸増する運動負荷量への呼吸応答」と「息切れの自覚」が関連するためと考えています. すなわち,負荷量が漸増すると,換気量も漸増するのですが,換気量は直線的に増加するのではなく,**図 67** のように 2 ヵ所に変曲点をもち,変曲点の後ではその前に比べて換気量の増加度が亢進します.

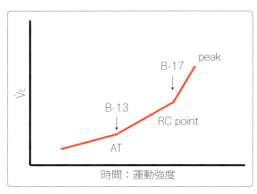

図 67　運動強度と換気量および AT,RCP の関係

187

第7章　心肺運動負荷試験を実施するにあたって　Q107

最初に現れる変曲点が嫌気性代謝閾値（AT）であり，後に現れる変曲点が呼吸性代償開始点（RCP）です．

ただ「呼吸困難（息切れ）を自覚」する機序は複雑で，過換気症候群のように動脈血ガス分析上，正常（やや高値）酸素分圧や低炭酸ガス分圧でも呼吸困難を自覚することから，単に血中の酸素や二酸化炭素の量で決定されるわけではありません．筆者は「努力呼吸の程度」が呼吸困難を自覚する重要な要素と考えています．実際，漸増負荷中に換気にドライブがかかる上述の AT と RCP が，おのおの Borg 指数の 13（ややきつい）と 17（かなりきつい）によく合致するのもこの努力呼吸の自覚によるものと考えています．ただし，自覚症状の出現は換気応答から少し遅れますので，実際の AT や RCP は Borg 指数の 13（ややきつい）や 17（かなりきつい）の少し前にあると考えたほうがよいと思います．

また，高齢者や行動気質がタイプ A の症例では，嫌気性代謝閾値や呼吸性代償開始点の出現に比べて，Borg 指数の 13 や Borg 指数の 17 の出現が遅れるといわれています［上嶋健治：日老医会誌 **33**：371，1996；斎藤雅彦：心臓 **34**(Suppl 2)：35，2002］ので，その評価には注意をせねばなりません（MEMO⑲参照）．

MEMO ⑲　年寄りの冷や水？

　　高齢者では若年者に比べて，Borg 指数 13（ややきつい）や 17（かなりきつい）という自覚症状が，AT や RCP をはるかに超えた時点で出現することがあります．この機序は明らかではありませんが，高齢者の「努力呼吸という苦痛」を自覚することへの感受性の低下が一因と考えています．また，AT 前後では換気にドライブがかかり，1 回換気量の増加または呼吸数の増加で対応するのですが，この 1 回換気量と呼吸数の増加の比率が，若年者と高齢者では異なる可能性もあります．いずれにせよ，高齢者では負荷量に比して著しく低い自覚強度のことがあります．筆者はこの現象を心の中で，「年寄りの冷や水現象」と呼んでいます．

Q108 心肺運動負荷試験（CPX）中の，運動生理学的指標の経過（変化）をまとめてください ★★★★

A CPX の経過中生理学的指標の変化については，一段階負荷に相当するウォーミングアップ中に得られる指標と漸増負荷運動中に得られる指標を分けて考えます．また，漸増負荷中には AT や RCP を起点に変化率が急激に変化する指標に着目することが重要です．

解説　図 68 に CPX の経過として，安静時，ウォームアップ時，漸増負荷時について種々の生理学的指標の経過を示しています．また，AT と RCP を示してその前後での変化が分かるようにしています．各々の指標ごとにその経過を順に解説します．

1) $\dot{V}_{O_2}$ に関しては，一段階負荷での換気応答はすでに Q96 で述べた通りです．漸増負荷開始後の $\dot{V}_{O_2}$ は負荷量（W）と並行して直線的に増加します．
2) 漸増負荷後の $\dot{V}_{CO_2}$ は，AT までは直線的に増加した後，急峻に増加し，RCP を超えても増加します（Q90 参照）．
3) 漸増負荷後の $\dot{V}_E$ は $\dot{V}_{CO_2}$ 同様に直線的に増加するものの，AT と RCP で変曲点をもち，より急峻に増加します．RCP 以降の増加度は $\dot{V}_{CO_2}$ のそれよりも大きくなります．
4) $\dot{V}_E/\dot{V}_{CO_2}$ は一段階負荷開始から低下しますが，AT から RCP までの間は $\dot{V}_{CO_2}$ と $\dot{V}_E$ の増加度が同じであるため，低下も増加も伴いません（isocapnic buffering）．ただし，RCP を超えてからは増加に転じます．
5) $P_{ET}CO_2$ は運動開始とともに換気血流不均衡が改善されて増加します．しかし，AT から RCP までの間は低下も増加も伴わず（isocapnic buffering），RCP を超えてからは低下に転じます．
6) RER は末梢組織での O_2 と CO_2 の溶存性の違いから，一段階負荷開始後にいったん低下しますが，その後徐々に増加します．やがて $\dot{V}_{CO_2}$ や $\dot{V}_E$ と同様に AT と RCP で変曲点をもって増加します．
7) O_2 pulse は一段階負荷開始とともに漸増しますが，AT を超えてからは心拍数の増加度が $\dot{V}_{O_2}$ の増加度を上回るため，O_2 pulse としての増加度は減少します．
8) 一般的には，自覚強度と CPX 指標として，AT は Borg 指数の 13 に，RCP は Borg 指数の 17 に対応するとされています．

第7章 心肺運動負荷試験を実施するにあたって　　Q109

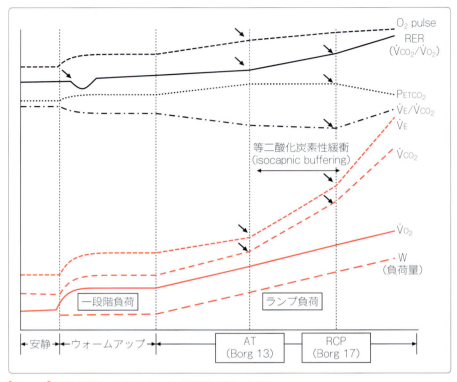

図68 心肺運動負荷試験中の生理学的指標の経過

Q109　心肺運動負荷試験結果をどのように報告しますか　★★★★

A　前にQ53で示した内容にも言及すべきですが，その目的から，①運動耐容能に関する呼気ガス分析指標について記載すること，②運動耐容能の評価（良し悪し），場合によっては，③運動処方を記載します．

解説　CPXからは非常に多くの指標が経時的に得られますので，多くの内容が盛り込まれます．したがって，通常の呼気ガス分析を併用しない運動負荷試験とは別の専用の報告書（紙ベースであれば申込用紙と兼用で

も可）を作成すべきです．そして，①選択したプロトコル，②運動終点が何であったか，③そのときの心拍数（予測最大心拍数の何％）により負荷の程度を明らかにします．なお，呼気ガス分析指標に心を奪われておろそかになりがちですが，④ST 偏位や U 波および不整脈の出現などの心電図変化，⑤胸痛を含む呼吸困難，下肢疲労などの自覚症状の有無と程度，⑥血圧の低下や回復過程，などにも言及します．

　呼気ガス分析指標としては AT，peak $\dot{V}O_2$，RCP，$\dot{V}E/\dot{V}CO_2$，RER の記載は必須です．筆者の施設では，①安静時，Borg 指数 13，Borg 指数 17，AT，RCP，peak $\dot{V}O_2$ については，おのおのその時点での負荷開始後の時間，心拍数，血圧，負荷量（Watt），ガス交換比（RER）を $\dot{V}O_2$ の値とともに記載しています．それ以外に，②動揺性呼吸の有無，③$\dot{V}E/\dot{V}CO_2$ と TV/RR に関しては傾きと切片および相関係数，④RCP 時の $ETCO_2$，⑤$\dot{V}D/\dot{V}T$ の最低値，⑥酸素脈の最高値，⑦前述した S1 と S2，⑧ウォームアップ時の τ on を記載しています．

　最後にまとめとして，AT と peak $\dot{V}O_2$ から Weber–Janicki による運動耐容能の分類を行います．依頼者から運動療法の希望があれば，運動処方として AT を目安とした負荷強度を求め（Q87 参照），処方内容として，①自転車エルゴメータの Watt 数，②トレッドミル平地歩行の時速，③心拍数を記載します（Q112 参照）．図 69 に筆者が所属していた施設で使用していた申し込み兼所見報告用紙とその記載例を掲げます．

　なお，最近では，呼気ガス分析装置の解析機能や出力能力が向上しており，検査機器の出力をそのまま報告書として利用することも可能になり，むしろそちらのほうが主流といえるでしょう．同時に 9 パネルといわれるグラフセットも使用されるようになってきました（Q110 参照）．図 70 に京都大学での CPX の報告書を提示します．1 頁目は患者さんの基本情報と負荷プロトコル，目標心拍数などの記載とともに，負荷量，心拍数，血圧，$\dot{V}O_2$ などの 1 分ごとの経時変化や不整脈の有無が示されています．続いて，負荷時間，運動終点，Borg 指数，到達心拍数，心電図変化（ST 変化と不整脈），胸部症状の記載があり，最後に虚血の評価と運動耐容能の指標（peak $\dot{V}O_2$・AT・$\dot{V}E/\dot{V}CO_2$ slope・仕事率・τ on など）が記載されています．2 頁目は CPX で得られる主な指標のウォーミングアップ時，AT 時，運動終点時の値が記載され（RCP 時はオプション），諸指標の経時的変化を表すグラフも示されています．3 頁目は得られた諸指標の測定データの値が記載されています．4 頁目がいわゆる 9 パネルに相当し，5 頁目は付加的なパネルを示しています．このときは，運動処方は別途記載します．

第7章 心肺運動負荷試験を実施するにあたって　Q109

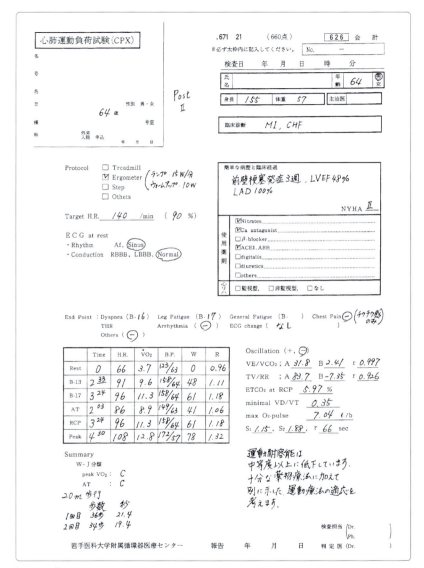

図69 心肺運動負荷試験の申し込み兼所見報告用紙の記載例

CPX（エルゴメータ）検査報告書

ID:　　　　　　　　　検査日：2023年○月▽日　　臨床診断：
　　　　　　　　　　　依頼科：循環器内科　　　　　急性心筋梗塞
　　　　　　　　　　　病棟：

身長：169.5 cm　体重：67.1 kg　依頼医：　　　　　前回検査：2022年○月×日

負荷プロトコール CPXエルゴメータ　◉Ramp　　15 W/min　　○
目標心拍数：　134 bpm　85　% of predicted max HR（　158 bpm）

Stage	Rest	WU	I	II	III	IV	V	VI	VII	VIII	IX	X	XI	XII	XIII	XIV	XV
Watt	0	10	25	40	55	70	85	100	115	130	145	148					
回転数(rpm)	0	58	58	59	58	60	65	59	63	59	54	44					
METs	0.52	1.72	1.88	2.35	2.55	3.19	3.81	3.97	4.41	4.35	4.46	4.56					
経過時間(分)	03:00	07:00	08:00	09:00	10:00	11:00	12:00	13:00	14:00	15:00	16:00	16:11					
HR(bpm)	65	70	71	74	78	84	88	94	101	106	112	111					
BPs(mmHg)	117	129	142	137	137	134	133	133	150	159	162	＊					
BPd(mmHg)	94	95	96	97	98	96	95	94	92	93	96	＊					
VO2(ml/min)	128	428	469	587	636	796	948	990	1099	1085	1112	1137					
SpO2(%)	97	96	97	96	97	96	97	97	96	96	96	＊					
ST変化																	
不整脈	(+)	(+)															
胸部症状																	
Borg D/L	7/7											15/19					

[負荷時間]　13'11"
[End point]　Leg fatigue
[Borg scale D/L]　　15　/　19　[余力] なし
[Peak HR]　112 bpm　[% predicted max HR]　71 %　[Max DP]　18144
[ST変化]　明らかなST-T変化なし。

[不整脈]　安静時・負荷中・負荷後にPVC散発あり。

[その他]

[胸部症状]　◉無　○有
[判定]　Inconclusive for ischemia

[Exercise capacity]　Mildly reduced
[Peak VO2]　1137 ml/min,　16 ml/kg/min =　4.56 METs,　65 % of predicted value
[AT　VO2]　959 ml/min,　13.5 ml/kg/min =　3.85 METs,　83 % of predicted value
[VE vs. VCO2 slope]　32.8　[ΔVO2/ΔWR]　9.28　[τ on]　17 sec
負荷終盤VO2は頭打ちの可能性あり。

Recovery	1分	2分	4分	6分
経過時間(分)	17:09	18:09		
HR(bpm)	93	86	81	83
BPs(mmHg)	151	138	132	127
BPd(mmHg)	92	90	93	87
VO2(ml/min)	455	291		
SpO2(%)	97	97		
ST変化				
不整脈	(+)	(+)	(+)	
胸部症状				

検査者：　　　　　　　　　　　　診断医：

京都大学医学部附属病院

図 70　心肺運動負荷試験の報告用紙とその記載例①

第7章 心肺運動負荷試験を実施するにあたって Q109

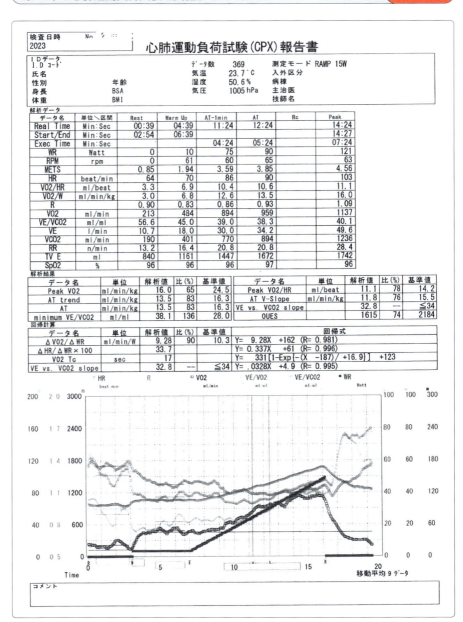

図70 心肺運動負荷試験の報告用紙とその記載例②

Q109

検査日時　No. 2520		
2023年	**測定データ**	

I.Dデータ			
I.D コード		データ数　369	測定モード RAMP 15W
氏名		気温　23.7℃	入外区分
性別	年齢	湿度　50.6%	病棟
身長	BSA	気圧　1005hPa	主治医
体重	BMI		技師名

コメント

時系列データ

Time min sec	WR Watt	RPM rpm	METS	HR beat/min	VO2/HR ml/beat	VO2/W ml/min/kg	R	VO2 ml/min	VE/VCO2 ml/ml	VE l/min	VCO2 ml/min	RR n/min	IV E ml	ETO2 %	ETCO2 %	SpO2 %	MK
Rest																	
00:30	0	0	0.86	64	3.4	3.0	1.04	215	57.8	12.9	223	14.5	889	17.12	3.72	97	
01:00	0	0	0.72	64	2.8	2.5	0.93	179	55.5	9.2	166	10.6	866	16.37	4.07	96	
01:30	0	0	0.69	65	2.7	2.4	0.83	171	58.1	8.3	143	12.9	641	15.86	4.17	96	
02:00	0	0	1.32	66	5.0	4.6	0.83	329	52.5	14.4	274	14.8	976	15.82	4.14	95	
02:30	0	0	0.93	63	3.7	3.2	0.95	231	57.5	12.6	219	14.5	869	16.70	3.86	96	
03:00	0	0	0.52	62	2.1	1.8	0.92	128	63.5	7.5	119	12.6	598	16.65	3.78	97	
Warm Up																	
00:30	10	61	1.64	69	5.9	5.7	0.76	408	51.0	15.8	310	19.6	807	15.15	4.43	96	
01:00	10	66	1.97	71	6.9	6.9	0.76	491	46.3	17.2	371	17.9	961	14.87	4.61	95	
01:30	10	61	1.81	70	6.4	6.3	0.76	452	46.5	16.0	345	18.9	849	14.88	4.68	95	
02:00	10	62	2.09	70	7.4	7.3	0.83	520	44.4	19.1	431	16.0	1198	15.31	4.57	95	
02:30	10	59	1.95	69	7.0	6.8	0.79	486	44.1	17.0	385	15.9	1071	14.92	4.77	95	
03:00	10	61	2.13	71	7.5	7.5	0.89	531	43.5	20.5	470	14.6	1405	15.63	4.52	96	
03:30	10	58	1.65	70	5.9	5.8	0.84	412	47.2	16.4	348	17.5	937	15.40	4.62	97	
04:00	10	58	1.72	70	6.1	6.0	0.81	428	46.6	16.2	349	18.0	902	15.22	4.63	96	
Exercise																	
00:30	18	60	1.89	69	6.8	6.6	0.86	470	46.0	18.7	407	17.9	1047	15.60	4.51	96	
01:00	25	58	1.88	71	6.6	6.6	0.84	469	45.8	18.1	394	18.3	986	15.45	4.55	97	
01:30	33	58	2.02	73	6.9	7.1	0.83	505	45.9	19.3	420	18.2	1056	15.28	4.66	96	
02:00	39	59	2.35	74	7.9	8.2	0.88	587	42.8	22.0	515	15.4	1430	15.52	4.59	96	
02:30	46	60	2.45	77	7.9	8.6	0.86	610	40.1	20.9	522	14.8	1412	15.22	4.70	97	
03:00	55	58	2.55	79	8.1	8.9	0.82	636	40.6	21.2	521	17.6	1199	15.02	4.80	97	
03:30	63	59	2.93	81	9.0	10.2	0.84	729	41.2	25.2	612	18.4	1371	15.06	4.83	97	
04:00	69	60	3.19	83	9.5	11.2	0.85	796	39.8	26.9	675	18.4	1457	14.92	4.95	96	
04:30	78	61	3.71	87	10.6	13.0	0.88	925	39.0	31.7	814	21.0	1509	15.12	4.91	97	
05:00	84	65	3.81	88	10.7	13.3	0.91	948	39.0	33.8	867	20.7	1634	15.25	4.95	97	
05:30	93	59	3.77	91	10.3	13.2	0.94	940	38.5	34.1	886	21.4	1598	15.32	5.00	96	
06:00	100	59	3.97	94	10.5	13.9	1.00	990	39.1	38.9	995	23.1	1688	15.59	4.95	97	
06:30	108	65	3.89	97	10.0	13.6	1.03	969	40.0	40.1	1003	25.5	1572	15.79	4.86	96	
07:00	115	63	4.41	101	10.9	15.4	1.06	1099	39.6	45.9	1162	27.0	1704	15.82	4.88	96	
07:30	123	63	4.53	103	10.9	15.9	1.09	1129	40.1	49.5	1233	28.0	1770	16.00	4.80	96	
08:00	130	59	4.35	106	10.2	15.2	1.09	1085	41.8	49.6	1185	31.5	1576	16.15	4.70	96	
08:30	138	61	4.52	109	10.4	15.8	1.10	1127	41.9	51.9	1239	31.8	1632	16.15	4.72	95	
09:00	145	54	4.46	111	10.0	15.6	1.08	1112	43.4	52.2	1202	33.4	1562	16.21	4.63	96	
Recovery																	
00:30	0	0	2.68	101	6.6	9.4	1.22	668	37.8	30.9	817	18.7	1647	16.41	4.84	95	
01:00	0	0	1.82	95	4.8	6.4	1.53	455	43.9	30.6	697	19.9	1542	17.42	4.32	97	
01:30	0	0	1.36	90	3.8	4.8	1.63	339	46.2	25.5	552	16.4	1558	17.71	4.13	97	
02:00	0	0	1.17	86	3.4	4.1	1.56	291	48.4	22.0	454	15.8	1394	17.66	4.07	97	
02:30	0	0	1.23	85	3.6	4.3	1.43	307	51.9	22.8	440	18.6	1226	17.49	4.03	97	
03:00	0	0	0.97	84	2.9	3.4	1.40	241	56.4	19.0	338	19.1	999	17.61	3.90	97	

Data No.2520　Page 1

図70 心肺運動負荷試験の報告用紙とその記載例③

第7章 心肺運動負荷試験を実施するにあたって

Q109

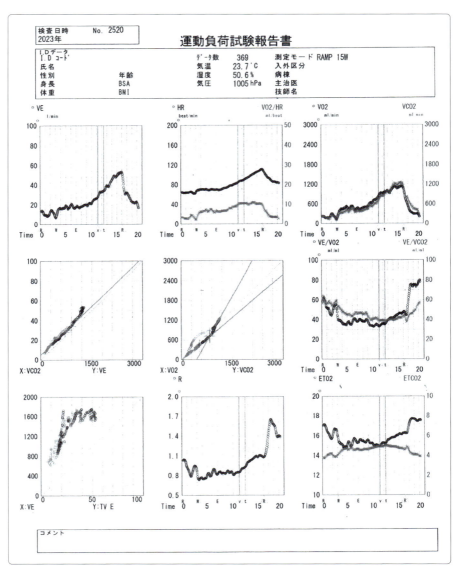

図70 心肺運動負荷試験の報告用紙とその記載例④

Q109

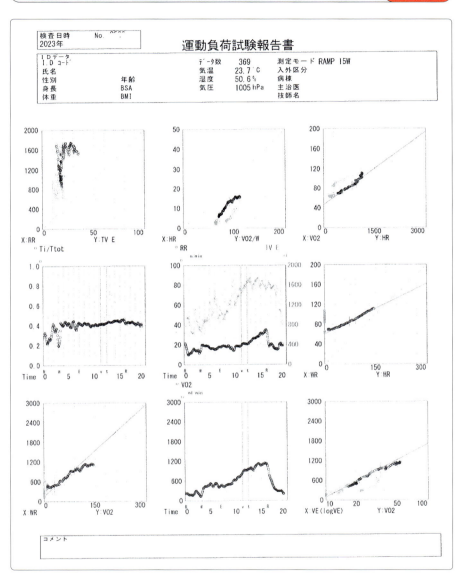

図70 心肺運動負荷試験の報告用紙とその記載例⑤

第7章 心肺運動負荷試験を実施するにあたって

Q110 心肺運動負荷試験の9パネルとは何ですか ★★★

A CPXの9パネルとは，CPXで得られた多くの指標を視覚的に理解しやすくするためのグラフのセットです．この9つのパネルは，被験者の運動能力や心肺機能のさまざまな要素を包括的に評価するために用いられます．

解 説 9パネルはCPXで得られた多くの指標を視覚的に理解しやすくするためにWassermanが創案したといわれるグラフのセットです．被験者の運動能力や心肺機能を包括的に評価するために用いられます．パネルの内容はup-dateされており，現在では，以下の9つのパネル（図71）が汎用されているので，その指標とその意義について説明します．

パネル1は$\dot{V}_E$の経時的な変化，パネル2はHR（心拍数）と$\dot{V}_{O_2}$/HR（酸素脈）の経時的な変化，パネル3は$\dot{V}_{O_2}$と$\dot{V}_{CO_2}$の経時的な変化，パネル4は$\dot{V}_E/\dot{V}_{CO_2}$ slopeになります．パネル5は$\dot{V}_{O_2}$と$\dot{V}_{CO_2}$の関係，すなわちV-slopeで，パネル6は$\dot{V}_E/\dot{V}_{O_2}$と$\dot{V}_E/\dot{V}_{CO_2}$の経時的な変化，パネル7は運動中の1回換気量（TV）と分時換気量$\dot{V}_E$の変化（$\dot{V}_E$=TV×RR），パネル8はガス交換比（RER）の経時的な変化，パネル9はET_{O_2}とET_{CO_2}の経時的な変化，を示します．

CPXの主要項目の評価のために，必ずしもすべてのパネルの情報が必要というわけではありませんが，運動中の種々の生理学的反応を包括的に評価するための強力なツールであり，ATなどの決定や結果を多角的に評価するのに役立つものと考えます．

なお，この9パネルにTV-RR関係，$\dot{V}_{O_2}$-Log（VE）関係（oxygen uptake efficiency slope：OUES：**MEMO㉑参照**），$\dot{V}_{O_2}$/WR-HR関係の3パネルを追加して12パネルとして表記することもあるようです．

Q110

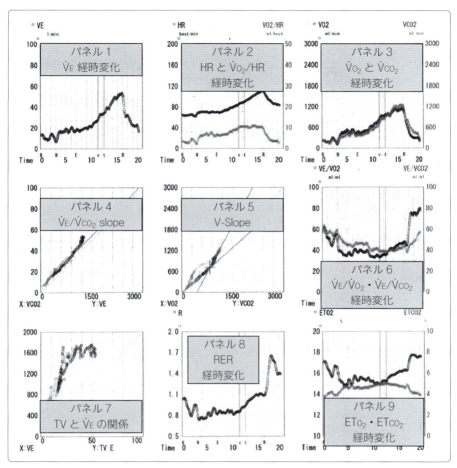

図71　9パネル

第7章 心肺運動負荷試験を実施するにあたって　　　Q111

MEMO 20　oxygen uptake efficiency slope（OUES）

oxygen uptake efficiency slope（OUES）は心肺機能を評価する指標です．OUESのほうが通りがよいのですが，日本語では酸素摂取効率勾配と呼ばれ，$V_{O_2}=a\log(VE)+b$ という直線的な方程式に基づいて計算されます．呼吸により酸素を取り込む効率を示す指標で，OUES値が高いほど同じ量の酸素を摂取するために必要な換気量が少なく，換気効率が高いことを示します．

OUESは最大負荷を必要とせず得られるため，高齢者や心肺疾患をもつ人々などにとって有用な指標と考えられます．

Q111　心肺運動負荷試験結果からどのような評価ができますか

A 臨床的には運動耐容能から心不全の重症度評価が可能で，呼吸困難の原因も推測することができます．

解説　心不全の重症度評価としては，すでに，peak $\dot{V}_{O_2}$ と AT からみた Weber-Janicki の重症度分類を掲げました（Q84 参照）．

それ以外にも，peak $\dot{V}_{O_2}$ と $\dot{V}_E/\dot{V}_{CO_2}$ および RER により重症度を分類する方法もあります．まず，peak $\dot{V}_{O_2}$ が 18 mL/min/kg 以上であれば，low risk と判定します．10以下の場合には RER の値も考慮して，RER が 1.15 未満では high risk，1.15 以上では very high risk と判定します．その中間の peak $\dot{V}_{O_2}$ が 10〜18 の間であれば，$\dot{V}_E/\dot{V}_{CO_2}$ が 35 未満では moderate risk と判定します．しかし，$\dot{V}_E/\dot{V}_{CO_2}$ が 35 以上の場合には peak $\dot{V}_{O_2}$ が 10 以下の対応と同様に，RER が 1.15 未満で high risk，1.15 以上で very high risk と判定します（Albouaini K：Heart **93**：1285, 2007, **表20**）．

また，呼吸機能の検査と組み合わせることで，呼吸困難の原因が循環器系にあるのか，呼吸器系にあるのかをおおまかに鑑別することが可能です．まず，peak $\dot{V}_{O_2}$ が予測 peak $\dot{V}_{O_2}$ 値の 85％ 以上であれば，呼吸・循環器系に大きな問題はなく，肥満や心因性のものを考えます．予測

表20 心不全の重症度評価

RER		peak $\dot{V}_{O_2}$		
		≦10	10〜18	≧18
	<1.15	high risk	high risk ($\dot{V}_E/\dot{V}_{CO_2}$≧35)	low risk
	≧1.15	very high risk	very high risk ($\dot{V}_E/\dot{V}_{CO_2}$≧35)	moderate risk ($\dot{V}_E/\dot{V}_{CO_2}$<35)	

peak $\dot{V}_{O_2}$ 値の85%より低い場合で，ATが正常で呼吸予備能が正常であれば，努力不足，脱調節などを疑い，呼吸予備能が低下していれば，呼吸器疾患を疑います．また，ATが低下して，呼吸予備能が正常であれば循環器系の不全を疑い，ATも呼吸予備能も低下していれば，呼吸・循環器系の混合性病変を疑います（Milani RV：Circulation **110**：e27, 2004）．

Q112 運動負荷試験結果から運動処方や日常生活の指導ができますか

A 通常の運動負荷試験でもある程度可能ですが，心肺運動負荷試験はさらに詳細な情報を提供してくれます．また，基本的な負荷量と日常活動度の対応は記憶しておくべきです．しかし，おのずと限界があることも知っておくべきです．

解説 CPXはATなどより多くの情報をもたらします．すでに述べたように，「AT時の運動強度を上限とした運動」は「長時間安全に行える最大運動強度」を意味するため，ATを目安に運動処方を行うことは極めて合理的です．ただし，実際の負荷量に対して生体の換気応答などには遅れがあるので，その分も考慮しなければなりません．たとえば，ウォームアップを10Wで3分間行い，その後ramp slopeを15W/minでCPXを実施した場合，ATを目安に運動処方を行う際には，「ATまでの時間」を求めてからウォームアップによる「立ち上がり時定数分の時

第 7 章　心肺運動負荷試験を実施するにあたって　**Q112**

間」を差し引きます．時定数が求められないときはおおまかに 60 秒（1 分）を時定数としてよいと思います．その後，その差し引いた運動時間に相当する Watt 数（W）を求め，さらにウォームアップ時の負荷量を加えます．筆者の施設では最後に安全率を掛けて，実際に処方する Watt 数を求めていました．この流れは下記の式で示されます．

$$W = [\{AT(sec) - t(sec)\}/4 + 10] \times 0.9$$

$$\quad\quad\quad \text{AT までの} \quad\quad \text{時定数} \quad \text{4 秒間に} \quad\quad \text{ウォームアップの} \quad\quad \text{安全率}$$
$$\quad\quad\quad\quad \text{時間} \quad\quad\quad\quad\quad\quad \text{1 W 漸増} \quad\quad \text{10 W}$$

また，平地歩行に換算した km/hr の歩行速度として求めたいときには，W と km/hr の換算式である下記の式に各数値を入力して求めます．

$$\text{平地歩行の} \atop \text{トレッドミルの時速} = （エルゴメータで求めた W）\times 7.34/体重$$

また，酸素摂取量で得られた運動強度を METs ［酸素摂取量（mL/kg/min）/3.5 mL/kg/min］に換算して，既報の日常生活動作の酸素摂取量と対比して，生活指導を行うことも有意義です（図 72）．これ以外にも，日常生活動作やスポーツの運動所要量などを示した資料をお渡しし，運動量（歩数）や体重の経緯を記録できる小冊子を提供するとよいでしょう．これらの資料はインターネット上の多くのホームページで，有用な情報が提供されているので，参考にするとよいでしょう．

なお，通常の運動負荷試験は長くても 10 数分で終了することが多く，クリアできた負荷量を長時間にわたって継続した場合までも想定したものではありません．同時に，身体的な運動負荷量が同じであっても，精神的な負荷の加わり方の差異によって虚血発作の閾値に与える影響が異なります．たとえば，配偶者間性交に比べて非配偶者間性交のほうが心事故の発症率が高いとする話もあります．運動負荷試験結果は，個別の身体的・精神的条件の違いまで保証するものではないことにも注意すべきです．

なお，呼気ガス分析を併用しない通常の運動負荷試験の結果でも，安全に運動できる上限の負荷量を求めることができます．通常は後述する Karvonen の式により運動処方を行うことが多いようです（Q146 参照）．

また，運動負荷試験の基本的な負荷量と日常活動度の対応は記憶しておくべきで，Bruce 法のステージ 2 とエルゴメータの 100 W および

202

Q112

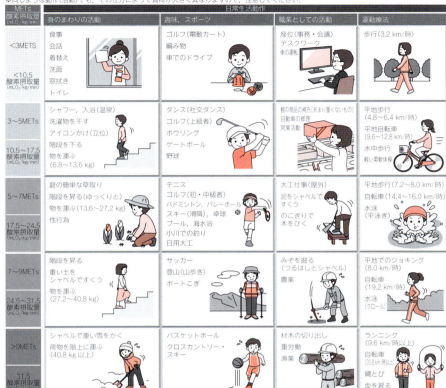

図72 各種日常動作の酸素摂取量

　　Master ダブル二階段負荷試験はいずれも 6〜7 METs の負荷量になります．自覚症状や心電図変化がなく，この程度の負荷量をクリアできれば，通常の事務系作業や軽労作作業には問題ないと考えます．

203

第7章 心肺運動負荷試験を実施するにあたって　Q112

MEMO 21　運動耐容能の規定因子とドベネックの桶

　大気中の酸素が活動筋に運搬され，エネルギーに変えられるまでのすべての器官の機能が運動耐容能の規定因子になりえます．しばしば，このような規定因子は農学者リービッヒの最小律の概念をよく反映し，この概念をわかりやすく説明するものとして，「ドベネックの桶」が引用されます．これは，桶を作っている板を個々の規定因子と見立てた場合，ほかの板がどれだけ長くとも，一番短い部分から水は溢れ出し，結果として桶の水の量は一番短い板の高さに規定されるという考え方です．左室駆出分画と運動耐容能に相関が認められないという有名な事実からも，運動耐容能の規定因子は必ずしも単純ではありません．気温・湿度，酸素濃度といった外的因子や年齢，性，肺拡散能，肺換気量，血管拡張能，動静脈酸素圧較差，Hb量といった多くの因子が規定因子になり，図73に示すように「ドベネックの桶」の概念があてはまります．

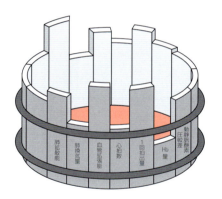

図73　ドベネックの桶

Q113 6分間歩行試験の実施方法を教えてください ★★★

A 6分間できるだけ速く歩行し，その距離を計測して歩行距離から運動耐容能を評価するものです．簡便ですが，厳密な方法に基づいて行う必要があります．

解説 6分間できるだけ速く歩行し，その距離を計測して慢性心不全患者さんの**運動耐容能評価**とする手法です．特殊な器具も必要ないことから，多施設で行う臨床試験などに用いられることもあります．

また，日本人の慢性心不全の臨床評価として本検査の意義を検討した報告では，**図74**のように，歩行距離についてCPX諸指標や右心カテーテルでの安静時の心拍出量とのよい相関が報告されています［岩崎正典：心臓 **29**(Suppl 4)：62, 1997］．また，いくつかの条件を満たすことが必要ですが，日常臨床において「呼吸器・循環器疾患をもつ患者に，時間内（6分間）にできるだけ長く歩いてもらい，到達した距離等を評価する試験で，客観的に日常的な機能障害を評価できる」として，**保険診療の適用**になっています．京都住民の6分間歩行距離を**表21**に示します（参考：Ozasa N：Gen Med **11**：25, 2010）．

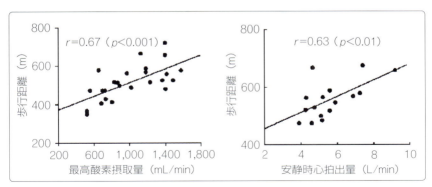

図74 6分間歩行検査の歩行距離，初速，終速と最高酸素摂取量および安静時心拍出量との関係

［岩崎正典：心臓 **29**(Suppl 4)：62, 1997 より引用］

第7章　心肺運動負荷試験を実施するにあたって　　Q113

表21 本邦の一般住民の年齢と性別による6分間歩行距離

年齢	6分間歩行距離	
	男性	女性
	平均±標準偏差（m）（範囲　m）	
40〜49歳	743±109（634〜852）	687±154（533〜841）
50〜59歳	714±174（540〜889）	691±112（579〜804）
60〜69歳	683±216（467〜898）	623±132（491〜755）
70〜79歳	598±177（421〜776）	602±112（491〜714）

　試験は人の往来が少なく，平坦で歩きやすい廊下などで行われますが，実施時には廊下に「検査中」との標識を出して，人の通行を制限したほうがよいと思います．歩行コースとしては30mの直線距離が推奨されていますが，日本の施設の屋内廊下で施行する必要上，20mの直線距離でも問題ないと考えています．もちろん，コースの長さを変えた状況での検査結果を比較することはできません．筆者らはコースの1mごとにテープでマーキングを行い（厳密には床の壁面），コースの両端だけは床にわかりやすい色のテープを使って印をつけています．方向転換のポイントにコーンを設置するとターンがスムーズに行われるといわれていますが，椅子をコーンの代用にしています．

　具体的には，まず6分間を計測するためのストップウォッチ，廊下を何往復したかを確認するためのカウンター，患者さんが休息を求めたときに座れる折り畳みの椅子，距離を測定する巻尺などを用意します．その後，患者さんには，検査前の2時間以内の食事や強い運動は避けていただいた後に，①廊下を6分間でできるだけ長い距離を歩くことが目標，②途中で息切れなどの疲労感が出ればペースを落としたり，場合によっては用意した椅子で休むことも可能であることを説明して検査を実施します．歩行開始直前には，ベースラインの脈拍，血圧に加えて呼吸困難と全体的な疲労感をBorg指数で測定します．

　検者はペースメーカーの役割を担わないように，患者さんの前を歩いてはいけません．ただし，転倒の可能性やいつでも椅子を用意できるように，手が届く範囲の斜め後ろについて歩きます．テスト中の声掛けは激励にならないように，時間経過のみとします．歩行開始1分後：「うまく歩けています．残り時間はあと5分です」，2分後：「その調子を維持してください．残り時間はあと4分です」，3分後：「うまく歩けてい

ます．半分が終了しました」，4分後：「その調子を維持してください．残り時間はあと2分です」，5分後：「うまく歩けています．残り時間はあと1分です」，5分45秒後：「もうすぐ止まってくださいといいます．そういったらすぐに立ち止まってください．」，6分後：「止まってください」で歩行を終了し，用意した椅子でただちに休んでもらいます．テスト終了後には，歩行終了直後の脈拍，血圧およびBorg指数の呼吸困難と疲労レベルを評価し，総歩行距離を記録します．

なお，6分間歩行試験は**2度行うとより精度が高い**とする報告もありますが（Chandra D：Chest **142**：1545, 2012），実際には1度で終わっていることがほとんどです．

/MEMO
 6分間歩行の世界記録？

競歩3,000 mの世界記録保持者（10分47秒）はイタリアのベネディクス選手で，もし彼が6分間歩行試験を行うと，単純計算では歩行距離は1,669 mになります．これは，岩崎らが報告した日本のNYHA分類Ⅰ，Ⅱ，Ⅲ度の心不全の患者さんの歩行距離，おのおの570±89，501±55，373±71 mと比べると，当然ですが驚愕する値です．

Q114　10 m（20 m）歩行負荷試験とは何ですか　★

A 運動能力はいわゆる運動耐容能だけで決まるものではありません．安定して歩行するためには，重心の移動に抗して姿勢を保持するための各種の自律的機構がうまく調節されねばなりません．10 m（20 m）歩行負荷試験はその歩行スキルをみるものです．

解説　安定して歩行するためには，重心の移動に抗して姿勢を保持するための各種の自律的機構が複雑に関与しています．これにはいわゆる運動耐容能とは別の身体能力が必要と考えています．

リハビリテーション医学の領域では，10 m程度の歩行負荷試験が「歩行障害の程度」を評価する目的で行われていました．筆者は心臓リハビ

第7章 心肺運動負荷試験を実施するにあたって　　Q114

リテーション施行前後で，20mの歩行試験（もともと運動機能障害の患者さんを対象にする10mではやや距離が短いと考えたため）を試みたことがあります（Ueshima K：J Iwate Med Ass **53**：157, 2001）．その結果，運動療法後には歩数も歩行時間も療法前に比べて有意に短縮しており（大股での速歩が可能），しかも驚くべきことに，後述する嫌気性代謝閾値や最高酸素摂取量の変化と歩数や歩行時間の変化との間には有意な相関関係を認めませんでした．このことは，20m歩行試験から評価される歩数や歩行時間は運動耐容能や持久力に関連したものではなく，運動の技量や技術といったパフォーマンスを示唆するものと考えています．

第8章

運動療法を開始するにあたって（心臓リハビリテーション総論）

Q115〜Q124

この章では，心臓リハビリテーションを開始する前に知っておくべき心がけや基本的な Q & A を取り上げます．

第8章 運動療法を開始するにあたって（心臓リハビリテーション総論） Q115

Q115 どうして心臓リハビリテーション（心リハ）が行われるようになったのですか

A 一昔前の急性心筋梗塞後の治療方針は「病理学的に梗塞巣が瘢痕化するまでは安静にして保存的に観察する」というものでした．しかし，長期安静による弊害と医療経済的な問題により早期退院が推し進められる中，心リハに生命予後やQOLを改善するための多くの医学的なエビデンスが蓄積され，「医療行為」として広く認知されて実施されるようになりました．

解説 心リハの対象として基本となる疾患は心筋梗塞ですが，一昔前の急性心筋梗塞後の入院治療に関する考え方は「病理学的に心筋梗塞巣が癒えて瘢痕化するには3～4週間を要するため，それまでは安静にして治癒過程を保存的に観察する」というものでした．実際，日本の1980年の心筋梗塞患者の在院日数は77日と極端に長く，発症後1週間はベッド上に絶対安静，もしくはそれに近い状態が強いられていました．

しかし，ここまで安静期間が長くなると，さすがに身体的・精神的な問題も報告され始めました．成人男性を3～4週間ベッド上安静にした場合，安静時心拍数は毎日約0.5拍/分ずつ増加し，安静の影響を脱して元の状態に戻るには，約7週間を要したとしています（Taylor HL：J Appl Physiol 2, 223, 1949）．さらに男子被検者に20日間のベッド上安静を強いると，最大酸素摂取量と心容積の減少が認められるものの，引き続いて55日間のトレーニングを実施すると，これらが改善したことが報告され，長期間の安静によって全身持久性が低下する弊害とともに，トレーニングの重要性を示す重要な知見が示されました［Saltin AB：Circulation. **38**（5 Suppl）：1, 1968］．

長期安静や臥床の弊害が明らかになるとともに，特に米国では高額の医療費という観点からも，早期離床，早期退院の傾向が強まってきました．そのような状況下に，米国医療政策研究局（Agency for Health Care Policy and Research：AHCPR）が，専門委員会を組織して，心リハに関する膨大な量の論文を検索し，EBMの立場から心リハが有効とする7項目を抽出したガイドラインを公表しました．批判的吟味の立場から，心リハに関する論文を厳格に評価したうえで，心リハは，①運動能力，②自覚症状，③脂質代謝，④QOL，⑤喫煙率，⑥死亡率を改

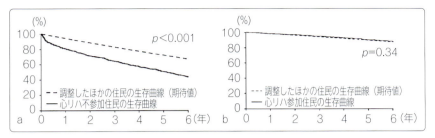

図75 心リハへの参加・不参加による生存曲線の比較

心筋梗塞後の心臓リハビリテーションに不参加の住民（a）の生存曲線は，調整したほかの住民の生存曲線（期待値）を下回るが，心臓リハビリテーションに参加した住民（b）では，ほかの住民の生存曲線と同じ曲線を描くことが示された．

（Witt BJ：J Am Coll Cardiol **44**：988, 2004 より引用）

善させ，しかも，⑦これらのベネフィットが安全に得られることを明らかにしたのです．

　その後も，米国の Olmsted 群の調査では，心筋梗塞後の心リハは3年生存率を50％以上改善し，逆に退院後3年以内の死亡の48％が心リハ不参加に起因すると報告しました．すなわち，心筋梗塞後に心リハに参加した住民は，ほかの住民の生存曲線と同じ生存曲線を描くことを示しています（Witt BJ：J Am Coll Cardiol **44**：988, 2004, **図75**）．また，10年にわたる運動療法が心不全の患者さんの peak $\dot{V}O_2$ や QOL および左室駆出分画を長期に改善させ，予後にも好影響を与えたとの報告（Belardinelli R：J Am Coll Cardiol **60**：1521, 2012）もなされました．

　心リハが行われるようになった理由として，当初は米国での医療経済的な問題として早期退院が推し進められる一面があったことも否めません．しかし，後述する「包括的心臓リハプログラム」が運動耐容能だけでなく，冠危険因子や生活の質（QOL）および長期予後の改善をもたらすことを明らかにしたことで，心リハの役割が「QOL と長期予後の改善」や「循環器病予防への介入」へと大きく変化しました．筆者は，心リハは「回復・治療・予防の三冠王」というキャッチコピーで，その普及に努めていた時期があります（上嶋健治：ハートナーシング **21**：1, 2008）．すなわち，心リハの有効性を示す多くのエビデンスが蓄積されたことで，医療経済的なメリットを求める方便だけではなく，生命予後や QOL を改善するための「医療行為」であることが認知されたことで広く実施されるようになったのです．

第8章 運動療法を開始するにあたって（心臓リハビリテーション総論） Q116

Q116 日本の心リハの歴史はどのようなものですか ★★

A 日本の心リハは，1956年の「虚血性心臓病の運動負荷療法」から始まり，1980年代からの再出発の時期を経て1990年代後半からエビデンスが蓄積されるようになりました．この間，心リハの診療報酬加算，ガイドラインの策定，プログラムの標準化，医学教育への組み込みといった歴史的な転機を迎え，現在に至るまで質的にも量的にも発展してきました．

解説 日本での心リハに関する最初の報告は，1956年4月2日の日本内科学会での木村登先生によるMaster法を応用した「虚血性心臓病の運動負荷療法」の発表でした（4月2日は「心臓リハビリテーションの日」に制定）．これは，心筋硬塞発症後に上昇していたSTがほとんど基線に近づいたころ（おおむね2週間前後）に，ベッド上の身体慣らしからゆっくりとした室内歩行を始め，異常がなければ歩行の回数と時間を増やすという現在の心リハプログラムにも通じる運動療法でした．さらに2, 3日間このような歩行後の心電図に変化がなければ，Masterの2階段負荷の1/4の回数を負荷してわずかに過負荷になる程度の負荷量（ごく軽度のST変化や陰性Tが浅くなるか陽性化する程度の運動量）を設定し，第1, 2日は1日2回，第3, 4日は4回，第5, 6日は6回というように回数を増やし，同時に2階段負荷の1/3, 1/2, 2/3, 3/4, シングル，ダブルと毎週負荷量を漸増するという方法（木村登：診療 18：1195, 1965）でした．この試みはQ115のSaltinらの報告よりも早く，極めて先見性に富んだものでした．

残念ながらその後しばらくは日本から心リハに関する情報発信がなされることはなかったのですが，1977年ハンブルグでの第1回世界心臓リハビリテーション学会の開催を受け，1978年に心臓リハビリテーション研究会が発足して，再び心リハが注目されることになりました．1982年には厚生省循環器病研究「戸嶋班」が「急性心筋梗塞リハビリテーションの4週間プログラム」を完成させ，本格的な心リハが導入され始めます．これは，欧米より20年遅れの再出発でした．

しかし，その後1988年には「急性心筋梗塞の心臓リハビリテーション（心疾患理学療法料）」の健康保険への適用承認がなされ，心リハが「医

212

療行為」として認知されました．1995 年には先の心臓リハビリテーション研究会が心臓リハビリテーション学会に移行（初年度の会員数は 248人，その後 2001 年に 1,124 人，2014 年には 10,871 人，2024 年には16,006 人に著増）し，1996 年に「齋藤班」が「急性心筋梗塞リハビリテーション 3 週間プログラム」を発表しました．同年には「狭心症・開心術後」が「心疾患リハビリテーション料」の対象疾患として保険適用に追加されています．

2002 年には学会から「心疾患における運動療法に関するガイドライン」が公表され，ガイドラインは 2007 年，2012 年，2021 年に改訂され，常に up-date な情報を提供しています．2006 年には「慢性心不全・閉塞性動脈硬化症・大血管疾患」が「心大血管疾患リハビリテーション料」の対象疾患として保険適用に追加され，さらに，2022 年には「回復期リハビリ病棟での心大血管疾患リハビリテーション料」が算定されるようになって現在に至っています．

同時に心リハプログラムの標準化も検討され始め，心臓リハビリテーション学会から，2013 年に「心筋梗塞急性期・回復期リハビリテーション標準プログラム」が公表され（英語版もあり），2017 年には「心不全の心臓リハビリテーション標準プログラム」が，2023 年には「急性冠症候群の心臓リハビリテーション標準プログラム」も公表されています．

また，2017 年には，医学教育モデル・コア・カリキュラムに新たに「心臓リハビリテーション」が明記されています．当該カリキュラムは医学教育の基礎であるとともに医師国家試験出題の基準ともなっているもので，心リハの普及と質の向上に向けての大きな一歩と考えられます．

このように，心リハは 1990 年代後半から 2000 年代前半に，臨床的なエビデンスの蓄積からガイドラインや標準プログラムの策定，診療報酬に関わる適応疾患の拡大や診療報酬の加算，医学教育分野での貢献など，大きな歴史的な転機を迎え，質的にも量的にも発展してきたといえるでしょう．

第8章　運動療法を開始するにあたって（心臓リハビリテーション総論）　**Q117**

Q117 心リハの診療報酬はどのように算定されますか ★★

A 心リハは「心大血管疾患リハビリテーション料」として保険適用され，施設基準（基準によってⅠとⅡに分類）を満たした医療機関で診療報酬が算定可能です．さらに，早期リハビリテーション加算，初期加算，急性期リハビリテーション加算，リハビリテーションデータ提出加算もあります．これらの要件を細かく定める診療報酬制度は2年ごとに変更されるため，常に最新情報を確認することが必要です．

解　説　心リハは「心大血管疾患リハビリテーション料」の名目で，厚生労働大臣が定める施設基準（Q118で詳述）に適合しており，地方厚生（支）局長に届出を行った医療機関において，**表22**（日本医師会　改訂診療報酬点数評参考資料：令和6年6月1日実施を参考にして作成）のように診療報酬を算定することが可能です．

また，**表22**に示した診療報酬以外にも，要件を満たした医療機関では，①早期リハビリテーション加算，②初期加算，③急性期リハビリテーション加算，④リハビリテーションデータ提出加算として，診療報酬を加算することが可能です．

これらの算定や加算要件には，細かい基準が設けられていることもあり，例えば，「急性期リハビリテーション加算」の対象となる患者は，入院中であり，1 ADLの評価であるBIが10点以下のもの，2「認知症高齢者の日常生活自立度判定基準の活用について」におけるランクM以上に該当するもの，3 以下に示す処置等が実施されているもの，①動脈圧測定（動脈ライン），②シリンジポンプの管理，③中心静脈圧測定（中心静脈ライン），④人工呼吸器の管理，⑤輸血や血液製剤の管理，⑥特殊な治療法等（CHDF，IABP，PCPS，補助人工心臓，ICP測定，ECMO），4 感染対策が特に必要な感染症ならびにそれらの疑似症患者として，「A209」特定感染症入院医療管理加算の対象となる感染症，感染症法第6条第3項に規定する二類感染症及び同法同条第7項に規定する新型インフルエンザ等感染症の患者及び当該感染症を疑う（疑似症患者については初日に限り算定）もののいずれかとの要件があります．

いずれにせよ，診療報酬の算定には算定・加算の要件を十分に確認することが必要です．また，心リハ領域に限らず，診療報酬制度は2年

表22 心リハの診療報酬

算定点数	施設基準（Ⅰ） 205点	施設基準（Ⅱ） 125点
算定日数	治療開始日から150日以内 必要があって150日を超えて心リハを行った場合は，1月13単位に限り算定可能	
対象患者	①急性心筋梗塞，狭心症発作その他の急性発症した心大血管疾患又はその手術後の患者 ②慢性心不全，末梢動脈閉塞性疾患その他の慢性の心大血管疾患により，一定程度以上の呼吸循環機能の低下及び日常生活能力の低下を来している患者	左記と同様であるが，①の疾患においては，急性心筋梗塞及び大血管疾患は発症後（手術を実施した場合は手術後）1月以上経過したものに限る
標準的な 実施時間	1回1時間（3単位） 入院患者は1日当たり1時間（3単位）以上，1週3時間（9単位）を標準とする	

①の患者：心筋梗塞，狭心症，開心術後，経カテーテル大動脈弁置換術後，大血管疾患（大動脈解離，解離性大動脈瘤，大血管術後）のもの．
②の患者：（イ）慢性心不全であって，左室駆出率40％以下，最高酸素摂取量が基準値80％以下，脳性 Na 利尿ペプチド（BNP）が80 pg/mL 以上の状態のもの，または脳性 Na 利尿ペプチド前駆体 N 端フラグメント（NT-proBNP）が400 pg/mL 以上の状態のもの，（ロ）末梢動脈閉塞性疾患であって，間欠性跛行を呈する状態のもの，（ハ）肺高血圧症のうち肺動脈性肺高血圧症，または慢性血栓塞栓性肺高血圧症であって，WHO 肺高血圧症機能分類がⅠ～Ⅲ度の状態のもの．

ごとに変更されるので，常に up-date された情報を入手して対応する必要があります．紙ベースであれば日本医師会刊行の「改訂診療報酬点数評参考資料」を参考にし，HP であれば「診療報酬改定・厚生労働省」にて検索するとよいでしょう．

第8章　運動療法を開始するにあたって（心臓リハビリテーション総論）　Q118

Q118 心リハの施設基準はどのようになっていますか ★★

A Q117の診療報酬は，厚生労働大臣が定める基準に適合し，地方厚生局長に届け出た保険医療機関のみで算定されます．心大血管疾患リハビリテーション（Ⅰ）と（Ⅱ）の2種類の施設基準があり，医療スタッフの配置などの認定基準に違いがあり，算定できる保険点数も異なります．

解 説　Q117で述べた診療報酬は，厚生労働大臣が定める施設基準に適合しており地方厚生局長等に届け出た保険医療機関において所定点数を算定することが可能です．

まず，心大血管疾患リハビリテーション（Ⅰ）を取得する施設と心大血管疾患リハビリテーション（Ⅱ）を取得する施設とでは，認定基準が一部異なります．大まかには，医師や医療スタッフの人員などが異なり，算定できる保険点数も異なります．「日本医師会　改訂診療報酬点数評参考資料：令和6年6月1日実施」の特掲診療科の施設基準（通知）を参考に作成した表23に，その違いを掲げました．

ここに示した項目以外にも，リハビリテーションに関する記録（医師の指示，運動処方，実施時間，訓練内容，担当者等）の保管や閲覧，定期的に担当の多職種が参加するカンファレンスの開催，初期加算及び急性期リハビリテーション加算およびリハビリテーションデータ提出加算に関する要件，などが必要です．先にも述べたように，施設基準に関しても診療報酬制度は2年ごとに変更されるので，常にup-dateされた情報を入手して対応する必要があります．

216

表23 心リハの施設基準

	心大血管疾患リハビリテーション料（I）	心大血管疾患リハビリテーション料（II）
算定要件	算定日数 150 日　点数：205 点	算定日数 150 日　点数：125 点
面積要件	病院 30 m² 以上・診療所 20 m² 以上 訓練実施時，患者 1 人につき，おおむね 3 m² 以上確保	
医師要件	循環器内科，または心臓血管外科の医師が，心大血管疾患リハビリテーション実施時間帯に常時勤務しており，心大血管疾患リハビリテーションの経験を有する専任の常勤医師 1 名以上	心大血管疾患リハビリテーションを実施する時間帯に循環器内科，または心臓血管外科を担当する医師，および心大血管疾患リハビリテーションの経験を有する医師 1 名以上（非常勤でも可）
医療スタッフ要件	PT・看護師いずれか，または合わせて 2 名以上ともに経験を有する者（1 名は専任でも可）	PT・看護師いずれか 1 名以上経験を有する者
機器要件	酸素供給装置・除細動器 心電図モニター装置 トレッドミル，またはエルゴメータ 血圧計・救急カート （医療機関内に運動負荷試験装置）	
その他	患者の急変時等に当該保険医療機関，または連携医療機関で適切な対応が可能な体制	

Q119　心リハはどのような機序で，生命予後や QOL を改善するのですか ★★

A　心リハの効果には，心筋の酸素利用やエネルギー代謝が改善し，心筋収縮力も強化される心臓そのものへの「中枢効果」と，骨格筋のエネルギー代謝や持久力が向上し，血管機能や自律神経機能への好影響による骨格筋血流や心拍応答の改善といった全身性の「末梢効果」があります．

解説　心リハの運動療法効果には，心臓に直接影響する中枢効果とそれ以外の機序による末梢効果があると考えられています．

第8章　運動療法を開始するにあたって（心臓リハビリテーション総論）　Q119

　中枢効果（心臓への効果）としては，PGC-1αなどの転写共役因子が活性化し，心筋のミトコンドリアの生合成の促進や機能の改善によってATP が効率的に産生されるようになります．これは心筋の酸素利用効率を向上させて，エネルギー代謝を改善させます．また，心筋細胞の収縮タンパク質の配列や構造を最適化して，収縮力やリモデリングを改善させます．さらに，運動により交感神経の過剰活動が抑えられ，副交感神経の活動が亢進されます．これにより，運動時の心拍数の調整や血圧の安定化が促されることも見逃せません．これらの効果は自動車でいえばエンジンがよくなったことに相当します．

　一方で，末梢効果（心臓以外の組織への効果）として，心筋と同様に四肢の骨格筋レベルでもミトコンドリア密度が増加し，エネルギー供給能力を高めます．運動により筋肉中のグリコーゲン貯蔵が増え，長時間の運動や活動に耐えられるようになります．同時に持久力に優れたタイプⅠの筋線維（遅筋）の割合が増加して運動の持久力が向上するとともに，タイプⅡの筋線維（速筋）の機能も強化され，瞬発力も向上します．また，血管の弾性が改善され血流が良くなり，一酸化窒素（NO）の増加は血管内皮の機能を改善します．血管新生も促進され，骨格筋への血流が改善されます．これらの効果は自動車でいえば足回りがよくなったことに相当します．

　ただし，どちらの効果が主体であるかといえば，筆者は次のように考えています．心臓は自らが毎日10万回も収縮を繰り返す，日々自主トレーニングを怠らない臓器です．週に3回，1回30分，120/分の強度の運動療法を行ったとしても，1週間での心拍数の増加はわずか0.8%にとどまります．この程度の心拍数の増加の範囲であれば，運動療法の有効性の機序は心臓そのものが好影響を受けるという中枢効果よりも末梢効果のほうが主体であろうと推察しています．

Q120 「心臓リハビリテーションチーム」や「包括型心臓リハビリテーション」とは何ですか

A 心リハには，単に運動療法だけでなく，原疾患の治療や二次予防に有効となる多要素的な手段が用いられることが必要です．運動療法・患者教育およびカウンセリングなどを含む多面的な包括的なプログラムを「包括型心臓リハビリテーション」と呼びます．これを実践するためには，多くの専門職種が関わった心臓リハビリテーションチームが，患者さんの状態に応じたリハビリテーションプログラムを提供することが重要です．

解　説　心リハは，かつては急性心筋梗塞後の脱調節予防が主たる目的でした．しかし，近年では日本心臓リハビリテーション学会のステートメントにもあるように「心臓リハビリテーションとは，心血管疾患患者の身体的・心理的・社会的・職業的状態を改善し，基礎にある動脈硬化や心不全の病態の進行を抑制あるいは軽減し，再発・再入院・死亡を減少させ，快適で活動的な生活を実現することをめざして，個々の患者の医学的評価・運動処方に基づく運動療法・冠危険因子是正・患者教育およびカウンセリング・治療最適化を多職種チームが協調して実践する多面的・包括的プログラム」となり，その役割が心リハチームによる「QOLと長期予後の改善」と「循環器病予防への介入」へと大きく変化しています（Q115参照）．

　実際，包括型心臓リハビリテーションによって，3年間の経過観察では26％の死亡率の低下を認めるとされており，この効果は，心筋梗塞症後の患者さんへのβ遮断薬投与や心不全患者さんへのACE阻害薬投与の効果に匹敵すると報告されています．しかし，この効果も運動療法のみでは15％にとどまり，包括型心臓リハビリテーションの実施によってはじめて「26％の死亡率の低下」が得られるとしています［ACC/AHA Guidelines for Exercise Testing：J Am Coll Cardiol **30**：260, 1997；日本心臓リハビリテーション学会（監修）：心臓リハビリテーション，協和企画，1996］．すなわち，心リハは単に運動療法の実施だけではなく，栄養指導，服薬指導，禁煙・節酒といった生活指導を含む患者教育やカウンセリングなどを包含した包括的心リハとして実践されねばなりません．しかし，このような包括的心リハは単一の医療職では十分

第8章 運動療法を開始するにあたって（心臓リハビリテーション総論） Q120

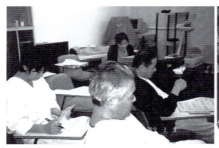
生活指導風景

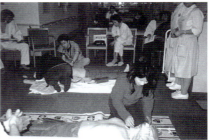
心肺蘇生法講習風景

図76 包括型心臓リハビリテーションによる患者教育風景

表24 心リハチームの業務と従事する職種

心リハの業務	従事する主な職種
運動療法関連	
運動プログラムの作成	運動療法に関わる全スタッフ
運動負荷試験	医師・臨床検査技師など
運動処方せんの作成	医師・看護師・臨床検査技師など
運動療法の実施	医師・看護師・理学療法士・作業療法士・健康運動指導士など
食事指導・栄養相談	栄養士など
服薬指導・薬事相談	薬剤師など
禁煙指導	医師・看護師など
精神・心理・行動面の相談	臨床心理士など
医療機関・介護施設との連携など	ソーシャルワーカー・地域連携担当者など
診療報酬・申請書類などの諸手続き	医療事務担当者など

には行えず，多職種による心リハチームが必要です．心リハでは，専門知識を持った医師，理学療法士，看護師，薬剤師，臨床心理士，臨床検査技師，作業療法士，健康運動指導士など多くの専門医療職が関わり，時には医療事務職やソーシャルワーカーも加わった心リハチームによって，患者さん個々の状態に応じた効果的なリハビリテーションプログラムを提案し，包括型心リハを実施していくことが重要です（図76，表24）．

なお，心リハを狭義に運動療法の意味で使う風潮もありますが，心リ

ハは上記のように，多面的かつ包括的なプログラムにより実施されるもので，「心臓リハビリテーション」とその一要素である「運動療法」とは使い分けられるべき用語と考えています．

Q121 心リハのチーム医療をうまく実施するにはどのようにしますか ★★★

A 各職種が協力してチーム医療を実施するためには「patient first」の視点から，各職種の役割と専門性をお互いに理解し尊重することが必要です．リーダーシップを発揮できる人材や，お互いの意思の疎通を図るカンファレンスや定期的なミーティングも必要です．

解説 包括型心リハプログラムを実施するには，専門職によるチーム医療が必要であることはQ120で述べた通りで，それぞれのスタッフに最高のパフォーマンスを発揮してもらうことが重要です．

ただ，それぞれの職種ごとに，受けてきた教育環境や指示系統などの「文化」が異なり，育まれてきた「感性」に違いがあるので相互に理解がしづらい部分もあります．また，医療「専門職」の場合には各職種に相応の「プライド」もあり，お互いの専門領域で使う用語が耳慣れない場合には違和感も生じてしまいます．さらに，同じ医療職種であっても，心リハに従事する（してきた）者とそうでない者では，患者さんへのアプローチに違いがあるようにも感じます．

これらの状況を解決するには，まず，各職種の専門性や役割，業務内容を十分に理解して，相互に「リスペクト」することが必要です．そして，各職種が個別の専門性を発揮するには，どの職種がどの立場からどのようなアプローチを行えば，患者さんが最大限のベネフィットを得られるのかを考えます．それには「patient first」の立場から考えて行動することが必須です．新たに何かを始める場合には「それが本当に患者さんのためになるのか？」を各職種の立場で考えること，お互いの意見が食い違う場合には「どちらの方法がより患者さんにメリットがあるのか」を患者さんの立場で考えることが重要でしょう．

患者さんによりよい心リハプログラムを提供するためには，各職種がどのような役割と相応する業務を行うかを相互に理解する必要があり，

第8章　運動療法を開始するにあたって（心臓リハビリテーション総論）　Q122

そのためにはチームカンファレンスなどでお互いの意思の疎通を図り，円滑な交流を心がける必要があります．患者さんに関する日々のカンファレンス以外に，心リハチーム内での勉強会や課題をface-to-faceで語りあう定期的なミーティングも重要です．ただ，スタッフ全員がそろうタイミングでミーティングを開催することは必ずしも簡単ではありません．岩手医科大学在籍時には火曜日の昼休み（火昼会と呼んでいました）は全スタッフが昼食をともにしながらディスカッションすることで，チーム内の懸案事項を解決していました．

もちろん，リーダーシップを発揮するべき職種・人材が必要です．施設内での立場や発言力，他の医療者との関係から，医師が該当する場合が多いと考えられますが，必ずしも医師にかかわらず，心リハへの熱意を持ったアクティブな人材であれば職種を問う必要はないでしょう．ただ，心リハに関する一定の知識や技術を担保する意味で，心臓リハビリテーション指導士や上級指導士などの資格取得者（Q124参照）が適任かと考えます．いずれにせよ，患者さんに最善の医療を提供することを根底に，お互いの立場を尊重し合いながら，質の高いチーム医療を目指していきましょう．

Q122　レジスタンス（筋力）トレーニングの意義は何ですか

A　従来，筋トレは虚弱な高齢者には危険視されていましたが，近年の研究では，心疾患患者に対する適切な筋力トレーニングの安全性と有効性が認識されています．最新のガイドラインでも，筋トレは心肺機能や生活機能の改善を促進し，QOLを向上させるとされており，患者の早期社会復帰に寄与するとして積極的に推奨されています．

解説　従来は，心疾患患者にとって筋力トレーニング（筋トレ）は過度な昇圧を伴うことから危険と考えられており，特に虚弱な高齢者では禁忌に近い状況でした．しかし，近年多くの研究結果から，適切な筋トレは心疾患患者の心肺機能や生活機能を改善し，QOL（生活の質）を向上させることが明らかになってきました．

心疾患患者はもともと運動量が不足気味であり，入院することでさら

に筋力が低下してしまい，日常生活での活動が制限されてしまいます（脱調節）．筋トレは歩行などに比べて運動に面白みもあり，筋力や筋持久力を向上させることで，これらの問題を改善し，患者の早期社会復帰を促進させることができます．

病態や時期によって調整する必要はありますが「2021年改訂版 心血管疾患におけるリハビリテーションに関するガイドライン」および「心臓リハビリテーション標準プログラム（2013年版）：心筋梗塞急性期・回復期」では，ほぼ同様の下記処方が推奨されています．すなわち，「急性心筋梗塞後や慢性心不全患者さんでも筋トレは安全に施行可能で，ゴムバンド，足首や手首への重錘，ダンベル，フリーウエイト，ウエイトマシンなどを用いて，上肢運動では1 RM（Repetition Maximum：最大反復回数）の30〜40％，下肢運動では50〜60％，1セット10〜15回反復できる負荷量で，Borg指数13以下の運動強度で，10〜15回を1〜3セットとする筋力トレーニングを，2〜3回/週の頻度で実施する」という処方内容になっています．

Q123 心リハにトレッドミルや自転車エルゴメータを用いず，スポーツやゲームを取り入れることはできますか

A スポーツやゲームを取り入れることで運動への動機づけやモチベーションの維持に効果がありますが，競争意識の高まりや興奮による安全面の問題も指摘されています．ゲームは心リハを継続するツールとしての可能性は高いように感じます．

解説 トレッドミルやエルゴメータによる単調な運動は，ともすれば「義務の遂行意織」に陥りがちになると言われています．その点，楽しみを伴うスポーツを取り入れることで，運動の動機づけやモチベーションの維持に効果があることが指摘されています（浜崎 博：薬学図書館 46：1，2001）．しかし，競争意識が強くなったり，興奮の度合いが過ぎれば安全面での問題が生じます．バドミントンやミニテニスなどを用いた運動療法中に，目標とする心拍数を超える例が相当数になることも報告されています（日本体育学会第37回大会 37B 041104，1986）．

第8章　運動療法を開始するにあたって（心臓リハビリテーション総論）　Q124

　また，心リハにゲームを取り入れることも，患者さんのモチベーションを向上させ，運動が継続しやすくなると考えられています．特にスマホアプリなどを利用すると，自宅でも気軽に運動に取り組めるメリットがあります．若年成人の検討ですが，ポケモンGOが及ぼす身体活動や心理的効果について36の研究（総サンプル数38,724人）から検討したメタアナリシスでは，プレイヤーは非プレイヤーよりも歩数が多く，身体活動度も高く，社会的相互作用や気分を改善し，記憶力向上にも寄与したとしています（Lee JE：J Clin Med **10**：1860, 2021）．さらなる研究が求められる領域ですが，「ただ歩く」よりも目的意識が生まれ，運動を「楽しみ」に変えることで継続率の向上が期待できそうです．ただし，長時間歩きすぎることによる過負荷と，歩きスマホによる事故には十分注意しなければなりません．適切な運動強度を守り，安全面に注意することで，楽しんでリハビリを継続するツールとして活用できる可能性は高いと考えます．

　なお，積雪地などで屋外での運動に制限がある場合には，自宅に油圧式足踏み運動負荷装置を設置して，足踏み運動をすることでも一定の運動療法効果が得られることがわかっています（上嶋健治：日臨生理会誌 **26**：914, 1996；小林　昇：心臓リハビリテーション **1**：99, 1996）．心リハへの動機づけやモチベーションを高めるためには，いろいろな工夫を試みるチャレンジ精神も必要でしょう．

Q124　心リハに関する資格にどのようなものがありますか

A　心リハというチーム医療を実践するにあたっては，多職種間でお互いに心リハに関する知識や用語の共有化などが必要になります．日本心臓リハビリテーション学会が心リハに関する一定の知識と経験を担保する認定資格として，「心臓リハビリテーション指導士」とその上級資格である「認定医・上級認定指導士」の認定制度を発足させました．

解　説　すでに述べてきたように，心リハは単に運動療法の実施だけではなく，生活指導を含む患者教育やカウンセリングなどを包含した包括的心リハとして実践される必要があり，医療専門職間の共同作業（チーム医療）

が必要となります．そのためには，お互いに心リハに関する知識や用語の共有化，一定の知識と経験などが必要になってきます．このような状況の中で，2000年に日本心臓リハビリテーション学会（心リハ学会）によって，心臓リハビリテーション指導士（心リハ指導士）の認定制度が発足しました（MEMO㉓参照）．

心リハ指導士の受験資格は，学会のHPによると，①医師，看護師，理学療法士，臨床検査技師，管理栄養士，薬剤師，臨床工学技師，臨床心理士，公認心理師，作業療法士，あるいは健康運動指導士のいずれかの資格を有していること，②申請時に心リハ学会会員であり，通算して2年以上の会員歴があること，③心リハ指導の実地経験が1年以上あること，または心リハ研修制度により心リハ研修施設から受験資格認定証の交付を受けていること，④心リハ学会の心リハ指導士認定制度委員会主催の講習会を当該年度に受講していること，の4条件を満たす必要があります．また，受験申請の際には10例の症例報告（自験例報告）を提出する必要があります．試験は年1回心リハ学会年次学術総会時に行われ，2部制の講習会後に実施されます．第1部は学会が認めた講習会を受講することによって免除されることがあります．学会HPの「心臓リハビリ指導士養成カリキュラム」の項目には心リハ指導士が保持すべき知識および技能の到達レベルが記載されています．

「心臓リハビリテーション認定医・上級指導士制度」は，心リハ指導士の資格保有者のうち，心リハプログラムを管理・運営・統括する能力を備え，わが国の心リハの質の向上と普及・発展に積極的に取り組む意欲を持ち，この分野において一定以上の実績を有する者に対して，医師には「認定医」，医師以外の者には「上級指導士」の資格を認定し付与する制度です．心リハ学会が「標準プログラム」を公表し，「心臓リハビリテーションレジストリー制度」を開始し，地方支部主催の地方会を開催するなど，その活動範囲を広げている中，「心臓リハビリテーション認定医・上級指導士制度」で認定された人材がこれらの活動の積極的な推進役になり，心リハの発展に貢献することが期待されています．詳細は学会のHPをご参照ください．

第8章 運動療法を開始するにあたって（心臓リハビリテーション総論） Q124

> MEMO
> ❷❸ 「心臓リハビリテーションの経験を有する」とは？
>
> 　心臓リハビリテーション指導士の講習会や試験には，毎年多くの受講者，受検者が参加します．この人気のきっかけとなったこととして，厚労省からの診療報酬に関わる疑義解釈資料の答えに「心臓リハビリテーション指導士」という言葉が盛り込まれたからとの話があります．すなわち，『心大血管疾患リハビリテーションの「経験」を有する専従の常勤理学療法士または，常勤看護師』とありますが，ここにいう「経験」とはどのようなものかという疑義に対して，厚生労働省からの答えとして「専門的な研修の例としては，2006年（平成18年）4月1日現在では，心大血管疾患リハビリテーションについては，日本心臓リハビリテーション学会の認定する心臓リハビリテーション指導士の研修，呼吸器リハビリテーションについては，日本呼吸器学会等の認定する呼吸療法認定士の研修等がある．」と記載されたことがその要因とされています．ちなみに，2023年の心リハ指導士の有資格者数は7,373人です．

第9章

運動療法を実施するためのノウハウ
（心臓リハビリテーション各論）

Q125〜Q149

この章では，心臓リハビリテーションを実施する際の実践的な
ノウハウやコツなどに関する Q & A を取り上げます．

第9章 運動療法を実施するためのノウハウ（心臓リハビリテーション各論） Q125

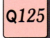 **Q125 心筋梗塞後の患者さんへの心臓リハビリテーション（心リハ）の意義は何ですか**

A 患者さんの早期の日常生活への復帰だけでなく，医学的，心理的，社会的な側面から心筋梗塞罹患後の生活に好影響を与え，再発予防にも寄与します．

解　説　急性心筋梗塞後の心リハは，医学的，心理的，社会的な側面から患者さんの生活にいくつもの好影響を与えることがわかっており，日本循環器学会/日本心臓リハビリテーション学会合同ガイドラインである「心血管疾患におけるリハビリテーションに関するガイドライン（2021年改訂版）」では，心筋梗塞・急性冠症候群の心リハに関してはおおむね，推奨クラスⅠ，エビデンスレベルAが示されています．

　身体機能の回復としては，有酸素運動によって心肺機能が向上し，日常生活の活動が楽になります．レジスタンス運動と柔軟性運動は，筋力と関節の可動域を改善し，動作をスムーズにします．運動習慣の確立により，日常生活の活動量が増え，生活の質が向上します．

　再発予防の観点からは，リスクファクターの管理が重要ですが，禁煙，食事，運動などの生活習慣の改善，体重管理などにより再発リスクが低減されます．また，心リハを通じて服薬遵守の重要性が強調されることや，定期的な受診により心機能の変化や運動耐容能が評価されることで，再発が予防されるとともに再発の早期徴候にも対処が可能です．

　精神・心理面でも運動やカウンセリングにより不安や抑うつが軽減され，仕事や日常生活への早期の復帰により，自信が回復します．また，社会活動への参加意欲が高まり，生活満足度が向上します．Q115・Q119もぜひ参照してください．

Q126 心筋梗塞後の患者さんへの心リハプログラムとして具体的にはどのようなものがありますか

A 日本循環器学会/日本心臓リハビリテーション学会合同ガイドラインに実際のプログラムが例示されています．また，日本心臓リハビリテーション学会が，標準プログラムを公表しています．いずれも優れた内容ですが，各施設での患者さんの背景やマンパワーなどの個別の状況に合わせて，本来の趣旨を逸脱しない範囲内でアレンジする柔軟性も必要と考えます．

解説 心筋梗塞後の患者さんへの心リハプログラムは，心筋塞後の患者さんが安全かつ効果的に心リハを受けられるように考えられたもので，すべての心疾患の心リハプログラムの基本となるものと考えています．その時期により急性期，回復期，維持期に分けて考えます．

急性期の初期には，交感神経亢進による心拍数や心筋酸素消費の過剰な増加を抑えるために安静臥床は必要です．しかし，安静臥床を過度に強いることは身体デコンディショニングや起立性低血圧および血栓形成の危惧もあるため，急性期 PCI により良好な再灌流が得られて，心筋虚血が残存せず，心不全も重症不整脈もない場合には，ベッド上の安静期間は 12〜24 時間以内を目安にします．また，この時期から二次予防に向けた患者さんや家族への教育も開始します．

合併症がなく，PCI 後の CK の最高値を確認できれば，座位や立ち上がり訓練を行います．ただし，室内トイレ使用時までは 20 mmHg 以上の収縮期血圧上昇・低下がないことを確認する必要があります．その後，室内歩行程度の歩行負荷試験をクリアできれば，集中治療室から一般病室へ移り，次のステップに移行します．

次の回復期の前期はほぼ入院期間に相当し，社会復帰を目的に実施します．内容としては，①運動負荷試験による予後の評価，②運動処方に基づく運動療法，③二次予防に関わる生活習慣改善などの患者教育，④カウンセリングや復職に向けての準備などが含まれます．具体的な内容として「2021 年改訂版心血管疾患におけるリハビリテーションに関するガイドライン」には，国立循環器病研究センターの心リハのクリニカルパスが例示されています（**表 25**）．

一般病棟に移り，ステージを上げて徐々に活動範囲を広げていきます

第9章 運動療法を実施するためのノウハウ（心臓リハビリテーション各論） Q126

表25 急性心筋梗塞クリニカルパス（国立循環器病研究センター例）

病日	10日パス／14日パス	PCI当日	2日目	3日目	4日目	5日目	6日目・7日目	8日目（8~10日目）	9日目（11~13日目）	10日目（14日目）
達成目標		・急性心筋梗塞およびカテーテル検査に伴う合併症を防ぐ		・急性心筋梗塞に伴う合併症を防ぐ	・心筋虚血が起きない	・心筋虚血が起きない ・服薬自己管理ができる ・退院後の日常生活の注意点について知ることができる		・心筋虚血が起きない ・退院後の日常生活の注意点について理解できる	・亜最大負荷で虚血が起きない ・退院後の日常生活の注意点について言える	
安静度		圧迫帯除去後、床上自由	室内自由	負荷合格後トイレまで歩行可	200m病棟内自由（200m×3回/日歩行を促す）		亜最大負荷試験合格後は入浴可および院内自由 リハビリテーション棟でリハビリ実施			
清潔		・洗面介助 ・全身清拭	・洗面は室内洗面台使用 ・全身清拭・洗髪・足浴		・洗面は室内洗面台使用 ・清拭は背部のみ介助・洗髪		・シャワー浴			
患者教育		・急性心筋梗塞パンフレット・患者用パスに基づき説明 ▶安静度・二重負荷回避 ▶症状出現時のナースコール ・排便コントロール	・安静度、二重負荷回避、排便コントロールについて説明 ・心臓リハビリテーションについて説明 ・日常生活上の注意点について説明 ・服薬指導・内服自己管理				・緊急受診方法 ・発作時の対処方法 ・服薬・食事・禁煙について説明	・指導内容を確認		退院
処置・負荷試験（10日パス）	10日パス	・採血（CK最高値到達まで3時間ごと）・ECG（6時間ごと）・心エコー・ヘパリン持続・シース抜去・圧迫帯除去	・採血 ・ECG（6時間ごと）・心エコー・ヘパリン終了・尿カテーテル抜去	・ECG（1回/日）・50m歩行負荷試験	・ECG（1回/日）・200m歩行負荷試験	・ECG（1回/日）・心臓リハビリテーションエントリーテスト	・ECG（1回/日）7日目まで	・心臓リハビリ室で運動療法（非エントリー例ではマスターシングル試験またはシャワー浴負荷試験）		
処置・負荷試験（14日パス）	14日パス					・ECG（1回/日）・心臓リハビリテーションエントリーテスト（非エントリー例では6日目に500m歩行負荷試験）	・ECG（1回/日）7日目まで	・心臓リハビリ室で運動療法（非エントリー例ではマスターシングル試験またはシャワー浴負荷試験）		

［日本循環器学会. 急性冠症候群ガイドライン（2018年改訂版）. https://www.j-circ.or.jp/cms/wp-content/uploads/2018/11/JCS2018_kimura.pdf. 2025年2月閲覧］

が，ステージを上げる際には以下のことを確認します．すなわち，①胸痛，呼吸困難，動悸などの自覚症状が出現しないこと，②心拍数が120拍/分以上にならない，または40拍/分以上増加しないこと，③危険な不整脈が出現しないこと，④心電図上1mm以上の虚血性ST低下（著明なST上昇）がないこと確認して次のステージに進みます．クリアできない場合には，薬物介入を図るなどの対策を実施し，翌日に再度同じ負荷試験を行います．おおむね200m歩行が可能になった時点で，心リハ室での持久力トレーニングへ移行します．運動強度の設定としては，CPXで評価したATに基づく運動処方（Q112参照）が望まれますが，CPXが実施し難い施設においては，通常の運動負荷試験による方法など他の処方法も検討します（Q146参照）．

退院後の後期回復期の目的は，身体的にも精神的にも良好な状態を継続し，維持期へスムーズに移行させることです．そのためには，定期的な受診や運動負荷試験による生活習慣の評価や是正および運動処方の変更などが必要です．維持期には心リハが生活の一部に取り込まれること，すなわち自宅や地域の運動施設などを利用して運動療法を行い，生活習慣の改善によって再発を予防します．急性期から回復期までのイメージ図（図77）が，急性心筋梗塞回復期心臓リハビリテーションプログラム（国立循環器病研究センター）として先述のガイドラインに示されています．

また，日本心臓リハビリテーション学会が，運動療法，教育，心理社会的サポートなどを体系的にまとめた標準プログラムを「心臓リハビリテーション標準プログラム（2013年版）：心筋梗塞急性期・回復期」として公表しています．このプログラムは，多くの施設で実施可能な心リハに関する「必須項目」と，今後，心リハを発展させていくうえでの目標となる「努力項目」とに分けて策定されています．また，プログラムを実施するうえでの運営体制から病態や運動耐容能の評価方法，さらには生活指導に関わる種々の項目（栄養管理，減塩指導，体重管理，血圧管理，脂質管理，糖尿病管理，禁煙指導，心理的・社会的側面の管理，生活活動指導）や，運動プログラム作成や緊急・異常時の体制まで，広範な内容が解説されています．これから心リハを新規に立ち上げようとする施設はもとより，心リハ実施中の施設であっても実施内容をブラッシュアップさせるためのバイブル的な内容になっています．

上記ガイドラインや標準プログラムはいずれも優れたものですが，各施設の患者さんの背景やマンパワーなどの個別の状況に合わせて，本来の趣旨を逸脱しない範囲内でアレンジする柔軟性も必要と考えます．

第9章 運動療法を実施するためのノウハウ（心臓リハビリテーション各論） Q127

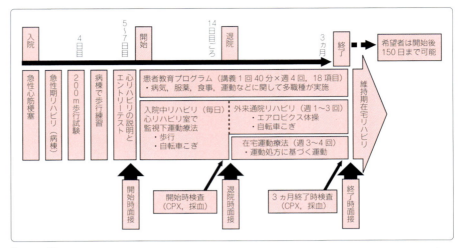

図77 急性心筋梗塞回復期心臓リハビリテーションプログラム（国立循環器病研究センター）

- 第4日目に病棟で200 m歩行負荷試験を施行し，合格なら5〜7日目以降，心血管疾患リハビリテーション室での回復期リハビリテーションプログラムに参加する．
- 退院後は，外来通院型監視下運動療法と在宅運動療法を併用する．
- 開始1週間後および3ヵ月後に，心肺運動負荷試験（CPX）と血液検査を施行し，運動耐容能と冠危険因子を評価し，運動処方を決定する．

CPX：心肺運動負荷試験，リハビリ：リハビリテーション

［日本循環器学会/日本心臓リハビリテーション学会．2021年改訂版心血管疾患におけるリハビリテーションに関するガイドライン．https://www.j-circ.or.jp/cms/wp-content/uploads/2021/03/JCS2021_Makita.pdf．2025年2月閲覧］

Q127 PCI後も含めて，安定した狭心症患者さんへの運動療法の意義は何ですか

A 心リハは，PCI後も含めた安定狭心症の患者さんにおいても運動耐容能やQOLを改善させ，心血管疾患による入院のリスクを低下させることが証明されており，生涯にわたり継続する必要があるとされています．

解説 心リハは心筋梗塞後に限らず，PCI 施行の有無を問わず，安定狭心症も含めたあらゆる冠動脈疾患において有用であるとされています．安定狭心症では，生命予後の改善に関するエビデンスには少し乏しいものの，運動耐容能や QOL の改善および心血管疾患による入院のリスク低下は証明されており，生涯にわたり心リハを継続する必要があります（2012 ACCF/AHA/ACP/AATS/PCNA/SCAI/STS Guideline for the Diagnosis and Management of Patients With Stable Ischemic Heart Disease・2013 ESC guidelines on the management of stable coronary artery disease）．

　ステント留置症例の最大運動負荷試験は留置後 14 日で可能と考えられていますが（Q64 参照），運動プログラムによる運動はそこまでの負荷量を求めませんので，より早い時期からの実施が可能と考えます．冠動脈ステント留置術翌日から Borg 指数 11～13 による運動療法を実施し，早期の運動療法を導入した 865 例の検討でも，急性期のイベント発生率は対照群と差がないとの報告（Soga Y et al：Eur J Cardiovasc Prev Rehabil **17**：230, 2010) があることや，待機的なステント留置例では，施行翌日には社会生活に復帰して日常活動を行っている例もあることから，留置の翌日からの心リハも可能と考えられます．

　推奨される運動療法としては，1 週間に 5 日以上，1 日 30～60 分程度の中～高強度の有酸素運動と言われていますが（Piepoli MF et al：Eur J Cardiovasc Prev Rehabil **7**：1, 2010），心筋梗塞後の患者さんへの心リハプログラムに準じて行うことで特に問題ないでしょう．

Q128 急性心不全患者さんへの運動療法の意義は何ですか

A 「長期安静臥床による弊害の予防」と「早期かつ安全な退院」および「慢性期の心リハへの円滑な移行」という 3 つの意義があります．特に高齢患者では，入院初期からの心リハが入院期間の短縮や ADL（日常生活動作）の維持に効果的です．

解説 急性心不全患者さんへの心リハの意義は「長期の安静臥床による過度の安静がもたらす弊害の予防」と「早期かつ安全な退院」および「再入

第9章 運動療法を実施するためのノウハウ（心臓リハビリテーション各論） Q129

院予防を見据えたプランの立案と実現（慢性期の心リハへの円滑な移行）」にあります．特に高齢心不全患者に対する入院早期からの心リハ開始は，入院日数の短縮や退院時のADL維持に効果があるだけではありません．引き続いての運動療法が，退院後の再入院を抑制し，長期予後を改善することが明らかにされています．したがって，急性期からの心リハ導入には，単に早期離床を目指すだけでなく，その後の慢性期の心リハへの参加や継続を動機付けるという重要な意義もあります．「心血管疾患におけるリハビリテーションに関するガイドライン（2021年改訂版）」では，急性心不全患者さんへの心リハに関しては，推奨クラスⅠ〜Ⅱa，エビデンスレベルCが示されています．

急性心不全に対しては血行動態が悪化しないことを確認しながら，入院早期から離床プログラムを進めて，過度の安静による身体機能低下やデコンディショニングなどを予防しつつ，慢性期の心リハにスムーズに移行させるというコンセプトが重要です．具体的なプログラムは，次のQ129を参照してください．

Q129 急性心不全患者さんへの心リハプログラムにはどのようなものがありますか

A 日本心臓リハビリテーション学会の「心不全の心臓リハビリテーション標準プログラム（2017年版）」の中の「急性期離床プログラム」が相当するでしょう．ベッド上安静から端座位，歩行訓練へと進め，最終的には6分間歩行テストで300 mの歩行が目標となります．

解説 急性心不全の心リハは，「呼吸困難や易疲労性などの自覚」と「浮腫や肺うっ血」などの心不全に関する自他覚症状の増悪がないことを確認して開始します．具体的なプログラムの例として，日本心臓リハビリテーション学会が中心となり作成された「心不全の心臓リハビリテーション標準プログラム（2017年版）」があります．このプログラムは，心不全入院後の急性期離床プログラムから，血行動態安定後の運動療法の導入，退院後の外来通院での心リハの実施までの内容が時間軸に沿って記載されています．

この標準プログラムには，急性期の離床から早期の運動療法へとつな

表 26 心不全患者の急性期離床プログラム

	stage 1	stage 2	stage 3	stage 4	stage 5	stage 6
許可される安静度	ベッド上安静	端坐位	室内自由	トイレ歩行	棟内自由（80 mまで）	棟内自由
リハ実施場所	ベッド上	ベッドサイド	ベッドサイド	病棟	病棟（リハ室）	病棟（リハ室）
目標坐位時間（1日総時間）	ギャッジアップ	1時間	2時間	3時間	3時間	3時間
ステージアップ負荷試験	端坐位	歩行テスト（自由速度）10 m	歩行テスト（自由速度）40 m	歩行テスト（自由速度）80 m	歩行テスト（自由速度）80 m×2-3	6分間歩行テスト

［日本心臓リハビリテーション学会：心不全の心臓リハビリテーション標準プログラム（2017年版），p9，2017 より引用］

がるクリニカルパスとして，急性期離床プログラム（**表26**）が例示されており，このパスが急性心不全患者さんへの心リハプログラムに相当すると考えます．このプログラムでは，全体を stage 1〜6 までの6段階に分けて，坐位時間や歩行距離を段階的に増加させ，6分間歩行テストで 300 m 歩行ができることを最終目標としています．

　具体的には，stage 1 から stage 2 へ進む際に，安静度はベッド上安静から端坐位になります．血圧や心拍数，動脈酸素分圧，心電図モニター等で，血行動態の不安定化や重症不整脈の出現をきたさないことを確認してから stage 2 へ進みます．stage 2 では 1 時間の端坐位を目指します．stage 2 以後の歩行テストでは速度を規定せずに，患者さん自身のペースで各ステージの目標距離を歩行できるかをテストします．最終的に，stage 6 の 6 分間歩行テストで 300 m 程度の歩行ができれば本プログラムは終了し，次の心リハの導入に進みます．

第9章 運動療法を実施するためのノウハウ（心臓リハビリテーション各論） Q130

Q130 慢性心不全患者さんへの運動療法の意義は何ですか

A 「Fantastic 4」の時代を迎えて慢性心不全患者さんの予後は改善しましたが，薬物治療だけでは限界があります．運動療法は，運動耐容能やQOLの向上だけでなく，予後改善にも効果があります．安定した慢性心不全患者さんにおいては，運動療法を必須の治療法と考えるべきです．

解説　慢性心不全患者さんへの薬物治療の中心がジギタリス薬と利尿薬であった時代から，レニン・アンジオテンシン系抑制薬とβ遮断薬を中心とした時代を迎え，さらにARNI（angiotensin receptor neprilysin inhibitor：アンジオテンシン受容体ネプリライシン阻害薬），SGLT2阻害薬やミネラルコルチコイド受容体拮抗薬も加わった「Fantastic 4」と呼ばれる時代に入って，その予後は大きく改善しています．しかし，これらの薬物治療にもかかわらず，今なお心不全の患者さんの予後は悪く，薬物治療だけでは心不全の治療と予防に限界があります．

　従来は，心不全の患者さんの治療原則は安静が主体であり，運動は骨格筋への血流を増加させてほかの主要臓器の血流を減少させるために禁忌とみなされていました．しかし，運動耐容能と左室収縮機能との相関は低いこと，また種々の治療介入により心拍出量などの血行動態は直後から改善しても運動耐容能の改善は遅れることなどから，心不全の患者さんの運動耐容能は左室収縮機能だけに規定されるのではなく，骨格筋の筋肉量の減少や血管拡張能の低下および代謝異常などの末梢因子の影響が大きいと考えられるようになりました（Q119参照）．

　慢性心不全患者さんへの心リハのエビデンスが明らかになった今，心リハは運動耐容能の改善やQOLの向上とともに，心不全とすべての原因による再入院率の低下と予後の改善をもたらす心不全治療の重要な選択肢の1つと考えます．実際，Q117の**表22**の脚注にも示したように「左室駆出率40％以下，最高酸素摂取量が基準値80％以下，BNPが80 pg/mL以上の状態のもの，またはNT-proBNPが400 pg/mL以上の状態」の慢性心不全患者さんへの心リハには，保険診療による診療報酬の算定が認められています．少なくとも安静が循環器疾患の治療の原則であった時代は終わったことを再認識し，安定した慢性心不全の患者さんにおいては，運動療法を必須の治療法と考えるべきです．

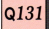

Q131 慢性心不全患者さんへの心リハプログラムにはどのようなものがありますか

A 慢性心不全の心リハでは包括的な疾病管理が重要で，多職種による心リハチームでの包括的な患者教育も必要です．「心血管疾患におけるリハビリテーションに関するガイドライン（2021年改訂版）」に代表的なプログラムが例示されています．

解 説　心不全は基礎疾患が多彩で，重症度も様々なうえに，高齢者も多いことから，心リハの中では「最も難度が高い心リハ」ではないかと思っています．

過度な体液貯留や脱水状態にない，NYHA の心機能分類でⅡ〜Ⅲ度の状態が心リハ開始の適応になります．しかし，NYHA Ⅳ度でも低強度レジスタンストレーニングなどの局所的な骨格筋トレーニングが適用となる場合があります．高齢，心機能低下，補助人工心臓装着，ICD装着後も注意深く運動療法を進める必要はありますが，禁忌ではありません．

慢性心不全の心リハでも，急性心不全の心リハと同様に心不全症状の増悪がないことを確認しながら運動療法を開始します．少なくとも過去3日間で「呼吸困難や易疲労性などの自覚」と「浮腫や肺うっ血など」の心不全に関する自他覚症状の増悪がないことを確認します．具体的なプログラムの例として，「心血管疾患におけるリハビリテーションに関するガイドライン（2021年改訂版）」に代表的なプログラムが例示されています（**表 27**）．

なお，慢性心不全は原因疾患や増悪因子が多彩なため，病態の評価や合併症の管理が複雑で，その心リハには包括的な疾病管理が特に重要です．運動療法だけでなく，生活習慣の改善や服薬アドヒアランスの向上，不安やうつ症状などへの心理的カウンセリングなども積極的に実施します．多職種による心リハチームでの本人と家族への包括的な患者教育が必要です．心リハの目的や意義などを十分に理解してもらい，心不全の病態，初期症状，増悪の誘因と予防の方法，そのための食事療法や日常生活での活動量などについて説明し，特に体重を毎日定められた時刻に測定することは，運動療法を安全に施行するうえで簡便かつ有用な方法であることを強調すべきでしょう．チーム医療によるスムーズな心リハ

第9章　運動療法を実施するためのノウハウ（心臓リハビリテーション各論）　Q131

表27 慢性心不全患者に対する運動プログラム

構成
運動前のウォームアップと運動後のクールダウンを含み，有酸素運動とレジスタンス運動から構成される運動プログラム

有酸素運動
心肺運動負荷試験の結果に基づき有酸素運動の頻度，強度，持続時間，様式を処方し，実施する. ・様式：歩行，自転車エルゴメータ，トレッドミルなど ・頻度：週3〜5回（重症例では週3回程度） ・強度：最高酸素摂取量の40〜60％，心拍数予備能の30〜50％，最高心拍数の50〜70％，または嫌気性代謝閾値の心拍数 　→2〜3ヵ月以上心不全の増悪がなく安定していて，上記の強度の運動療法を安全に実施できる低リスク患者においては，監視下で，より高強度の処方も考慮する（例：最高酸素摂取量の60〜80％相当，または高強度インターバルトレーニングなど） ・持続時間：5〜10分×1日2回程度から開始し，20〜30分/日へ徐々に増加させる. 心不全の増悪に注意する. 心肺運動負荷試験が実施できない場合 ・強度：Borg指数11〜13，心拍数が安静座位時＋20〜30/min程度でかつ運動時の心拍数が120/min以下 ・様式，頻度，持続時間は心肺運動負荷試験の結果に基づいて運動処方する場合と同じ

レジスタンストレーニング
・様式：ゴムバンド，足首や手首への重錘，ダンベル，フリーウェイト，ウェイトマシンなど ・頻度：2〜3回/週 ・強度：低強度から中強度 　上肢運動は1RMの30〜40％，下肢運動では50〜60％，1セット10〜15回反復できる負荷量で，Borg指数13以下 ・持続時間：10〜15回を1〜3セット

運動負荷量が過大であることを示唆する指標
・体液量貯留を疑う3日間（直ちに対応）および7日間（監視強化）で2kg以上の体重増加 ・運動強度の漸増にもかかわらず収縮期血圧が20mmHg以上低下し，末梢冷感などの末梢循環不良の症状や徴候を伴う ・同一運動強度での胸部自覚症状の増悪 ・同一運動強度での10/min以上の心拍数上昇または2段階以上のBorg指数の上昇 ・経皮的動脈血酸素飽和度が90％未満へ低下，または安静時から5％以上の低下 ・心電図上，新たな不整脈の出現や1mm以上のST低下

注意事項
・原則として開始初期は監視型，安定期では監視型と非監視型（在宅運動療法）との併用とする. ・経過中は常に自覚症状，体重，血中BNPまたはNT-proBNPの変化に留意する. ・定期的に症候限界性運動負荷試験などを実施して運動耐容能を評価し，運動処方を見直す. ・運動に影響する併存疾患（整形疾患，末梢動脈疾患，脳血管・神経疾患，肺疾患，腎疾患，精神疾患など）の新規出現の有無，治療内容の変更の有無を確認する.

RM（repetition maximum）：最大反復回数
（Izawa H, et al. 2019 より作表）
[日本循環器学会/日本心臓リハビリテーション学会. 2021年改訂版心血管疾患におけるリハビリテーションに関するガイドライン. https://www.j-circ.or.jp/cms/wp-content/uploads/2021/03/JCS2021_Makita. pdf. 2025年2月閲覧]

を実施するためには，Q120・Q121・Q149 も参照してください．
　また，例示したプログラムには，「運動負荷量が過大であることを示唆する指標」が記載されています．心リハの安全性を担保するためには，ここに掲げられた指標の変化は熟知しておくべきです．

Q132 心筋梗塞後の心不全患者さんへの運動療法は左室リモデリングに影響を与えませんか

A 運動療法は左室リモデリングには悪影響を与えず，むしろ好影響を与える報告さえあります．しかし，運動の方法や組み合わせによってその効果にはばらつきがあり，メリットはさほど大きいものではないと考えるべきでしょう．

解説　従来は，心筋梗塞の患者さんへの運動療法は左室のリモデリングを助長するとの考えから，心不全を呈するような前壁の Q 波梗塞では運動療法が控えられる傾向にありました．しかし，運動療法が左心機能やリモデリングへの影響をみるための，前向き無作為割付け対照試験である EAMI（exercise in anterior myocardial infarction, Giarmuzzi P：J AmColl Cardiol **22**：1821, 1993），ELVD（exercise in left ventricular dysfunction, Giannuzzi P：Circulation **96**：1790, 1997）などが実施され，心機能に及ぼす運動療法の影響についてその考え方を転換させるようになっています．
　EAMI では左室駆出分画（LVEF）の低下したサブグループを含めて，運動療法は心機能の悪化を招くことがないことが報告されました．また ELVD では，運動療法施行群において運動耐容能の改善とともに LVEF の改善が認められ，逆に運動療法非施行群では左室リモデリングが進行したと報告されました．これらの運動療法の左心機能への影響は単独の臨床試験だけでなく，メタアナリシスにても確認されています（Haykowsky MJ et al：J Am Coll Cardiol **49**：2329, 2007）．現時点では，運動療法は左室リモデリングには悪影響よりもむしろ好影響を与えるものの，運動の方法や組み合わせによってその効果にはばらつきがあり，メリットはあるにしても，さほど大きくはないと考えるべきでしょう．

第9章 運動療法を実施するためのノウハウ（心臓リハビリテーション各論） Q133

Q133 心不全患者さんなどに多い高齢者の心リハで気をつけることは何ですか

A 最優先すべきは安全性の確保で，事前のメディカルチェックには整形外科的な確認も必要です．運動療法では，低強度運動，長めのウォームアップとクールダウン，衝撃の少ない運動，転倒リスクの低い場所での運動が推奨されます．

解説 　心不全患者に限らず，心リハの対象となる疾患患者には高齢者が多数を占める傾向にあるため，心リハ実施時には高齢者への配慮も不可欠です．最優先されるべきことは安全性の確保です．高齢者の多くは余病を併発しており，骨関節・運動機能や神経調節機能にも障害がある場合も少なくありません．Q75 でも述べたように事前のメディカルチェックとしては，整形外科的なチェックも必要になります．

　高齢者への運動療法は，①運動強度は低く設定する，②その代わりに運動時間や運動頻度を増やす，③運動強度の増加時には時間をかける，④外的傷害を予防するために，衝撃の強い運動は避ける，⑤運動による心拍応答が不良のため，通常よりもウォームアップ時間を長めにとる，⑥起立性低血圧や放熱機能の低下のため，クールダウンも長めにとる，⑦動耐容能の向上よりも disability の防止を主目的とする，ことに留意します（後藤葉一：心臓リハ **2**：47, 1997）．

　また，高齢者では転倒のリスクが高く骨折の危険性もあるので，在宅の運動時には実際に運動する場所を確認して，凹凸の多い場所や滑りやすい場所を避けるよう指示することも重要です．

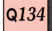 **Q134 心臓手術後の患者さんへの運動療法の意義は何ですか** ★★★★

A 心臓手術後の心リハは運動耐容能，冠危険因子，自律神経活性，心機能，QOL，精神面，再入院率，医療費など多方面に有効です．ただし，術式の違い，人工呼吸器の使用，術後の炎症，貧血，痛み，胸骨切開による上肢の運動制限など，手術後患者特有の問題にも注意を払います．

解　説　心臓手術後の心リハは冠動脈バイパス術後，弁疾患術後において，運動耐容能，冠危険因子，自律神経活性，心機能と末梢機能，QOL，精神面，再入院率および医療費など，様々な面での有効性が証明され，本邦での「心血管疾患におけるリハビリテーションに関するガイドライン（2021年改訂版）」はもとより，諸外国のガイドラインでも強く推奨されています（2011ACCF/AHA Guideline for Coronary Artery Bypass Graft Surgery. J Am Coll Cardiol **58**：e123, 2011・Recommendations for the management of patients after heart valve surgery. Eur Heart J **26**：2463, 2005）

　ただし，すでに紹介した心疾患の心リハと大きく違うところは，人工呼吸器などの装着や術後の炎症反応・貧血・創部の疼痛などの影響があり，胸骨切開症例では上肢の運動制限がなされることなどがあげられます．また，上記の影響以外にも，心不全の遷延，新規不整脈（心房細動が最多）の出現，術前からの運動機能低下，急性腎障害や脳合併症などの理由から，リハの進行が遅延する例が多いと報告されています．

　心リハの実施には，原疾患や術式による違いも考慮します．冠動脈バイパス術後の患者さんではリハ開始前に残存虚血の有無を確認し，リハ中にも胸部症状や心電図変化に注意します．弁置換術後では，選択された人工弁（機械弁，生体弁）の特徴や術後抗凝固治療の必要性を十分に説明します．弁形成術後では，運動による形成部位への過度な圧負荷を避けるため，血圧管理が必要な場合があり，リハ施行前に心臓外科医を交えて情報交換を行う必要があります．

　国内の多施設調査では，順調に経過した待機手術後の自立歩行までの日数は平均3.8日と報告されているので，手術翌日から立位および歩行を開始し，術後4日目に自立歩行を目指すことが現実的でしょう．実際

241

第9章　運動療法を実施するためのノウハウ（心臓リハビリテーション各論）　**Q135**

のプログラムについては次の Q135 で解説します.

Q135 心臓手術後の患者さんへの心リハプログラム
にはどのようなものがありますか　★★★★

A 心臓手術後の心リハには段階的な進行表があり，開始時やステップ
アップ時の基準が示されています．胸骨切開後の上肢運動には制限が
あるため，心臓外科医との密な連絡が重要です．心臓手術後でも退院
後の生涯にわたる心リハの継続が必要です．

解　説　本邦の「心血管疾患におけるリハビリテーションに関するガイドライ
ン（2021年改訂版）」では**表28**のような術直後からの心リハの進行表
が示されています．また，具体的な心リハ開始の基準としては，以下の
項目を考えます．1）低心拍出量症候群（low output syndrome：LOS）
がなく，①人工呼吸器，大動脈内バルーンパンピング装置，経皮的心肺
補助装置などの生命維持装置が装着されていない，②ノルアドレナリン
などのカテコラミン製剤が大量に投与されていない，③カテコラミン製
剤の投与下で収縮期血圧が80〜90 mmHg 以下にない，④四肢冷感，チ
アノーゼを認めない，⑤代謝性アシドーシスを認めない．⑥尿量0.5〜
1.0 mL/kg/h 以下が2時間以上続いていない，2）Swan-Ganz カテーテ
ルが挿入されていない．3）安静時心拍数が120拍/分未満．4）血圧が安
定（体位交換などで血圧が下がらない），5）血行動態の安定しない不整
脈（新たに発生した心房細動や Lown IVb 以上の心室期外収縮）がない，
6）安静時の呼吸困難や頻呼吸がない（呼吸回数は30回/分以下を保つ），
7）術後に出血傾向がない，ことを確認します．
　　また，離床開始後のステップアップには以下の基準で進めていきま
す．1）胸痛，Borg 指数13以上の息切れ・疲労感，めまい，ふらつき，
下肢痛がない，2）他覚的にチアノーゼ，顔面蒼白，冷汗が認められな
い，3）頻呼吸（30回/分以上）を認めない，4）不整脈の増加や心房細動
の出現がない，5）運動による虚血性心電図変化がない，6）運動による
過度の血圧上昇や低下がない，7）運動で心拍数が30拍/分以上増加しな
い，8）運動により動脈血酸素飽和度が90％以下に低下しない，ことを
確認しながら進めます．

242

表28 心臓手術後リハビリテーションの標準的な進行

ステージ	病日	リハビリテーション内容	経口	清潔	排泄	その他
0	0〜1	手足の自他動運動 受動座位・呼吸練習	氷片飲水	清拭	ベッド上	気管チューブ抜管 嚥下機能の確認
I	1〜2	端座位 10 分×1〜2 セット	食事・内服開始	清拭	ベッド上	カテーテル・動脈圧ライン抜去 ICU 退室
II	1〜2	立位・足踏み×1〜2 セット	食事・内服開始	清拭	ポータブル	ドレーン・尿管抜去，体重測定の開始
III	2〜3	室内歩行×1〜2 セット	心臓病食	清拭・洗髪	室内トイレ	室内フリー，退院後の計画を立案
IV−1	3〜4	病棟内歩行（100 m）×1〜2 セット	心臓病食	清拭・洗髪	棟内トイレ	棟内フリー，ペーシングワイヤー抜去
IV−2	4〜6	病棟内歩行（200〜500 m）×1〜2 セット	心臓病食	シャワー	院内トイレ	院内フリー，運動負荷試験
V	7〜	階段昇降（1 階分）機能訓練室	心臓病食	入浴可（許可あれば）	院内トイレ	有酸素運動を中心とした運動療法 退院後の生活指導

（わが国の複数の施設を参考に作表）
［日本循環器学会/日本心臓リハビリテーション学会. 2021 年改訂版心血管疾患におけるリハビリテーションに関するガイドライン. https://www.j-circ.or.jp/cms/wp-content/uploads/2021/03/JCS2021_Makita. pdf. 2025 年 2 月閲覧］

　さらに，急性期を脱して，回復期（前期）の心リハを開始するときには以下の内容を確認します．1) 発熱がなく炎症反応が順調に改善傾向を示している，2) 心膜液・胸水貯留が甚だしくない，3) 新たな心房粗細動がない，4) 貧血はあってもヘモグロビン 8 g/dL 以上で改善傾向にあることを確認し，200 m 歩行負荷が可能となった時点で，心リハ室での運動療法を開始します．

　なお，胸骨切開が施行された症例では，手術後 5〜8 週間は上肢挙上時の負荷を 2.3〜3.6 kg（5〜8 ポンド）以下に制限するように指導します．胸骨切開の骨癒合が完成するまでの術後 3 ヵ月間は，過負荷となる上肢の筋トレは避けますが，過度の安静は胸骨切開周囲の軟部組織の癒着を招くため，術後 24 時間以内に関節可動域を拡大する運動は始めたほう

第9章　運動療法を実施するためのノウハウ（心臓リハビリテーション各論）　Q136

がよいといわれています．胸骨切開後の上肢の運動に関しては，心臓外科医と密に連絡を取って実施すべきでしょう．

なお，胸帯は本来肋骨骨折に用いる装具のため，胸骨固定の効果はありません．逆に胸郭の運動を制限することで肺合併症を助長することが懸念されるため，ルーチンに使用すべきではないと考えます（矢部恭代ほか：心臓リハ **14**：193, 2009）．胸骨補助帯は体動時や咳嗽時に胸骨を保護することが報告されているので，代替手段として考慮します（Gorlitzer M et al：Interact Cardiovasc Thorac Surg **10**：714, 2010）．

もちろん，心臓手術後にも回復期（後期）から維持期の心リハが必要です．退院後も社会生活への復帰や新しい生活習慣の獲得を目標に，外来でリハを継続します．手術を終えて，急性期～回復期のリハで向上した身体機能を保つためには，維持期としての生涯にわたる心リハの継続が必須です．

Q136 発症急性期に侵襲的治療をしなかった急性大動脈解離の患者さんへの心リハの意義と具体的なプログラムにはどのようなものがありますか

A 保存的に大血管疾患の治療を受ける場合も，心リハは身体機能の回復・維持，QOL の向上，精神的なケア，社会復帰に向けた支援，再解離の予防などの役割を果たします．急性期から血圧のコントロールに注意して，慢性期には息切れや努責を伴う運動を避けて，軽い有酸素運動を行うことが推奨されています．

解　説　保存的に急性大動脈解離の治療を受ける患者さんは，高齢でフレイル合併率も高く，しかも，病変が残存するため大きな不安やストレスを抱えています．長期にわたる疾病管理が必要ですが，適切な運動プログラムにより，身体機能を維持，回復し，早期の社会復帰や生活の質（QOL）が向上し，カウンセリングなどにより，不安の軽減や精神的な回復を促されます．運動療法，食事療法，服薬指導などを組み合わせることで，血圧管理や生活習慣の改善を図り，再解離のリスクが低下します．

これらの患者さんには，発症 24 時間のベッド上安静からそれに引き

表29 Stanford B 型 uncomplicated 急性大動脈解離発症後の早期リハビリテーションプログラムの例

病日	安静度	洗顔	排尿・排便	経口摂取	清潔	バイタルサインのチェック	CT 検査
発症日	床上安静	ベッド上介助あり	ベッド上（尿道カテーテル）	なし	清拭（介助あり）	2 時間ごと	○
1	自力座位	ベッド上介助なし	↓	介助あり	↓	↓	
2	ベッド周囲・歩行可（トイレ歩行可）	室内洗顔	室内トイレ	↓	↓	3 時間ごと	
3	↓	↓	↓	介助なし	清拭（介助なし）	4 時間ごと	○（症状残存，病状悪化なら）
4	病棟内自由歩行	病棟内洗面所	病棟内トイレ	↓	↓	↓	
5	病棟フロア自由歩行						
6	↓	↓	↓		↓	↓	
7	院内自由歩行	↓	↓		シャワー可		○

（Niino T, et al. 2009 より作表）
［日本循環器学会/日本心臓リハビリテーション学会. 2021 年改訂版心血管疾患におけるリハビリテーションに関するガイドライン. https://www.j-circ.or.jp/cms/wp-content/uploads/2021/03/JCS2021_Makita.pdf. 2025 年 2 月閲覧］

続く日常生活・社会復帰のために「心血管疾患におけるリハビリテーションに関するガイドライン（2021 年改訂版）」に早期のリハプログラムが例示されています（**表29**）. 解離の拡大や破裂のリスクを避けるためには, 通常の心リハプログラム以上に「過度な昇圧」に注意します. この時期の管理目標としては, 安静時での心拍数が 60拍/分未満, 収縮期血圧は 120 mmHg 以下を心がけ, 運動療法中は 100拍/分未満, 収縮期血圧は 140 mmHg 以下にとどまるようにします.

ただし, この時期の病態は不安定で, 当初は侵襲的治療を必要としないと判断された患者さんでも, 侵襲的治療を再考せざるを得ない場合が

あります．とくに，①解離腔の拡大などの切迫破裂の徴候，②主要分枝への灌流障害，③適切な薬物治療下での持続または再発する疼痛，④適切な薬物治療下でのコントロール不可能な高血圧，などには注意が必要です．リハ担当者がその変化に気づくことも多いので，日々の患者さんの変化をしっかりと観察します．

慢性期にも身体活動に一定の制限を設けることが一般的となっています．いきみを伴う排便などの努責を伴う身体負荷や息切れする程度の運動は避け，3〜5METsの有酸素運動を1日30分程度（150分/週）実施することが推奨されています（Chaddha A et al：Circulation **130**：e140, 2014）．

ただし，現実的には患者さんの多くは解離の再発や悪化を懸念して，さらに強い制限を強いていることが多く，末梢のデコンディショニングにより（Delsart P et al：Int J Cardiol **219**：271, 2016）解離発症前の生活に復帰できている患者さんは少なく，今後の課題と考えます．

Q137 大血管疾患術後の患者さんへの心リハの意義と具体的なプログラムにはどのようなものがありますか

A 大血管疾患術後の急性期リハの目的は，合併症の抑制と廃用症候群の予防です．高齢でフレイルが多く，緊急治療も多いため，慎重な対応が求められます．回復期には残存病変の有無に対応して心臓手術後のリハや急性大動脈解離のリハを参考にします．

解説 大動脈瘤，大動脈解離といった大動脈領域の手術後の急性期リハの主目的は合併症の抑制と廃用症候群の予防にあります．術後早期から離床を含めたリハプログラムが開始されるべきですが，これらの患者さんは心疾患領域の患者さんに比べてより高齢でフレイル合併率が高率です．また，約1/3が緊急または準緊急の治療（特に急性大動脈解離）であり，術前の情報が不十分なこともあるため，より慎重な対応が望まれます．具体的には，Q135の「心臓手術後の患者さんへの心リハプログラム」にあるような心リハ開始の基準やステップアップの基準に準じて進めていくことが現実的でしょう．

回復期・維持期にも相応の心リハプログラムが必要ですが「残存病変のない大動脈瘤術後」と「残存病変のある大動脈解離術後」では対応を変えるべきです．「残存病変のない大動脈瘤術後」の回復期には，心臓手術後のリハに準じた運動療法を実施し，維持期のリハへと移行します．大動脈解離術後症例では，病変が残存（残存解離）している場合が多く，発症急性期に侵襲的治療をしなかった急性大動脈解離の患者さんへの心リハ（Q136）に準じて実施します．

　なお，大動脈疾患患者さんではCOPDの合併率が高いことから，術前の呼吸リハが有効で，術後の呼吸器合併症が減少するとされています（Ge X et al：J Thorac Cardiovasc Surg **156**：1290, 2018）．待機的手術の予定患者さんで，適応があれば考慮すべきと考えます．

Q138 末梢動脈疾患患者さんへの運動療法の意義は何ですか

A 特に禁忌のない限り，慢性末梢動脈狭窄があれば，運動耐容能と血管機能および予後の改善を目的に継続的に取り組む必要があります．

解説　一般的な末梢動脈疾患では，運動療法は基本的治療であり，運動耐容能と血管機能および予後の改善を目的に継続的に取り組む必要があります．痛みの軽減，歩行距離の延長，生活の質の向上，合併症の予防，精神的な効果など，様々な効果が期待されており，「心血管疾患におけるリハビリテーションに関するガイドライン（2021年改訂版）」では「跛行のある末梢動脈疾患患者に対する運動療法」と「末梢動脈疾患患者に対する包括的心臓リハプログラム」に対して，いずれもおおむね，推奨クラスⅠ，エビデンスレベルAが示されています．

　末梢動脈疾患患者さんへの治療方針として，Fontaine分類（次頁，MEMO㉔参照）Ⅰ・Ⅱ度の軽〜中等度症例では，監視下での運動療法と抗血小板薬の投与を行い，約3ヵ月後に症状の改善がなければ血行再建療法を勧め，Ⅲ・Ⅳ度の重症虚血肢では，CT・MRI・エコー検査で局所診断を行った後，適切な血行再建療法を選択して，その後に運動指導を行います．

　したがって，一般的には間欠性跛行の有無にかかわらず，末梢動脈に

第9章 運動療法を実施するためのノウハウ（心臓リハビリテーション各論） Q139

慢性的な器質的狭窄があれば運動療法の適応があり，なかでも，重症度が中等症以下の症例には，監視下の運動療法は歩行距離を延長させるための第一選択として古くから推奨されています（Larsen OA：Lancet 19：1093, 1966・Hiatt WR：Circulation 81：602, 1990）．下肢虚血が高度で潰瘍や壊疽がある場合でも，感染がなければ，ごく軽い運動は可能でしょう．ただし，急性動脈閉塞（塞栓症・血栓症）と重篤な合併症（不安定狭心症，うっ血性心不全，重症大動脈弁狭窄，感染症など）を有する場合および感染を伴う重症虚血肢は禁忌と考えます．

また，後述するように末梢動脈疾患患者さんの動脈硬化病変は広く全身を障害するため，心血管疾患発症予防のための全身管理が必要です．生活習慣の改善や継続的な薬物治療も考慮した包括的心リハプログラムの運用が必要です．

MEMO 24 Fontaine（フォンテイン）分類

末梢動脈疾患患者さんの下肢虚血の重症度を評価するスケールに Fontaine 分類があり，これはⅠ～Ⅳ度の4段階に分類されています．Ⅰ度は，下肢動脈の狭窄を認めるものの基本的には無症状（長時間歩行などで，下肢に冷感やしびれ感の自覚があっても短時間で軽快）で，Ⅱ度は，歩行中に下肢に痛みや倦怠感を自覚し，休息により症状が改善する間欠性跛行が出現します．無症状で300 m以上歩行可能な軽度（Ⅱa）と，それ以前に間欠性跛行が出現する中等度～重度（Ⅱb）の2段階に分けられることもあります．Ⅲ度は，安静時にも下肢の疼痛を自覚し，Ⅳ度は，下肢の血流が重度に障害されているため皮膚に潰瘍や壊死を起こし，難治性の細菌・真菌感染を伴うこともあります．

なお，Ⅲ・Ⅳ度は，重症下肢虚血（critical limb ischemia：CLI）と呼ばれ，侵襲的治療や下肢切断を要することもあり，生命予後も不良です．

Q139 末梢動脈疾患患者さんへの心リハプログラムにはどのようなものがありますか

A 虚血性心疾患の運動療法とは異なり，運動療法効果を得るためには相応の下肢痛が生じるまで運動することが必要で，監視下にトレッドミルを用いて行います．冠危険因子などの全身の管理も必要なため，包括的心リハプログラムを運用します．

Q139

解　説　実際の運動療法では監視下にトレッドミルを用いた歩行による運動療法が，安全で高い効果が得られるとの理由で推奨されています．「心血管疾患におけるリハビリテーションに関するガイドライン（2021 年改訂版）」では，以下のように示されています．

運動強度は傾斜 12% ・速度 2.4 km/hr で行い，かなりきつい程度（旧 Borg 指数で 15〜17 前後，ただし末梢動脈閉塞症の診療では 1〜10 で表示する新 Borg Scale で使用されることが多く，それでは 6〜8 程度）で下肢疼痛が生じるまで歩きます．運動時間中は，先の疼痛に達するまでの歩行と疼痛が緩和するまでの休息（1〜5 分程度）とを繰り返します．また，この強度で 10 分以上歩けるようなら，次いで速度を 3.2 km/hr とするか傾斜を強くします．以前のガイドライン（2012 年改訂版）ではさらに 4.8 km/hr に速めることも視野に入れていましたが，実際にはそこまで対応できる患者さんはまれでしょう．

また，1 回に行う歩行時間は 30 分以上で 1 時間までとすることが推奨されていますが，臨床現場では 30 分行う時間を工面するだけでも難しいように思います．頻度は日に 1〜2 回行い，週 3 回以上は実施する（できれば 5 日以上/週）ことが望ましいでしょう．治療期間は 3 ヵ月以上とされており，効果を認めるには最低でも 2〜3 ヵ月は続ける必要があります．

運動の効果を維持するためには，「自宅での継続した歩行練習」も欠かせません．最大跛行距離の 60〜80% の距離を「通常よりもやや速歩」で下肢痛（数分の休息で回復する程度の痛み）が出るまで歩行します．そして，休息により痛みが消失すれば，また歩くという歩行練習を，30 分間に数回繰り返すことが推奨されています．

末梢動脈疾患患者さんの動脈硬化病変は下肢にだけでなく，広く全身に及んでいるため，虚血性心疾患の管理も必要です．実際，末梢動脈疾患患者さんの死因の大半は下肢壊疽ではなく，心筋梗塞や脳卒中であることから，禁煙，高血圧合併例への降圧薬と減塩による血圧管理，糖尿病の血糖管理，抗血小板薬やスタチンなどの適切な薬物治療を継続するため包括的心リハプログラム（末梢動脈疾患患者に対する包括的心臓リハプログラム」は推奨クラス I）を運用します．具体的には，心筋梗塞などの心リハプログラムを参考にするとよいでしょう．

249

第9章 運動療法を実施するためのノウハウ（心臓リハビリテーション各論） Q141

Q140 肺高血圧患者さんへの心リハの意義と具体的なプログラムにはどのようなものがありますか

A 肺高血圧症でも，運動療法を中心とした心リハの効果が報告されており，ガイドラインでは，推奨クラスⅡa，エビデンスレベルBと評価されています．ただし，具体的な運動プログラムが確立されておらず，有害事象も報告されていることから，専門施設で慎重に監視しながら実施する必要があります．

解説 肺高血圧症では，これまで運動耐容能と生命予後の関連性が示されてきており，6分間歩行試験やCPXがその予後予測に有用であることが知られています．逆に，運動療法を主体とした心リハが，6分間歩行やCPX上の諸指標を有意に改善するなど，運動療法の有効性が報告されています．「心血管疾患におけるリハビリテーションに関するガイドライン（2021年改訂版）」では，肺高血圧の心リハに関してはおおむね，推奨クラスⅡa，エビデンスレベルBが示されています．

一方で，運動の様式，頻度，強度，持続時間などの具体的なプログラムが確立されていないこと，失神や上室頻拍などの有害事象も報告されていることから，上記ガイドラインでも「肺高血圧症治療および心リハの経験豊富な施設において，厳重な監視下にて，過度とならないよう慎重に実施」すべきとしています．

Q141 不整脈患者さんへの心リハの意義と具体的なプログラムにはどのようなものがありますか

A 心リハの対象となる不整脈疾患は主に心房細動で，運動耐容能の改善などを目指して実施します．CPXで求めたATを基準とした運動強度で処方し，安静時に60〜80拍/分の心拍数において，運動下では90〜115拍/分の心拍数での運動療法が推奨されています．

解説 上室期外収縮は予後が良好であり，治療対象となることはまれですが，

250

心房細動の発症との関連が注目されています．アスリートでない一般人においては，運動が心房細動の発症を抑制するとの報告（Zhu W et al：Clin Cardiol **39**：421, 2016）があり，上室期外収縮患者への運動療法は，心房細動発症の予防効果があるかもしれません．

心室期外収縮の抑制効果に関するエビデンスは十分ではありませんが，運動療法の自律神経系への好影響による抑制効果は可能性があります．ただし，心室期外収縮の頻度が1時間に30個以上，多形性，3連発以上，R on T 型，連結期の短いもの，および運動負荷試験により増加するような患者さんはハイリスクと考えられるので，運動療法には慎重に対応すべきでしょう．QT 延長症候群やカテコラミン誘発多形性心室頻拍などの患者さんは，運動中の突然死も懸念され，運動療法の適応はありません．

心リハの対象となる不整脈疾患は主には心房細動と考えられます．「心血管疾患におけるリハビリテーションに関するガイドライン（2021年改訂版）」では，心不全（運動耐容能低下）や肥満を合併した心房細動患者，および心房細動アブレーション後の運動耐容能の改善や減量を目的とした運動療法に対して，おおむね，推奨クラスⅡa，エビデンスレベル B が示されています．

運動療法施行前には CPX で，安静時心拍数のコントロール状況や運動による心拍応答，および運動耐容能を評価します．ただし，Q66 でも述べたように心房細動患者は高率に偽陽性の ST 低下をきたすことに注意します．

具体的な心リハプログラムはありませんが，段階的なステージを設けて，負荷量を漸増していく必要はないので，CPX で求めた AT を基準とした運動強度で処方します．運動療法前の安静時や運動時の至適心拍数としては，経験的に安静時で 60～80拍/分の心拍数において，運動下では 90～115拍/分の心拍数が推奨されています（ACC/AHA/ESC 2006 Guidelines for the Management of Patients with Atrial Fibrillation. Circulation **114**：e257, 2006）．経過中に運動の自律神経系への効果から，房室結節の伝導が抑制されて心拍数が低下することも期待されます．

実際の運動療法においても，安静時，運動時ともに心拍数は変動して安定しませんが，安静時の心拍数が 110拍/分以上であれば，その日の運動療法は中止するか，運動強度を下げたり，運動時間を短くするなどの対応が必要でしょう．また，運動中の過剰な心拍応答にも注意し，心拍数が 150拍/分を超えないように負荷量を調整します．

第9章　運動療法を実施するためのノウハウ（心臓リハビリテーション各論）　Q142

Q142 β遮断薬内服中や心房細動など，本来の心拍数が評価できない患者さんへの心リハをどのように行いますか

A β遮断薬内服例では「安静時心拍数＋20拍/分」を目標心拍数としたり，Karvonen 法での係数を工夫することも考えられますが，原則は CPX による運動処方を行い，Borg 指数などの自覚的運動強度の指標を補助的に用いるべきでしょう．

解説　近年，心不全治療の第一選択薬の1つとしてβ遮断薬が用いられることから，心リハ患者さんの中にもβ遮断薬を内服している方が多くみられます．β遮断薬に限らずベラパミル，ジルチアゼム，アミオダロン，イバブラジンといった循環器領域で用いられる薬剤は，安静時と運動時の心拍数を低下させる作用があるので，これらの患者さんに運動処方を心拍数で行う場合には注意をしなければなりません．

　「心血管疾患におけるリハビリテーションに関するガイドライン（2021年改訂版）」では，簡便な運動処方として心拍数による処方を例示しており，通常であれば「安静時心拍数＋30拍/分」を，β遮断薬内服例では「安静時心拍数＋20拍/分」を目標心拍数とするとの記載があります．個人的にはいささかアバウトな感が否めず，次善の策と考えています．

　また，海外からはβ遮断薬内服中の患者さんでは，「最大心拍数の80%」，または「Karvonen 法での係数を 0.6」とするとの報告（Díaz-Buschmann I et al：Eur J Prev Cardiol **21**：1474, 2014）もありますが，上記ガイドラインでは，Karvonen の係数（Q146 参照）に関して，通常（合併症のない若年急性心筋梗塞など）は 0.6，高リスク例では 0.4〜0.5，心不全例は 0.3〜0.5 が推奨されているので，「0.6」はいささか過負荷に感じます．

　自覚的運動強度として Borg 指数の 11〜13 レベルの負荷量を考慮することも一案ですが，Borg 指数と運動強度が乖離する患者さんもあるので注意が必要です（Q107・MEMO ⑲参照）．

　以上より，β遮断薬に限らず，陰性変時作用を持つ薬剤を内服中の患者さんでは，CPX による運動処方を原則とし，Borg 指数などの自覚的運動強度の指標を補助的に用いるべきでしょう．

　なお，心房細動患者さんの心リハについては Q141 を参照してください．

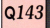 **Q143 ペースメーカ植込み後の患者さんへの心リハの意義と具体的なプログラムにはどのようなものがありますか** ★★★

A ペースメーカが植込まれた場合，運動耐容能が低下する傾向があり，心リハの適応になります．ペースメーカのモードと心拍応答（レートレスポンス）の種類，創部状態，リードの位置，心不全や不整脈の状態を確認して運動療法を開始します．植込み側上肢の挙上に制限はありますが，過度な安静は避けるように指導します．

解説　症状のある徐脈性不整脈に対してペースメーカの植込みが適応になります．このような患者さんでは，右室心尖部などからの電気刺激による「心室内の非生理的伝導による収縮異常」や，運動時の「心拍応答が不良」なことから運動耐容能は低下する傾向にあります．

「心血管疾患におけるリハビリテーションに関するガイドライン（2021年改訂版）」では，ペースメーカや植込み型除細動器および心臓再同期療法デバイス（植込み型心臓電気デバイス）の植込み後の心不全患者さんに対しての運動療法には，推奨クラスⅡa，エビデンスレベルBが示されています．植込み型心臓電気デバイス植込み後の患者さんへの心リハについては次のQ144で詳述します．

ペースメーカ植込み後の患者さんへの運動療法を実施する際には，まず，植え込まれたペースメーカのモード（VVIとDDDの2つのモードが汎用）および心拍応答（RR：レートレスポンス）機能の有無とセンサーの種類を確認します．

VVIモードでは，心房の状態をモニタせず，心室の状態のみをモニタして，心室の自発的収縮がなければ設定された心拍数に応じて心室を刺激するもので，主に心房細動などで用いられるモードです．一方，DDDモードでは，心房と心室の両方の状態をモニタし，心房の電気信号に応じて心室をペーシングするもので，洞不全や房室ブロックなどで用いられ自然な心拍リズムが得られるモードです．

運動中に心拍数が増加しない場合には，心拍応答（RR：レートレスポンス）機能を用います．この機能は，患者の「身体活動に合わせて心拍数を自動的に調整」するもので，身体活動の感知には，体動を感知する「加速度センサー」と呼吸状態を感知する「分時換気量センサー」が

第9章　運動療法を実施するためのノウハウ（心臓リハビリテーション各論）　Q143

　汎用されています．運動療法を実施するうえで RR 機能へのいくつかの注意が必要です．まず，加速度センサーは運動による移動の加速度変化で心拍数を調整しますが，自転車エルゴメータなど加速度変化の少ない運動では心拍数が増加しません．一方，分時換気量センサーは換気量に対応して心拍数を調整しますが，換気量の増加が十分でない運動開始時の反応が遅いことと，運動終了後にも過換気が続くと心拍数が上昇したまま経過することがあります．

　基礎疾患を房室ブロックとする患者さんでは，ペースメーカに自己のP 波に追随して心室ペーシングを行う上限の心拍数（追随上限心拍数：

表30 デバイス植込み後の心臓リハビリテーションプログラム

	安静度/ 植込み側肩関節挙上	デバイス チェック	検　査	リハビリテーション， 疾患指導
術前			心エコー検査， 検体検査	情報収集
術当日	室内/外転 90° まで	○	胸部 X 線検査	創部確認，室内歩行
術後 1 日目	同上		胸部 X 線検査	棟内歩行
術後 2 日目	棟内/外転 90° まで			棟内歩行
術後 3 日目	同上			リハビリテーション室 での有酸素運動，筋力 評価など
術後 4 日目	同上			有酸素運動，自重を用 いた筋力トレーニング
術後 5 日目	院内/外転 90° まで			同上，栄養指導，服薬 指導
術後 6 日目	同上		胸部 X 線検査， 検体検査	同上，心不全疾患指導
術後 7〜10 日目/退院	院内/退院時肩関節制限 解除するが，90° 以上の 外転や水泳は 1 ヵ月後の 外来チェックまでできる だけ控え，確認後に可能 か判断	○	6 分間歩行試験， 心肺運動負荷試 験，心エコー検 査	同上，心肺運動負荷試 験に基づいた運動処方 と指導

京都府立医科大学，国立循環器病研究センターのプログラムに基づく．デバイス：植込み型心臓電気デバイス

［後藤葉一（編者）：国循 心臓リハビリテーション実践マニュアル，p178，表2，2017 を参考に作成］

upper tracking rate）が定められています．この追随上限心拍数が心拍応答の上限となるため，若年者などの運動耐容能の高い患者さんでは高く設定し直します．

　植込み型心臓電気デバイスの植込み後に，いつから運動を開始するかについて明確な基準はありませんが，創部の状態やリードの位置および心不全や不整脈の状況を確認して，問題がなければ運動を開始してもよいでしょう．ただし，植込み側の上肢の挙上については，入院中は外転90度（水平挙上）までに制限しますが，退院にあたり肩関節が拘縮し可動域に制限がないよう，過度の安静は避けるよう指導します．

　先に述べたガイドラインに例示された入院中の心リハプログラムを表30に掲げます．退院後のプログラムに関しては，心不全や致死的頻脈性不整脈がなければ心筋梗塞後などの心リハプログラムに準じて実施すればよいでしょう．なお，心拍数での運動処方には限界があるので，原則としてCPXにより運動耐容能を評価して処方します．

Q144 ペースメーカ以外の，植込み型除細動器（ICD），心臓再同期療法（CRT）などのデバイス植込み後の患者さんへの心リハの意義と具体的なプログラムにはどのようなものがありますか

A 植込み型心臓電気デバイス治療を受けた患者さんへの運動療法が運動耐容能とQOLの改善に寄与します．ただし，適切な基礎疾患の管理やデバイス設定が必要で，包括的心リハプログラムが必要になります．

解説　本邦では，植込み型除細動器（implantable cardioverter defibrillator：ICD）は冠動脈疾患や拡張型心筋症の患者さんに植込まれることが多く，心不全の合併やICD作動への不安による自制も加わって，運動耐容能やQOLが低下しており，心リハの適応を考慮します．また，心臓再同期療法（cardiac resynchronization：CRT）は，左右の心室をペーシングして，不全心特有の左右の心室の収縮のずれ（非同期）を調整するデバイスです．両心室ペースメーカ（CRT-pacemaker：CRT-P）と，CRT-Pに除細動機能が加わった両室ペーシング機能付き植込み型除細

第9章 運動療法を実施するためのノウハウ（心臓リハビリテーション各論） Q144

動器（CRT-defibrillator：CRT-D）があります．本デバイスの植込み患者さんも心不全合併例ですので，心リハの適応があります．

このような患者さんへの運動療法の効果として，運動耐容能や QOL の改善（Belardinelli R et al：Eur J Cardiovasc Prev Rehabil **13**：818, 2006・Berg SK et al：Eur J Cardiovasc Nurs **14**：34, 2015）が報告されており，メタアナリシスでも peak $\dot{V}o_2$ の改善や ICD の作動回数の減少が報告されています（Pandey A et al：JACC Clin Electrophysiol **3**：117, 2017）．心リハを実施するには，まず，基礎疾患が十分にコントロールされている必要があります．そのうえで，ペースメーカ植込み患者さんと同様に，デバイス設定を確認します．ペーシング機能を持つデバイスでは，前問（Q143）と同様にペーシング条件を設定し，心拍応答（レートレスポンス）センサーには相応の注意を払います．

ICD 植込み患者さんでは，心拍数が VT ゾーンに到達するとデバイス内のアルゴリズムが働き，VT の鑑別診断を行いますが，VF ゾーンではその心拍数に到達するとアルゴリズムとは関係なく，ショック治療が実施されます．心室頻拍（VT）と心室細動（VF）ゾーンの心拍数（検出レート）を事前に確認し，これを超えるような運動負荷は絶対に避けなければなりません．薬物治療などで比較的遅い心拍数の VT に対して「抗頻拍ペーシング」が設定されている場合には，運動で容易に検出レートに到達してしまいます．運動処方の際には VT ゾーンより 10～15/分低い心拍数を上限の目安とします．また，期外収縮が出現しやすい患者さんの場合には，運動時の期外収縮が想定以上の心拍数として過感知されて，不適切作動が起こることもあるので注意が必要です．

CRT 植込み患者さんでは，心拍数が上昇した際には自己の房室伝導時間（AV delay）が短くなってしまい，設定した両室ペーシングが行われずに自己心拍が主体になることがあります．これは心拍出量を低下させることになるので設定を変更します．

運動処方に関しては，CPX を用いて運動耐容能とともにデバイス設定の妥当性を評価して処方します．急性期のプログラムは**表 30** を参考にし，維持期の運動療法は心不全患者への運動療法に準じて行います．植込み型心臓電気デバイスで治療中の患者さんは，デバイスなしには日常生活に支障が出るような方が多く，通常以上に，サルコペニアや栄養状態の評価，薬物治療の最適化，不整脈や心不全の悪化による再入院予防，デバイスのメンテナンスなど，包括的な介入が必要となります．

Q145 腫瘍循環器リハビリテーションとは何ですか ★★

A がん患者さんに合併する循環器疾患やがん治療中に出現した心血管系への副作用に対応する中で，がん治療の各段階での予防的，回復的，維持的，緩和的リハビリテーションに関わる考え方です．心リハの包括的なアプローチに類似しており，心リハに関わってきたスタッフが，がん分野で関われる部分は大きいと考えており，今後の重要な課題と考えます．

解　説　「腫瘍循環器リハビリテーション」は AHA から提唱された新しい概念で，将来的な標準治療を目標として研究が進みつつある分野です（Gilchrist SC et al：Circulation 139：e997, 2019）．本邦でも，日本腫瘍循環器学会が設立されており，がんと循環器の両者が重なった領域を扱う新しい臨床研究分野（腫瘍循環器学：onco-cardiology）で，循環器診療の立場は，循環器疾患を合併したり，がんの治療中に出現した心血管系への副作用に対応するなど，非常に重要な役割を担っています．

図 78 は，国立がん研究センターが運営する国立がん研究センターがん情報サービス（ganjoho.jp）の HP から引用したものです．がんのリハビリテーション医療では，がんと診断された後，治療による合併症や後遺症などを予防する目的で行われる「予防的リハビリテーション」，治療と並行しての「回復的リハビリテーション」，再発/転移の時期には「維持的リハビリテーション」，症状緩和への医療とともに「緩和的リハビリテーション」と，がんの治療のどの時期においても，どのような病状にも対応した目的と役割があります．この考え方は，心リハのキャッチコピーの「回復・治療・予防の三冠王」に通じるものがありそうです（Q115 参照）．

また，上記の HP には，がんのリハビリテーションは，がんの治療の担当医や看護師，リハ医療を担当するリハビリテーション科医，リハビリテーションスタッフ（理学療法士，作業療法士，言語聴覚士）などが患者さんと治療計画を共有しながら実施するとされており，これもチーム医療に根差した心リハの「包括的リハビリテーション」に通じるものと考えます．

こうしてみると，がん患者さんに循環器疾患の合併や副作用などのト

第9章 運動療法を実施するためのノウハウ（心臓リハビリテーション各論） Q145

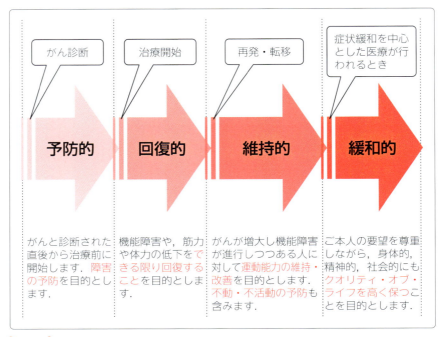

図78 がんのリハビリテーション医療の病期別の目的
[国立がん研究センターがん情報サービス．https://ganjoho.jp/public/dia_tre/treatment/rehabilitation/index.html より引用]

ラブルがなくても，包括的心リハに携わってきた循環器領域のスタッフが，本分野で関われる部分は大きいと考えています．心リハとがんのリハでは診療報酬の体系が異なるので調整すべき問題もありますが，心リハに従事する医療従事者にとって腫瘍循環器リハビリテーションは重要な課題と考えます．

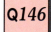 **Q146 心肺運動負荷試験をせずに簡便に運動処方できる方法はありますか**

A 運動療法の実施に際しては運動処方が必要ですが，呼気ガス分析を併用しない通常の運動負荷試験でも「Karvonenの式」を用いることで運動処方が可能です．年齢から至適な運動時の心拍数を処方したり，運動時の自覚症状（Borg指数）から処方することも可能です．

解説 運動療法の実施に際しては運動処方が必要ですが，その際，最も難しいポイントが運動強度の設定です．ATレベル以下の運動では，アシドーシスを起こさず，交感神経活性もあまり亢進していないため，ATを参考にすることで，安全で長時間の運動が可能な最大強度の負荷量の処方が可能になります（Q86参照）．ただ，ATはどこの施設でも簡便に測定できるわけではありません．

そこで，呼気ガス分析を併用せず，通常の運動負荷試験を実施した場合に運動強度を心拍数で求めるための数式が「Karvonenの式」であり，下記のように表されます．

$$\text{処方心拍数} = (\text{運動負荷時最高心拍数} - \text{安静時心拍数}) \times k + \text{安静時心拍数}$$

この際 Karvonen の係数 k を調節することで，負荷強度を調整することができます．運動強度と Karvonen の係数の関係を**表31**に示します．心筋梗塞後の運動処方であれば $k = 0.4 \sim 0.6$ が一般的と考えられ，心不全の患者さんでは，軽症例（NYHA Ⅰ～Ⅱ）では $k = 0.4 \sim 0.5$ に，

表31 酸素摂取量と自覚的運動強度および Karvonen 係数の関係

	強度		
	% peak $\dot{V}O_2$（％）	Karvonen 係数（k 値）	自覚的運動強度（Borg 指数）
軽度負荷	20～40 未満	0.3～0.4 未満	10～12 未満
中等度負荷	40～60 未満	0.4～0.6 未満	12～13
高度負荷	60～70	0.6～0.7	13

第9章　運動療法を実施するためのノウハウ（心臓リハビリテーション各論）　Q146

中等症〜重症（NYHA Ⅲ）では $k = 0.3 \sim 0.4$ に設定することが推奨されています.

　また，運動負荷試験を実施せずに運動処方をすることはお勧めできませんが，どうしてもという場合の策として心拍数や自覚症状で処方することも知っておくべきでしょう.

　健常者では"165−年齢"（水野　康ほか編：循環器負荷試験法，第3版，診断と治療社，p95，1991），心筋梗塞症の患者さんでは"155−0.8×年齢"の心拍数が AT の負荷強度に相当する（下原篤司：Ther Res **10**：295，1989）といわれているので，これを参考に処方します．もっと大雑把にいうならば，100〜110拍/分という程度の運動処方でも，運動療法が行えます（上嶋健治：呼吸と循環 **36**：661，1988）．しかし，心筋梗塞急性期や心不全状態では交感神経活性が亢進しているため安静時の心拍数が高い傾向にあり，β 受容体遮断薬などを内服している場合は運動に対する心拍応答が当然低下するので，限定的な処方と考えます.

　自覚症状で処方する場合には，Borg 指数の 13（ややきつい）がほぼ AT に相当する自覚強度ですので（Q107 参照），安全性も考慮して Borg 指数の 11 程度の運動強度での処方を考慮します．ただし，65 歳以上の高齢者やタイプ A の性格では，Borg 指数 13 の自覚強度でも AT を凌駕する負荷強度になっている場合があるので注意が必要です（Q107 参照）．この場合には，Borg 指数 9（かなり楽に感じる）から 11（楽に感じる）程度の自覚強度で，運動処方するほうがよさそうです.

　また，複数の人間で運動する場合には，お互いが息の上がらない状態でスムーズに会話ができる程度のペースで運動すべきでしょう（斎藤宗靖：循環科学 **9**：908，1989）．また，歌を歌いながら歩いて，スムーズに歌えないようならば過負荷の危険性があるので，注意するよう指導します.

> **MEMO 25　運動処方**
>
> 　運動療法においても通常の薬物療法と同じく「処方箋」を発行する必要があり，運動処方が必須になります．薬物療法では，①薬剤の種類：内服，外用など，②頻度：1 日 3 回毎食後内服など，③薬剤の力価：1 錠 5 mg 錠を 1 日 2 回内服，1 錠 10 mg 錠を 1 日 2 回内服などと決定します．運動療法でも，①運動の種類：歩行，サイクリングなど，②頻度：週に 3 回，1 回 30 分など，③運動強度：心拍数で 110 拍/分など，同様です．運動処方において最も難しい点はこの運動強度の設定にあると考えます．これには薬物処方と同じくやはり「さじ加減」が求められるからでしょう.

260

Q147 在宅での運動療法の一般的な注意は何ですか ★★★

A 日本では見かけ上健常な人も含めて，在宅での日常的な運動療法での具体的な方法や注意点を示したものがほとんどありませんでした．ここでは，AHAのガイドラインを日本の実情に合わせたものを紹介します．

解説 運動療法の一般的な注意として，AHAのガイドライン（Fletcher GF et al：Circulation **104**：1694, 2001）を日本の実情に合わせたものが，日本のガイドライン（「心血管疾患におけるリハビリテーションに関するガイドライン（2012年改訂版）」）にも紹介されています．筆者が日本人に合わせて微修正を加えたものを以下に示します．

①気分がよいときにのみ運動します．
　感冒に罹患した場合などは自他覚症状が消失してから2日以上たってから運動を再開します．

②食後すぐに激しい運動をしないようにします．
　食後は2時間以上待ちます．食事により腸管の血液需要が増し，激しい運動時には腸と筋肉の両方に供給する血液循環能力を超えることがあります．こむら返り，悪心，失神の原因になります．

③水分補給に注意します．
　中等度以上の運動強度を30分以上継続する場合には，運動前，中，後に水分を補給すべきです．特に，高齢者，肥満者，利尿薬を内服中の患者さんなどでは，注意が必要です．筆者らの経験では，運動負荷により一過性にHt値の上昇が認められました．しかも，健常者および心筋梗塞の既往のない正常心機能症例においては45～60分でHt値は運動前値まで改善しましたが，左室機能が低下した慢性心不全例においては90～120分を要しました．負荷前後の飲水がHt値の上昇，血液粘稠度の上昇を抑制できたという報告もあることから，運動療法を安全に行うために，特に保水力の低下した高齢者では運動前後の適切な水分摂取を考慮すべきでしょう．

④天候に合わせて運動します．
　運動は環境条件に合わせて調節すべきです．暑いときに運動する場合は特別な注意が必要です．気温が21℃を超えた場合には，ペースを

261

第9章　運動療法を実施するためのノウハウ(心臓リハビリテーション各論)　**Q147**

落として熱障害に注意を払います．水分補給を維持するために水分を摂取します．守るべきことは，通常のペース（Borg 指数による自覚的労作強度で 11 前後）で運動し，環境条件によりペースを下げることです．気温が 27℃ を超える場合は，暑さを避けるために早朝または夕方に運動します．

⑤登り坂の場合はペースを下げます．

坂を登るときはスピードを下げて過剰な努力を避けます．ここでも有用な指針は，通常のトレーニングと同様に同一の自覚的労作強度を維持することです．

⑥適切な服装と靴を着用します．

多孔性の素材でゆったりとした快適な着衣を，天候に合わせて着用します．スウェットスーツは暖かさを保つ目的でのみ使用します．運動着に非多孔性のゴム素材は使用しません．直射日光下では薄い色の運動着と帽子を着用します．また靴は運動用と指定されたものを用います．

⑦自分の限界を把握します．

定期的に医学的検査を受けるべきです．医師の診療を受けている場合は制限があるかどうかを尋ねます．また，適切な運動を選択すべきです．特に 40 歳以上では，過負荷に注意します．低負荷量から徐々に漸増していきます．準備体操や整理体操にも時間を十分とらねばなりません．有酸素的運動を活動の主要要素とすべきですが，充実したプログラムには柔軟性と筋力強化を考慮に入れるべきです．

⑧自覚症状に注意します．

自覚症状が発現した場合は，運動を続行する前に医師に連絡します．特に，①運動時における胸部，腕，首，顎など上半身の不快感，②運動時の失神（医師による評価が終わるまで運動を中止），③運動時の息切れ（運動時には呼吸速度と深さは当然増大しますが，それが不快なものであってはなりません．通常の会話に努力が必要であったり，喘鳴が発生したり，回復に 5 分以上かかるほどの呼吸が困難では中止），④運動時または運動後の骨と関節の不快感（運動開始時に軽度の筋痛は起こりえますが，腰痛，関節痛が発生する場合には，医師による評価が終わるまで運動を中止），⑤慢性的な疲労感や不眠（いずれも過負荷の可能性）に注意が必要です．

Q148 心疾患患者さんのスポーツをどのように許可しますか ★★

A 日本臨床スポーツ医学会の「日本臨床スポーツ医学会学術委員会内科部会勧告（2019年度改訂）」に準拠するのが妥当と考えます．また，学校活動や職域におけるスポーツ活動に関しては，日本循環器学会「心疾患患者の学校，職域，スポーツにおける運動許容条件に関するガイドライン（2008年改訂版）」が参考になるでしょう．

解説 現在では心疾患の患者さんにも運動療法が推奨されているように，スポーツも必ずしも禁忌ではありません．しかし，実際には高度に動的にも静的にも高強度な格闘技などは基本的に禁忌と考えられます．また，循環器疾患以外にも呼吸器疾患や代謝性疾患などによりスポーツ参加への禁忌となる可能性もあるので，胸部 X 線写真，安静心電図に加えて基本的な血液・生化学検査，尿検査を施行する必要があるでしょう．どのような疾患に，どのようなスポーツが，どの程度まで許容されるかは大変難しい問題です．

有疾者のスポーツの許可に関しては，日本臨床スポーツ医学会学術委員会から，循環器疾患と呼吸器疾患および糖尿病に関してスポーツ参加・禁止基準が勧告（2019年度改訂：臨床スポーツ医学 **28**：194, 2020）として公表されているので，この勧告に準拠するのが現実的と考えます．なお，日本臨床スポーツ医学会学術委員会からは，「アレルギーを持つ子どもの運動参加に関する提言」や「妊婦スポーツの安全管理基準」など多くの提言がなされています．詳しくは，学会 HP を参照してください．

また，個別のスポーツ種目への対応にはやや欠けるきらいはありますが，「心疾患患者の学校，職域，スポーツにおける運動許容条件に関するガイドライン（2008年改訂版）」は心疾患の患者さんが運動・スポーツに参加することを希望する場合や，心疾患を有する児童・生徒にどの程度の体育授業や課外活動を許容するかについての一助になると思います．

第9章 運動療法を実施するためのノウハウ（心臓リハビリテーション各論） Q149

Q149 運動療法を長続きさせるコツは何ですか

A 何よりも，心リハの意義と重要性を十分に理解していただきます．CCU 在室中や術前から運動療法の必要性を説明し，心リハ室では入院・外来患者さんが同じ時間帯に運動して，退院後も通院を続ける重要性を示します．運動を楽しめるようにプログラムを見直し，成果を目で見えるかたちで示します．意欲を低下させるような原因がないかを検討し，理解を深める説明やコーチングを行い，モチベーションの維持を図ります．

解説 運動療法は心疾患の患者さんの予後と QOL を安全に改善する優れた治療法ですが，長続きしないという欠点があります．対処法は難しいですが，心筋梗塞で入院された患者さんには，CCU 在室中から心リハスタッフが訪室してベッド上や周囲の運動を担当し，一般病棟に移れば本格的な運動療法が始まる旨を説明していました．また，開心術が予定されている患者さんには，術前から訪室して術後の運動療法の説明も行っていました．

さらに，院内の心リハ室では，なるべく外来通院患者さんと入院患者さんが同じ時間帯で運動するようにし，入院患者さんには退院後にも通院による運動療法が必要であることを自然に理解していただいていました．退院後には，他の診療科への受診時にも，心リハ室に立ち寄って運動して帰宅していただくことも勧めていました．

また，運動も単なる歩行や自転車こぎだけでは「楽しみ」に乏しいので，スポーツや筋力トレーニング，およびゲーム感覚で参加できるようなプログラムも視野に入れるべきでしょう（Q123 参照）．心リハは運動障害のリハビリテーションと異なり，可動域の拡大や疼痛の軽減などの「回復の自覚」に乏しいように思います．CPX で求めた AT などの諸指標の改善を，目で見えるかたちにして示します．意欲がない患者さんの中には，心リハの意義が十分に理解できていない場合もあります．色々な職種のスタッフがそれぞれの立場で，患者さんの理解力に合わせて心リハの必要性を説明します．

続けられない，中断しがちな患者さんに対して「そんなことではダメ！」とダメ出しをするよりも，中断しながらも続けている部分を「褒

める」ことで，モチベーションを保つようにサポートする，いわゆる「コーチング」の考え方でモチベーションの維持を図ります．また，背後に何か意欲を低下させるような原因がないかを検討することも重要です（MEMO㉖参照）．

MEMO ㉖ やる気のないのは本人の怠慢？

心臓手術後にまじめに心リハを実施していた患者さんの家族から「なぜか，無気力になってきて，色々なものを億劫がるようになり，運動もさぼっています」という連絡がありました．退院後は心臓外科の先生とかかりつけの先生に診ていただいていましたが，一度，当方でも診察することになりました．おいでいただくと，確かに「精彩がなく」，運動療法実施中よりも徐脈になっていました．それ以外にも，コレステロールが高くなったので，かかりつけの先生からお薬をもらっているとのお話です．そこで，甲状腺機能低下症を疑い，甲状腺ホルモンを測ってみると，案の定低下していました．しかるべき治療を行いますと，みるみる元気が出てきて，また，心リハに戻ってきてくださいました．

一概に「やる気のないのは本人の怠慢」と決めつけずに，医療従事者と患者家族が協力して，原因究明に努力することも重要です．

Q150 心臓リハビリテーションに携わる医療従事者に必要な心がけは何ですか

A チーム医療を基盤として，安全性を担保したうえでの「患者さん中心」のアプローチが最優先の心がけです．生命予後の改善やQOLの向上などに大きな効果を発揮する心リハには，誇りをもって取り組んでいただきたいと思っています．

解説 心リハは生涯にわたる医療行為であり，患者さんとは長いお付き合いになります．そのために，心リハに携わる医療従事者の心がけとして最優先されるべきことは，「患者さん中心のアプローチ」です．まず，患者さんの背景（基礎疾患の種類や重症度，生活習慣，家族構成，社会的サポートなど）を十分に把握します．患者さんとの信頼関係を築き，安

第9章　運動療法を実施するためのノウハウ（心臓リハビリテーション各論）　Q150

心して相談できる環境を整えます．医療専門用語を使いすぎず，わかりやすい言葉で説明し，患者さんの疑問や不安には丁寧に対応します．患者さんだけでなくご家族とも積極的に情報を共有し，心リハの目的と意義を理解してもらうことも重要です．

次に，「心リハはチーム医療」が必須であることを常に意識します．各職種の専門性や役割を理解して，相互に「リスペクト」し，患者さんが安全で有効な心リハから最大限のベネフィットを得られるように努力します．長期的には，適切な運動，食事，ストレス管理など，日常生活でのセルフケアができるようにも指導します．患者さんが自分自身で目標を設定し，それを達成できるように支援します．また，心リハを阻害する因子に遭遇したときには，全スタッフの英知を結集して対応します．患者さんの心のケアも重要で，うつや不安の兆候がある場合や社会的なサポートが必要な場合には，適切な専門家に相談します．

また，心リハが適用される領域が当初の心筋梗塞・狭心症といった虚血性心疾患から，基礎疾患が多彩で重症度も様々な心不全にまで広がりました．急性心不全・補助人工心臓・ICD の植込み後や超高齢者も禁忌ではなくなってきた現在では，従来以上に心リハを注意深く進める必要があります．「安全性の担保」は必須です．バイタルサインの監視を徹底し，異常を見逃してはなりません．緊急時の対応方法は常に心がけます．

最後に，心リハ自体は最新の医療機器を駆使したハイテク医療とは程遠く，運動療法と生活指導を中心としたローテクにすぎないかもしれません．しかし，生命予後の改善や QOL の向上など，医療の根幹にかかわる部分での大きな効果は，侵襲治療や薬物療法と遜色ないものです（上嶋健治：日本内科学会雑誌 **96**：2546, 2007）．医療従事者の皆様には，心臓リハビリテーションに誇りをもって取り組んでいただきたいと思っています．

266

索　引

数　字

6 分間歩行試験　*205*
9 パネル　*198*
10 m（20 m）歩行負荷試験　*207*

欧　文

ABPI（ankle-brachial pressure index）
　93, 138, 140
AED（automated external defibrilla-
　tor）　*17*
AT（anaerobic threshold）　*156, 160,*
　161, 162, 164, 165, 187

Balke 原法　*24*
β 遮断薬　*12, 124, 178, 252*
Blackburn の式　*10*
Borg 指数　*91, 94, 185, 187, 252, 259*
Bruce 法　*24, 26, 27, 28, 132, 158*
Brugada 症候群　*58, 130*

Ca 拮抗薬　*35*
chronotropic incompetence　*12*
coved 型　*130*
CPX（cardiopulmonary exercise test）
　149, 151, 154, 156, 185, 187, 189,
　190, 198

CRT　*255*

DP（double product）　*149*
Duke のトレッドミルスコア　*123*

Fick の式　*152*
Fontain 分類　*248*

ICD　*255*

J 点　*54*
J 波　*58*

Karvonen の式　*259*
Kattus 4 段階評価　*91*

LT（lactate threshold）　*160*

Macruz' index　*49*
Mason-Likar 誘導法　*37*
Master ダブル二階段負荷試験　*28, 30*
Master 二階段負荷試験　*6, 53, 75*
maximal $\dot{V}_{O_2}$（$\dot{V}_{O_2}$max）　*10, 157*
maximum $\dot{V}_{O_2}$（peak $\dot{V}_{O_2}$）　*157, 158,*
　159, 178
METs（metabolic equivalent units）
　149
Morris' index　*49*

267

Naughton 法　*24*
NCVC（国立循環器病研究センター）法　*26, 27*

OV（oscillatory ventilation）　*164, 165, 183*
OUES（oxygen uptake efficiency slope）　*200*

PCI　*126, 232*
peak $\dot{V}_{O_2}$（maximum $\dot{V}_{O_2}$）　*157, 158, 159, 178*
P_{ETCO_2}　*167, 168*
P 波　*49, 63*

QT 延長症候群　*130*
Q 波　*52, 115*

RCP（respiratory compensation point）　*155, 156, 166, 187*
RER（respiratory gas exchange ratio）　*172, 174*
RMR（relative metabolic rate）　*149*
RPP（rate-pressure product）　*149*
RQ（respiratory quotient）　*174*
RR（respiratory rate）　*180*
R 波　*52, 60, 115*

saddle-back 型　*130*
Sheffield 法　*24*
ST-HR loop　*65, 113*
ST-HR slope　*115*
ST 上昇　*31, 53, 58, 61, 69, 70, 71, 75*
ST 低下　*54, 59, 60, 61, 62, 63, 66, 105, 113, 115*
ST 部分　*48, 54, 59, 63, 113*

τ off　*176*
τ on　*176*

Ta 波　*61, 63*
TV（1 回換気量）　*156, 180*
TV/RR　*180*
T 波　*74, 84*

USAFSAM（US Air Force School of Aerospace Medicine）　*24*
U 波　*70, 76, 105*

$\dot{V}_{CO_2}$　*152, 161, 170, 171, 172, 174*
V_D/V_T　*156, 179*
$\dot{V}_E/\dot{V}_{CO_2}$　*156, 170, 171*
$\dot{V}_{O_2}$　*28, 30, 149, 175*
$\dot{V}_{O_2}$max（maximal $\dot{V}_{O_2}$）　*156, 157, 158*
$\dot{V}_{O_2}$/WR　*156, 180*
V-slope 法　*162, 164, 182*
VT（ventilatory threshold）　*160*

Weber-Janicki 分類　*159, 182, 191*

和　文

あ行
アミオダロン　*13, 35*

息切れ　*91, 120, 187*
1 回換気量　*180*
1 回拍出量　*148, 150, 175, 178*

植込み型除細動器　*255*
右脚ブロック　*66, 89*
運動処方　*201, 259, 260*
運動生理学　*148, 156, 189*
運動耐容能　*204*
運動負荷試験，危険　*16, 82, 96*
　——，禁忌　*17, 221*
　——，精度　*110*
　——，目的　*5*
運動負荷心筋シンチグラム　*128*

運動療法　*140, 209, 227*

エネルギー代謝率　*149*
エルゴメータ　*2, 6, 28, 154, 156*

か行
ガイドライン　*144*
回復期　*104, 105*
カウンセリング　*219*
過換気負荷　*132*
下降型　*54, 62*
下肢疲労　*91, 120*
ガス交換比　*174*
川崎病　*135*
換気性閾値（VT）　*162*
間欠性跛行　*5, 139*
患者教育　*221, 237*
冠攣縮性狭心症　*31, 132*

脚ブロック　*66, 89*
急性冠症候群　*18, 21*
急性心筋梗塞　*210, 228*
急性心不全　*233, 234*
急性大動脈解離　*244, 246*
偽陽性　*61, 63, 105, 112, 133*
胸痛　*14, 35, 91*
禁忌　*17, 221*

クールダウン　*98*

経皮的冠動脈インターベンション（PCI）
　126
ゲートキーパー　*20*
ゲーム　*223*
血圧
　——上昇　*95*
　——測定　*44, 140*
　——低下　*15, 82, 95*
嫌気性代謝閾値（AT）　*156, 160, 161,*
　162, 164, 165, 187

高血圧　*95, 250*
呼気ガス分析　*149, 151, 167, 190*
呼気終末二酸化炭素分圧（P_{ETCO_2}）
　167, 168
呼吸数　*174, 180*
呼吸性代償開始点（RCP）　*155, 156,*
　166, 187
コンピュータ処理　*78*

さ行
最高酸素摂取量（peak $\dot{V}_{O_2}$）　*157, 158,*
　159, 178
最大酸素摂取量（$\dot{V}_{O_2}max$）　*156, 157,*
　158
最大心拍数　*10*
左脚ブロック　*66, 69, 89*
左室肥大　*63*
左室リモデリング　*239*
酸素摂取量（$\dot{V}_{O_2}$）　*28, 30, 149, 175,*
　203
酸素脈（O_2 pulse）　*175*
散発　*84*

自覚症状　*91, 185, 187, 259*
ジギタリス　*13, 36, 65, 66*
死腔換気率（V_D/V_T）　*156, 179*
事故　*16*
仕事率（$\dot{V}_{O_2}/WR$）　*156, 180*
施設基準　*216*
自転車エルゴメータ　*2, 6, 28, 154,*
　156
自動血圧計　*44*
自動体外式除細動器（AED）　*17*
修正 Balke-Ware 法　*24*
12 誘導心電図　*37*
術前検査　*136*
腫瘍循環器リハビリテーション　*257*
症候限界性　*36*
上室性頻拍　*86*
上昇型　*54*

269

小児　*135*
除細動器　*16*
徐脈性不整脈　*87*
ジルチアゼム　*13, 252*
心筋虚血　*14, 21, 31, 59, 70, 71, 82, 83, 106, 124, 137, 144*
心筋梗塞　*71, 210, 212, 215, 228, 229, 239*
心筋症　*134*
心筋マーカー　*21*
心室細動　*17, 58, 85*
心室頻拍　*85, 86*
心臓再同期療法　*255*
心臓リハビリテーション指導士　*224, 225*
心臓リハビリテーションチーム　*219*
心電図　*2, 14, 37, 40, 41, 44, 47, 105, 115*
心肺運動負荷試験　*147, 259*
心拍出量　*148, 168, 176*
心不全　*171, 180, 182, 183, 200, 205, 233, 234, 236, 237, 239, 240*
心房細動　*86, 129, 250, 252*
診療報酬　*214*

水平型　*54, 62*
スクリーニング　*140*
ステント　*126*
ストレインパターン　*65*
スポーツ　*28, 223, 263*
　　——心臓　*129*

生活指導　*5, 202, 219, 224*
生活習慣病　*140*
絶対禁忌　*17*
漸増式多段階負荷　*9*
生理学的指標　*189*

相対禁忌　*17*
僧帽弁逸脱症　*65, 133*

僧帽弁狭窄症　*65, 133*

た行
体位　*44, 100*
大動脈弁狭窄症　*133*
タイプ A　*35, 188, 260*
立ち上がり時定数（τ on）　*176, 178*
立ち下がり時定数（τ off）　*176*
ダッシュ負荷法　*28*

チーム医療　*221, 265*
徴候限界性　*37*
直線的漸増負荷法　*154*

同意書　*32*
洞機能不全　*129*
動揺性呼吸（OV）　*164, 165, 183*
ドーピング　*178*
ドベネックの桶　*204*
トレッドミル　*2, 6, 24, 28*

な行
二酸化炭素換気当量（$\dot{V}_E/\dot{V}_{CO_2}$）　*156, 170, 171*
二酸化炭素排出量（$\dot{V}_{CO_2}$）　*152, 161, 170, 171, 172, 174*
二重積　*149*
二重負荷　*106*
乳酸性閾値　*160*

脳虚血　*96*

は行
肺高血圧症　*250*
判定不能　*12*

肥大型心筋症　*106, 134*
評価不能　*68*
頻発　*84*

不安定狭心症　*18, 21*
フォンテイン分類　*248*
負荷心筋シンチグラム　*69*
不整脈　*48, 82, 83, 86, 87, 106, 250*
ふらつき　*82*
プロトコル　*24, 26, 27, 28, 154*

閉塞性肥大型心筋症　*134*
ペースメーカ植込み　*253*
弁膜疾患　*133*

包括型心臓リハビリテーション　*219*
房室ブロック　*87, 129*

ま行
末梢動脈疾患　*137, 247, 248*

慢性心不全　*236, 237*

迷走神経　*82, 105*
メディカルチェック　*141, 240, 252*

目標心拍数　*11, 12, 36, 120, 129*

や行
予後　*121, 161, 171, 210, 217, 236*

ら行
ランプ負荷　*6, 10, 154*
レジスタンストレーニング　*222*

わ行
ワン・ステップスキンプレップ®　*41*

■著者紹介■

上嶋健治 うえしま けんじ

1980 年　和歌山県立医科大学 卒業
1984 年　和歌山県立医科大学大学院博士課程内科学（循環器）修了
1984 年　国立循環器病センター心臓内科（レジデント・医師）
1989 年　和歌山県立医科大学循環器内科 助手
（1990〜1992 年　米国ロングビーチ退役軍人病院循環器研究室 留学）
1993 年　岩手医科大学第二内科 講師
1997 年　岩手医科大学第二内科・循環器医療センター 助教授
2006 年　京都大学大学院医学研究科 EBM 研究センター 准教授
2010 年　京都大学大学院医学研究科 EBM 研究センター 教授
2013 年　京都大学医学部附属病院臨床研究総合センター EBM 推進部 教授
2018 年　京都大学医学部附属病院相談支援センター センター長
2021 年　宇治武田病院健診センター 所長
　　　　　現在に至る

　日本循環器病予防学会　名誉会員（第 33 回日本心臓財団予防賞　受賞）
　日本心臓リハビリテーション学会（第 3 回木村登賞　受賞）
　日本心不全学会　特別会員

　日本内科学会認定医
　日本循環器学会専門医
　日本人間ドック・予防医療学会認定医
　日本医師会産業医

　〈主な活動分野〉循環器領域一般・運動心臓病学および生活習慣病予防

運動負荷試験・心臓リハビリテーション Q & A 150（改訂第 3 版）

2002 年 10 月 25 日　第 1 版第 1 刷発行	著　者　上嶋健治
2011 年 6 月 10 日　第 1 版第 5 刷発行	発行者　小立健太
2013 年 7 月 25 日　第 2 版第 1 刷発行	発行所　株式会社 南 江 堂
2020 年 5 月 20 日　第 2 版第 4 刷発行	☏113-8410 東京都文京区本郷三丁目 42 番 6 号
2025 年 4 月 10 日　改 訂 第 3 版 発 行	☎(出版)03-3811-7198（営業)03-3811-7239
	ホームページ https://www.nankodo.co.jp/

印刷・製本 小宮山印刷工業
装丁　葛巻知世（Amazing Cloud Inc.）

Exercise Stress Test, Cardiac Rehabilitation Q & A 150, 3rd Edition
© Nankodo Co., Ltd., 2025

定価は表紙に表示してあります．　　　　　　　　　　Printed and Bound in Japan
落丁・乱丁の場合はお取り替えいたします．　　　　ISBN 978-4-524-21039-8
ご意見・お問い合わせはホームページまでお寄せください．

本書の無断複製を禁じます．
JCOPY〈出版者著作権管理機構 委託出版物〉
本書の無断複製は，著作権法上での例外を除き禁じられています．複製される場合は，そのつど事前に，
出版者著作権管理機構（TEL 03-5244-5088，FAX 03-5244-5089，e-mail: info@jcopy.or.jp）の
許諾を得てください．

本書の複製（複写，スキャン，デジタルデータ化等）を無許諾で行う行為は，著作権法上での限
られた例外（「私的使用のための複製」等）を除き禁じられています．大学，病院，企業等の内部
において，業務上使用する目的で上記の行為を行うことは私的使用には該当せず違法です．また
私的使用であっても，代行業者等の第三者に依頼して上記の行為を行うことは違法です．

南江堂　好評書籍のご案内

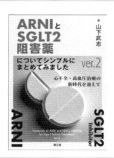

理解しておきたい薬理とその効果から，臨床現場での使い方とコツまでをすっきり解説

ARNIとSGLT2阻害薬について
シンプルにまとめてみましたver.2
心不全・高血圧治療の新時代を迎えて

著　　山下武志

A5判・148頁　2025.2.　ISBN978-4-524-21867-7
定価3,080円（本体2,800円＋税10%）

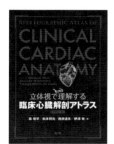

200枚を超える圧巻の三次元画像によって，心臓の解剖・形態に迫る唯一無二のアトラス

立体視で理解する臨床心臓解剖アトラス
［3Dメガネ付録つき］

共著　　森　俊平／松本賢亮／西井達矢／伊澤　有

B5判・304頁　2024.10.　ISBN978-4-524-20486-1
定価24,200円（本体22,000円＋税10%）

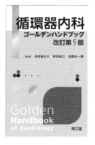

循環器内科の日常診療において，知っておかなければならない病態と疾患およびその対処法，検査手技，治療手技，各種薬剤までを白衣のポケットに入るコンパクトサイズに！

循環器内科ゴールデンハンドブック（改訂第5版）

監修　　半田俊之介／伊苅裕二／吉岡公一郎

新書判・484頁　2024.3.　ISBN978-4-524-20191-4
定価5,280円（本体4,800円＋税10%）

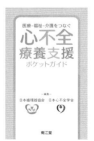

心不全の基本的事項から日常生活の管理，介護制度まで，
多数のイラストを用いてわかりやすく解説

医療-福祉-介護をつなぐ
心不全療養支援ポケットガイド

編集　　日本循環器協会・日本心不全学会

新書判・208頁　2024.3.　ISBN978-4-524-21067-1
定価2,420円（本体2,200円＋税10%）

 南江堂　〒113-8410　東京都文京区本郷三丁目42-6　（営業）TEL 03-3811-7239　FAX 03-3811-7230